即学即用的家庭
保健偏方

蔡鸣◎主编

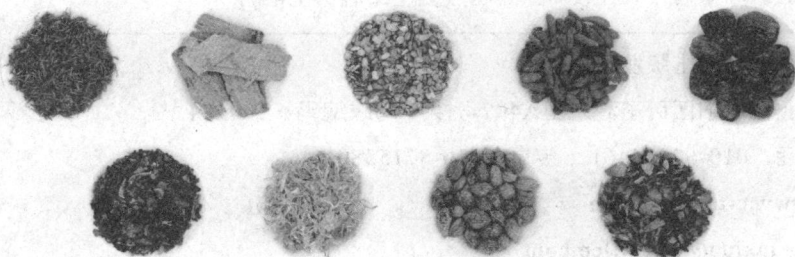

中国纺织出版社有限公司

图书在版编目（CIP）数据

即学即用的家庭保健偏方/蔡鸣主编.—北京：

中国纺织出版社，2013.8（2025.3重印）

ISBN 978-7-5064-8846-4

Ⅰ．①即… Ⅱ．①蔡… Ⅲ．①土方－汇编 Ⅳ．①R289.2

中国版本图书馆CIP数据核字（2013）第079907号

责任编辑：舒文慧　责任校对：高涵　责任印制：王艳丽

中国纺织出版社出版发行

地址：北京朝阳区百子湾东里A407号楼　邮政编码：100124

邮购电话：010-67004461　传真：010-87155801

http://www.c-textilep.com

E-mail：faxing@c-textilep.com

三河市人民印务有限公司印刷　各地新华书店经销

2013年8月第1版　2025年3月第4次印刷

开本：710×1000　1/16　印张：15

字数：200千字　定价：46.80元

本书参编人员名单

主　　　编　蔡鸣

本书参编人员
　　　　　　蔡丽雯　李瑶卿　杨瑞珍
　　　　　　蔡正时　杨其仪　张华　蔡林

前 言 | QIAN YAN

　　偏方治病养生由来已久，它是我国传统医药学宝库中的一大瑰宝，也是中医方剂学的一个重要组成部分。许多偏方都是民间传之已久，医家用之于民，历经反复验证而沿用至今。

　　为普及养生保健知识，满足民众不断增长的自我保健需求，我们通过博览群书，广泛收集验证，精选约2000首偏方编成此书。我们将本书中的偏方分为内用偏方和外用偏方两类，包括中药方、食疗方等内用偏方，针灸、艾灸、按摩、刮痧、拔罐、中药熏洗等外用方法。就绝大部分偏方而言，体现了以下的特点：取材方便、配伍合理、疗效较好、副作用小。统计资料显示，我国已经快速进入老龄化社会，这表明国人的寿命在延长。长寿固然重要，而"长寿并健康着"当是更加令人向往的，因此，人们更加关注医疗保健常识的普及。

　　在日常生活中，人们难免会生病或出现身体不适，有了小毛病千万别"扛"着，应当积极就医，有能力和有条件者也完全可以做到小病自己医，除了使用非处方药物外，还可合理选用偏方治病养生，在确保安全的前提下实现健康自我管理。需要提醒的是，对于病情较重者，首先应当去医院就诊治疗，在正规治疗的同时，可选用中药方和食疗方作为辅助治疗手段。

一些针灸和拔罐的方法对操作者的手法要求较高，应请专业医师来操作，未经培训者应慎用。

本书中所列用法除已说明外，一般是指成人的用量用法，凡体弱、年老、幼儿等宜根据具体情况酌减用量或向医生咨询。需要说明的是，偏方未必对每一人都非常灵验，在使用后未见效果或病情加重的情况下应及时去医院就诊治疗，切莫错过最佳治疗时机，那种以为偏方能够包治百病的看法是不正确的。我们认为，偏方治病养生是现代医学正规治疗的有益补充，但不能取代之，也不宜对立之。

本书是由医药专业人士集体撰稿，在编写过程中尽可能做到通俗易懂，贴近生活，其实用性与科学性均较强，适合一般读者阅读、使用。本书附录收集了书中用到的穴位，阅读时可随时查阅。本书在编写过程中参考了大量古今文献资料，限于篇幅等原因未及一一注明，谨向原作者致以谢忱。衷心希望本书的出版能为广大读者的自我保健尽微薄之力。

编者

2013年6月

目 录 | MU LU

第一章　内科保健偏方············ 1

高血压············· 2

高脂血症············· 4

高血糖············· 5

冠心病············· 6

脑卒中············· 8

脂肪肝············· 9

感冒············· 10

支气管炎············· 12

支气管哮喘············· 14

消化不良············· 15

打嗝············· 16

腹痛············· 17

肠炎············· 19

胃痛············· 21

消化性溃疡············· 23

胆囊炎、胆石症············· 24

失眠············· 26

头痛············· 28

贫血············· 30

水肿············· 31

眩晕············· 32

面神经麻痹············· 34

三叉神经痛············· 35

坐骨神经痛············· 36

腰腿痛············· 37

中暑············· 38

晕动症············· 39

酒精中毒（醉酒）············· 39

痛风············· 41

甲状腺功能亢进············· 42

寄生虫病············· 43

第二章　外科保健偏方········ 45

颈椎病············· 46

肩周炎············· 47

骨质增生············· 48

关节炎············· 49

腱鞘炎············· 51

血栓闭塞性脉管炎············· 52

血栓性静脉炎············· 53

骨折············· 54

网球肘············· 55

痔疮············· 56

疝气············· 57

肛裂············· 58

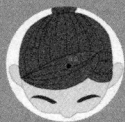

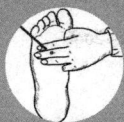

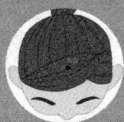

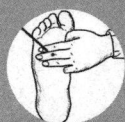

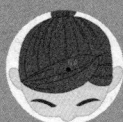

肛瘘……………………………… 59

肛周湿疹………………………… 60

腰椎间盘突出症………………… 61

急性腰扭伤……………………… 63

急性踝关节扭伤………………… 63

急性腕关节扭伤………………… 65

切割伤…………………………… 66

虫蛇咬伤………………………… 67

烧烫伤…………………………… 69

冻疮……………………………… 70

下肢溃疡………………………… 71

疔疮……………………………… 73

痈………………………………… 74

第三章　妇科保健偏方……… 77

痛经……………………………… 78

月经不调………………………… 80

月经过多………………………… 81

月经过少………………………… 83

外阴瘙痒………………………… 84

阴道炎…………………………… 85

盆腔炎…………………………… 86

子宫颈炎………………………… 87

功能性子宫出血………………… 88

妊娠呕吐………………………… 90

流产……………………………… 91

急性乳腺炎……………………… 93

产后缺乳………………………… 94

产后血晕………………………… 96

产后脱肛………………………… 97

产后子宫复旧不全……………… 98

乳房湿疹………………………… 99

乳头皲裂………………………… 99

乳腺增生………………………… 100

更年期综合征…………………… 102

子宫脱垂………………………… 103

不孕症…………………………… 104

第四章　男科保健偏方……… 107

前列腺炎………………………… 108

前列腺增生……………………… 109

遗精……………………………… 110

阳痿……………………………… 112

早泄……………………………… 113

阴囊湿疹………………………… 115

睾丸炎…………………………… 116

目录 | MU LU

小便不利 ················· 118

不育症 ··················· 119

第五章　儿科保健偏方 ········ 121

小儿感冒 ················· 122

小儿发热 ················· 123

小儿消化不良 ············· 124

小儿厌食症 ··············· 125

小儿自汗、盗汗 ··········· 127

小儿哮喘 ················· 128

小儿呕吐 ················· 129

小儿腹泻 ················· 131

小儿便秘 ················· 132

小儿腹胀 ················· 134

小儿惊风 ················· 135

小儿遗尿 ················· 136

小儿夜啼 ················· 138

小儿流涎 ················· 139

鹅口疮 ··················· 141

小儿口腔溃疡 ············· 142

婴幼儿湿疹 ··············· 144

小儿头疮 ················· 145

小儿痱子 ················· 146

小儿风疹 ················· 147

新生儿黄疸 ··············· 149

尿布皮炎 ················· 150

小儿腮腺炎 ··············· 151

小儿佝偻病 ··············· 152

小儿脐患 ················· 154

小儿疝气 ················· 155

第六章　五官科保健偏方 ······ 157

沙眼 ····················· 158

急性结膜炎 ··············· 159

慢性结膜炎 ··············· 160

麦粒肿 ··················· 161

青光眼 ··················· 162

白内障 ··················· 163

视物模糊 ················· 164

中耳炎 ··················· 165

耳鸣耳聋 ················· 166

耳部湿疹 ················· 167

耳内异物 ················· 168

鼻窦炎 ··················· 169

过敏性鼻炎 ··············· 170

鼻出血 ··················· 172

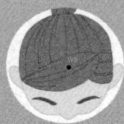

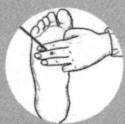

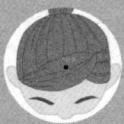

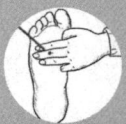

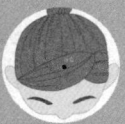

牙龈炎……………………………… 173

牙周炎……………………………… 174

牙龈出血…………………………… 175

口臭………………………………… 176

牙痛………………………………… 177

口疮………………………………… 179

口角炎……………………………… 180

舌疮………………………………… 182

咽喉炎……………………………… 182

扁桃体炎…………………………… 184

第七章　皮肤科保健偏方…… 185

痤疮………………………………… 186

湿疹………………………………… 187

过敏性皮炎………………………… 188

脂溢性皮炎………………………… 189

夏季皮炎…………………………… 190

毛囊炎……………………………… 191

皮肤瘙痒…………………………… 192

风疹………………………………… 194

雀斑………………………………… 195

酒糟鼻……………………………… 196

单纯疱疹…………………………… 197

带状疱疹…………………………… 198

痱子………………………………… 199

鸡眼………………………………… 201

寻常疣……………………………… 202

扁平疣……………………………… 204

传染性软疣………………………… 205

汗斑………………………………… 206

汗脚………………………………… 208

手足癣……………………………… 209

甲癣………………………………… 210

头癣………………………………… 211

体癣………………………………… 213

疥疮………………………………… 214

白癜风……………………………… 215

神经性皮炎………………………… 217

银屑病……………………………… 218

本书穴位说明………………… 221

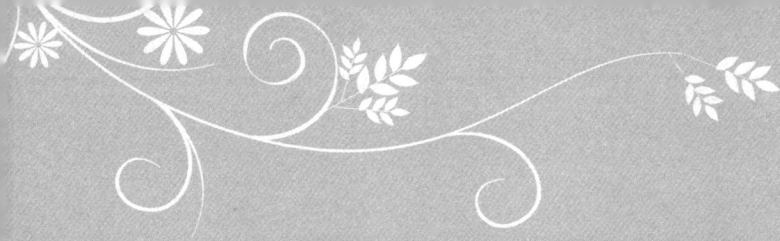

第一章

内科保健偏方

NEIKE BAOJIAN

PIANFANG

高血压

❀ 内用偏方 ·

◈偏方1：罗布麻叶10～15克，沸水泡茶。注意不宜过量或长期服用，以免中毒。具有清热降压的功效。适用于高血压。

◈偏方2：苦丁茶10克，沸水泡茶，频频饮服。具有清热降压的功效。适用于高血压。

◈偏方3：丹参9克，五味子6克，水煎服。具有活血平肝的功效。适用于高血压。

◈偏方4：野菊花、车前子（包煎）、小蓟、玉米须各15克，水煎服。具有平肝降压的功效。适用于高血压。

◈偏方5：柿子叶、山楂各30克，水煎代茶饮。具有扩张血管、清热、降血压的功效。适用于高血压。

◈偏方6：野菊花10克，决明子15克，水煎服。具有平肝降压的功效。适用于高血压。

◈偏方7：向日葵盘1个，水煎后代茶饮。具有平肝降压的功效。适用于高血压。

◈偏方8：杜仲皮、杜仲叶各12克，水煎服。具有通络降压的功效。适用于高血压。

◈偏方9：玉米须、香蕉皮各40克，水煎服，1日1剂，分2次服。具有清热降压的功效。适用于高血压。

◈偏方10：地骨皮15克，水煎服，2日1剂。具有清热养阴的功效。适用于高血压。注意，外感风寒发热及脾虚便溏者不宜用。

◈偏方11：决明子15克，水煎服。具有平肝潜阳的功效。适用于高血压。

◈偏方12：山楂、金银花、菊花各15克。放茶杯内，冲入开水，加盖闷10分钟即可，代茶饮。具有健脾、清热、降脂的功效。适用于高血压。

◈偏方13：三七花30克。三七花稍切碎，装瓶。每日2～4次，每次3克，沸水冲泡服之。具有降压利咽，清热平肝的功效。适用于高血压。

◈偏方14：野菊花15～20克。沸

水泡茶，频频饮服。具有清热降压的功效。适用于高血压兼头痛、眩晕。

❋偏方15：海带、绿豆各60克。煮烂熟后加少许红糖调味服食，每日1剂，连服5～6天。具有清热降压的功效。适用于高血压。

❋偏方16：桑寄生10～20克，水煎服。具有补肾降压的功效。适用于高血压。

❋偏方17：蚕豆花、龙井茶各5克。开水冲泡代茶饮。具有平肝降压的功效。适用于高血压。

❋ 外用偏方 ·

❋偏方1：桑枝、桑叶、茺蔚子各15克，加水1000克煎至600克，去渣取汁，在水温40～50℃时泡洗足部30分钟，每日1次，洗毕睡觉。为保持水温，洗浴过程中可添加热水。适用于高血压病引起的头痛。

❋偏方2：天南星、附子各3克，醋适量。将以上前2味研为细末，再与醋

涌泉穴

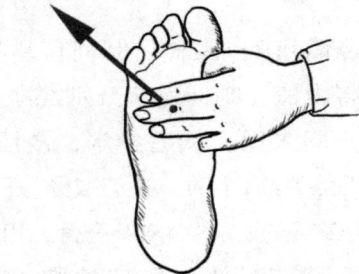

调匀成糊状，敷于脚心涌泉穴。适用于高血压病头痛。注意，阴虚燥痰、阴虚阳亢者及孕妇忌用。天南星对皮肤有强刺激，宜从小剂量开始试用。

❋偏方3：菊花、槐花、蚕砂各500克，川芎200克，白芷300克。将川芎、白芷共研细末，再与另3味一同装入枕芯中，做成药枕。让患者睡眠时头枕药枕，坚持长期使用。适用于早期高血压病。

❋偏方4：先揉压百会穴1.5分钟，再依次强压双侧曲池、内关、丰隆3穴各2～3分钟。每日1次，一般10次左右会有一定效果。

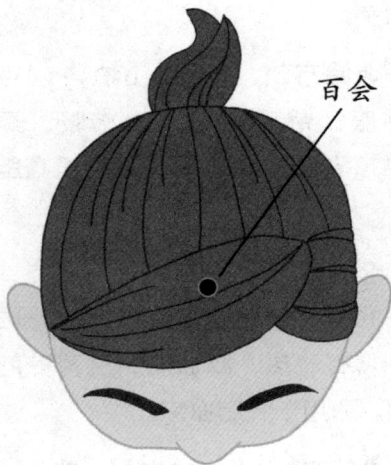

百会

❋偏方5：取艾炷如麦粒大，放于百会穴，当艾炷燃烧1/3～1/2时，即去掉另换一炷。以局部皮肤出现红晕为止。每次灸3壮，隔日灸1次，3次为1个疗程。

高脂血症

❀ 内用偏方·

◎偏方1： 山楂片30克，金银花6克，白糖60克。将山楂片、金银花放在锅内，用小火炒热，加入白糖，改用小火炒成糖饯，用开水冲泡。日服1剂。具有降脂、降血压、止痢疾、消食积的功效，适用于高脂血症。

◎偏方2： 槐花、山楂各10克，水煎服。每日1剂，分2次服。具有清热，降血脂的功效。适用于高脂血症。

◎偏方3： 山楂、泽泻各15克，枸杞子30克，水煎服。每日1剂，分2次服。具有清热，降血脂，滋肾养肝的功效。适用于高脂血症。

◎偏方4： 山楂12克，水煎服。每日1剂，分2次服。具有降血脂、祛瘀的功效。适用于高脂血症。

◎偏方5： 泽泻15克，山楂、丹参、玉竹各10克，共研细末。每次取6克，每日服2次。具有活血养阴、消食、降血脂、行气止痛的功效。适用于高脂血症。

◎偏方6： 山楂20克，葵花子30克。将山楂洗净，去果柄、核，同葵花子1次食用。每日1~2次。具有降血脂、祛瘀、降胆固醇的功效。适用于高脂血症。

◎偏方7： 山楂20克，荷叶10克，水煎代茶饮。具有清热，降血脂，消导通滞的功效。适用于高脂血症。

◎偏方8： 黄豆500克，醋1000克。将黄豆炒20~25分钟，不能炒焦，冷后及时装入玻璃瓶内，浸于等量的醋中，密封，10天后即可服用。每日早晚各食5~6粒，经常食用效果好。具有降压、降血脂的功效。适用于高脂血症。

◎偏方9： 山楂、制何首乌各12克。将山楂、制何首乌分别洗净，切碎，一同入锅，加适量水，浸渍2小时，再煎煮约1小时，去渣取汤。日服1剂，分2次温服。具有滋补肝肾、和血通脉、降血脂的功效。适用于高脂血症。

◎偏方10：绿豆适量。取绿豆适量洗净，晒干磨成粉。日服2次，每服30克，早晚饭前用温开水送服，连服30天为一疗程。具有降血脂的功效。适用于高脂血症。

◎偏方11：制何首乌10克，山楂、泽泻各15克，水煎服。每日1剂，早、晚各服1次，1周为1个疗程。具有活血化瘀，扩张血管，降胆固醇的功效。适用于高脂血症。

外用偏方

◎偏方1：灸法。取足三里、丰隆、内关、中脘、脾俞、三阴交6穴。用艾条火头在穴位上方直接熏烤，皮肤产生灼痛感时即换其他穴位施灸，可每日灸治1～2次，10天左右为一疗程。

高血糖

内用偏方

◎偏方1：生地15克，石膏20克。加水煎汤，去渣取汁。代茶饮，每日1剂。具有清热生津止渴的功效。适用于高血糖。

◎偏方2：山药150克，加水煎汤，滤汁代茶饮。具有健脾补肺，固肾益精的功效。适用于高血糖。

◎偏方3：冬瓜皮、西瓜皮各15克，瓜蒌12克。加水稍煎，去渣取汁。代茶饮。具有清润肺胃，生津止渴的功效。适用于高血糖。

◎偏方4：乌梅12克，用沸水冲泡。代茶频饮。具有安胃敛肺，生津止渴的功效。适用于高血糖。

◎偏方5：麦冬15～30克，用沸水冲泡。代茶频饮。具有养阴润肺，清心除烦，益胃生津的功效。适用于高血糖。

◎偏方6：地黄花适量，粟米100克。将地黄花阴干，捣碎为末，每次用3克。淘洗干净的粟米煮粥，待熟时，将地黄花末加入，搅匀，再煮至沸即可。日服1剂，分数次食用。具有滋肾，清热，除烦，止渴的功效。适用于高血糖。

◎偏方7：地骨皮12克，桑白皮、麦冬各15克，面粉100克。将前3味加水煎汤，去渣取汁，与面粉共煮为糊。日服1剂，分数次食用。具有清肺，生津，止渴的功效。适用于高血糖。

◎偏方8：猪胰1具，菠菜60克，鸡

蛋3个。共煮成汤。顿服，日服1次。具有清热养阴，调和五脏的功效。适用于高血糖。

◎**偏方9**：黄精15克，当归12克，鸡蛋2个。加适量水同煮，蛋熟后去壳再煎至一碗。日服1次，吃蛋饮汤。具有补中益气，养阴润肺的功效。适用于高血糖。

◎**偏方10**：黑木耳60克，扁豆30克。将黑木耳、扁豆共研成细粉。每次取9克药末，用温开水送服，日服2～3次。具有健脾养血，降血糖的功效。适用于高血糖。

❀ 外用偏方 •

◎**偏方1**：取坐位，两手掌着力，紧贴腰部，用力向下擦到骶部，如此反复施术约1分钟。取仰卧位，两手掌着力，分别置于两侧腹部，自上而下直推腹部约3分钟。取坐位，两手拇指指端着力，分别按揉对侧劳宫穴（掌心处）、对侧公孙穴（足掌内侧第一跖骨基底前下凹陷赤白肉处）各约1分钟。

◎**偏方2**：新鲜柚子皮200克（干品100克），玉米须100克，将药洗净后切碎，同入锅中，加水适量，煎煮30分钟，去渣取汁，与3000毫升开水同入泡足桶中，先熏蒸后泡足，每晚1次，每次30分钟。15天为1疗程。适用于高血糖。

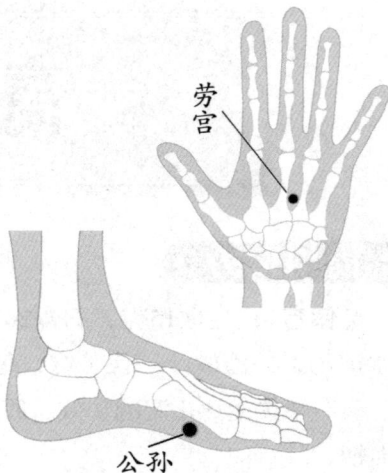

劳宫

公孙

冠 心 病

❀ 内用偏方 •

◎**偏方1**：银杏叶9克，红花、川芎

各6克，葛根10克。水煎服。具有活血化瘀，行气止痛的功效。适用于冠心病。

孕妇忌用，有出血倾向者慎用。

◈偏方2：山楂30克，益母草10克，茶叶5克。将上3味放入杯中，用沸水冲沏。代茶饮，每日饮用。具有清热化痰，活血降脂，通脉的功效。适用于冠心病。

◈偏方3：玉竹12克，加水煎浓汁。分2次代茶饮，每日1剂，连服30天为一疗程。具有养阴润燥，生津止渴的功效。适用于冠心病。

◈偏方4：银杏叶5克，揉碎后放入保温杯中，用沸水冲泡，加盖闷半小时。代茶饮。具有益心敛肺，化湿止泻的功效。适用于冠心病。

◈偏方5：丹参15克，制何首乌12克，蜂蜜25克。煎取中药汁，调入蜂蜜服用，每日1剂。具有养心益气活血的功效。适用于冠心病。孕妇慎用。

◈偏方6：丹参、山楂片各10克，麦冬5克。将上药放入杯中，用沸水浸泡，闷30分钟后，待晾温即可饮用。代茶频饮。具有活血化瘀的功效。适用于冠心病。

◈偏方7：菊花3克，山楂15克。以上药水煎或用开水冲泡，代茶饮。具有平肝潜阳，活血祛瘀，清热，降血压的功效。适用于冠心病。

◈偏方8：山楂、槐花各10克。以上药水煎服，代茶饮。具有破气散瘀，

扩张血管，降血脂，降血压的功效。适用于冠心病。

◈偏方9：山楂、金银花各15克。以上药水煎服。代茶饮。能清热解毒，西医认为此饮有扩张冠状动脉的功效。适用于冠心病。

❀ 外用偏方 ·

◈偏方1：施术者用一手拇指重按一侧内关穴或郄门穴，同时另一手拇指、中指分别对准另一侧的曲池穴和少海穴，施行重扣掐150～200下，必要时左右侧交替进行，先左后右。

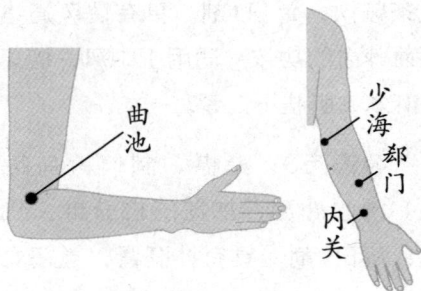

曲池
少海
郄门
内关

◈偏方2：拔罐法。取出左天池、左灵墟、膻中、至阳、背部压痛敏感点。涂风油精后拔罐，留罐15分钟。每日1次，直至症状消失。适用于冠心病。

◈偏方3：檀香、细辛各等份，白酒适量。以上前2味共研细末，用白酒调成糊状，敷于脐部，外用消毒纱布覆盖，再用胶布固定。适用于冠心病胸闷、心前区疼痛。

脑 卒 中

内用偏方

◈偏方1：鲜牛蒡根250克，绞汁。顿服。具有祛风逐邪的功效。适用于急中风，突然中邪风晕倒者。

◈偏方2：秦艽6克，丹参10克。粗碎，用沸水冲泡。加盖闷10～15分钟。代茶频饮，每日1剂。具有祛风通络，活血养血的功效。适用于中风，症见手足麻木、肌肤不仁者。

◈偏方3：桑椹、制何首乌各12克。沸水冲泡，加盖闷15分钟。代茶饮，每日1剂。具有补肝肾，益精血的功效。适用于中风后遗症肾虚者。

◈偏方4：红花10克，菊花20克，槐花15克。沸水冲泡，加盖闷5分钟。代茶饮，每日1剂。具有活血祛瘀，降脂的功效。适用于中风后遗症合并血脂增高者。孕妇忌用，有出血倾向者慎用。

◈偏方5：桂枝6克，独活12克，白酒100克。以上前2味研末，加入白酒煮取70克，滤过即成。温服，每日1剂，分3次服完。具有祛风通络，温和血脉的功效。适用于中风四肢厥逆，口噤不开。

◈偏方6：石楠10克，防风、独活各15克，肉桂9克，牛膝6克，白酒750克。以上前5味共捣细，置容器中，加入白酒，密封，浸泡7天后去渣即成。日服2次，每次10克。具有温中止痛，除风湿，活血脉，壮筋骨的功效。适用于中风半身不遂，筋脉拘挛，肢体疼痛，腰脊不能俯仰，肚腹冷痛。本方中石楠有小毒，不可长期服用。

◈偏方7：桑寄生15克，鸡蛋2个。将桑寄生洗净切片，与鸡蛋加水同煮至熟，去壳后再煮片刻，吃蛋饮汤。具有补益肝肾，强壮筋骨，养血祛风的功效。适用于中风后四肢麻木。

◈偏方8：天麻、钩藤各12克，全蝎6克，蜂蜜适量。将天麻、全蝎加500克水煎取300克药汁，加入钩藤炖煮10分钟，去渣加蜂蜜混匀。每服100克，日服3次。具有息风止痉，通络止痛，平肝清热的功效。适用于中风口眼歪斜，半身麻木不遂。孕妇慎用。

❀ 外用偏方 ·

◈偏方1：取内关、三阴交两穴。气虚血滞加中脘、脾俞、足三里；肝阳上亢加合谷、委阳、飞扬，风痰阻络加中脘、足三里、丰隆、血海，肾虚精亏加肾俞、肝俞、血海。采用单罐或留针拔罐、罐后加灸等，均留罐20分钟左右。隔日1次，10次为1疗程。适用于脑卒中。本法建议在医师指导下操作。

◈偏方2：坐位或仰卧位。健手半握拳，叩击患侧上下肢部，从上至下，反复施术约1～2分钟。取坐位，用力抬腿，屈伸膝关节、踝关节，反复进行约1分钟。先扶床边或椅子站立约1分钟。然后根据病情的好转情况，逐步在搀扶下试着缓慢下蹲、起立，反复进行约1分钟。

◈偏方3：白芷、白附子、天南星、橘络、白菊花、防风各6克，僵蚕10克，细辛2克，天麻4.5克，薄荷3克。以上10味加水煎煮，去渣热熏，温洗。具有祛风活络的功效。适用于面神经炎，面神经痉挛。本方中白附子与天南星有毒，一般炮制后用。

脂 肪 肝

❀ 内用偏方 ·

◈偏方1：山楂、金银花、菊花各10克。将山楂拍碎，同金银花、菊花入紫砂杯中，以沸水冲泡5分钟即成。代茶频频饮之。具有化瘀清脂，清凉降压的功效。适用于脂肪肝之痰浊阻络型患者。

◈偏方2：干荷叶9克（鲜者为30克切碎）。将干荷叶搓碎，置锅内加适量水，煎沸后去渣取汁即成。代茶频饮，连服2～3个月。具有降脂化浊的功效。适用于脂肪肝。

◈偏方3：制何首乌12克，决明子、山楂、泽泻各10克，牛膝12克。将上药共置砂锅中，加水煎煮，沸后去渣，取汁温饮。每日1剂，早晚空腹分服。具有补益肝肾，平肝潜阳，降脂的功效。适用于脂肪肝。

◈偏方4：陈皮20克，青皮15克，白糖10克。将陈皮、青皮洗净，切成小块，放入容器内，然后用开水泡上，待入味，加白糖拌匀即成。上、下午分服。具有疏肝解郁，消暑顺气的功效。适用于肝郁气滞型脂肪肝。

◈偏方5：泽泻15克，乌龙茶3克。

将泽泻加水煮沸20分钟，取药汁冲泡乌龙茶即成。一般可冲泡3~5次。代茶，频频饮用，可连续冲泡3~5次，当日饮完。具有护肝消脂，利湿减肥的功效。适用于痰湿内阻型脂肪肝。

◈**偏方6**：生晒参3克，黄精10克，白扁豆12克，粳米100克。将生晒参、黄精、白扁豆洗净，同入锅中，加水煎煮30分钟，再投入淘净的粳米，大火煮沸后，改用小火煨煮成稠粥。早晚分食。具有益气健脾，祛脂化湿的功效。适用于脾气虚弱型脂肪肝。

◈**偏方7**：鲜荷叶20克，山楂15克，蒲黄粉10克。将鲜荷叶、山楂分别洗净，荷叶撕碎、山楂切片，同入沙锅，加适量水，大火煮沸，改用小火煮15分钟，调入蒲黄粉，拌和均匀，继续用小火煮至沸即成。上、下午分服。具有清热利湿，散瘀降脂的功效。适用于肝经湿热型脂肪肝。

◈**偏方8**：绞股蓝15克，生山楂30克。将绞股蓝、生山楂分别洗净，切碎后同入砂锅，加水煎煮30分钟，过滤取汁即成。代茶，频频饮用，可连续冲泡3~5次，当日饮完。具有化痰导滞，活血降脂的功效。适用于痰瘀交阻型脂肪肝。

感　冒

❀ 内用偏方 ·

◈**偏方1**：紫苏叶16克，红糖适量。将紫苏叶晒干，揉成粗末，沸水冲泡，加入红糖。代茶频饮。具有发表散寒，行气宽中的功效。适用于感冒风寒初起。

◈**偏方2**：核桃仁、葱白各5克，生姜25克，红茶15克。以上前3味捣烂，与红茶一起放入砂锅中，加水煎汤，去渣取汁。代茶温服，每日1剂。具有解

表通阳的功效。适用于风寒感冒。

◈**偏方3**：羌活15克，板蓝根30克。加水煎汤，去渣取汁。代茶饮，每日1剂，分2次服，连服3天。具有清热解毒的功效。适用于流行性感冒。

◈**偏方4**：胡荽10克，薄荷6克，生姜4克。将胡荽切碎，与薄荷、生姜一同放入杯中，沸水冲泡，代茶频饮。具有发散风寒的功效。适用于风寒感冒轻症。

◈**偏方5**：防风6克，甘草3克。制

成粗末，沸水冲泡。代茶频饮，每日1剂。具有疏风固表的功效。适用于体质虚弱，平素易感冒者，并有预防感冒的功效。

⊗偏方6：连翘15克，洗净捣碎，加水煎汤。代茶频饮。具有清热解毒的功效。适用于流行性感冒。

⊗偏方7：菊花10克，绿茶3克。放入茶杯中，用约75℃的开水冲泡。代茶频饮。具有疏散风热，清热生津，平肝明目的功效。适用于风热感冒。

⊗偏方8：金银花15克，菊花10克，甘草3克。将金银花和菊花洗净，甘草切成薄片，用沸水冲泡，加盖闷5分钟。代茶饮。具有疏风清热的功效。适用于风热感冒。

⊗偏方9：牛蒡子200克，置锅内用小火炒至微鼓起，外面呈微黄色并略有香气，取出放凉，研成细末。每服10克，用沸水冲泡。代茶饮。具有散风消肿，清肺利咽的功效。适用于风热感冒。

⊗偏方10：桑叶、菊花、白茅根各10克，竹叶20克，薄荷6克。洗净，放入茶壶内，沸水冲泡10分钟。代茶饮。具有疏风清热，生津止渴的功效。适用于风热感冒。

⊗偏方11：金银花20克，茶叶6克。沸水冲泡，代茶频服。具有辛凉解表，清热解毒的功效。适用于风热感冒初起、咽喉肿痛。

⊗偏方12：金银花30克，山楂、茶叶各10克，蜂蜜250克。以上前3味放入砂锅中，加水置大火上烧沸，约3~5分钟后，将药汁注入容器中，再加水煎熬一次，合并两次药汁，放入蜂蜜搅匀，代茶频饮。具有清热解毒，散风止痛，消食的功效。适用于风热感冒。

⊗偏方13：葱白、紫笋茶末各10克，淡豆豉15克，荆芥0.3克，薄荷3克，山栀子4.5克，生石膏30克。以上前6味粗碎，加水煎取药汁，去渣，下紫笋茶末，再煎5分钟。代茶饮服，分2次服，每日1剂。具有辛温通阳，发汗解表的功效。适用于外感风寒。本方中生石膏大寒，宜先煎。

⊗偏方14：生姜、食醋、茶叶各3克，红糖10克。放入茶杯中，用沸水冲泡，加盖闷5分钟。代茶饮服，每日3次。具有辛温解表的功效。适用于风寒感冒初起有头痛、塞流、清涕者。

⊗偏方15：绿豆30克，茶叶9克，红糖适量。将茶叶用纱布包好，再将绿豆捣碎，加250克水，煎成100克汤汁，加入红糖即成。代茶频饮。具有清热解毒的功效。适用于夏季流行性感冒。

⊗偏方16：荆芥10克，苏叶、生姜各9克，茶叶6克，红糖30克。加水煎煮，去渣取汁。代茶频饮。具有散寒解表，化谷消食的功效。适用于风寒感冒。

⊗偏方17：荆芥、薄荷各5克，香

蕾6克。加2000克沸水冲泡。代茶饮。具有辛凉解表的功效。适用于风热感冒，头晕头痛，咽喉疼痛。

⊗**偏方18**：白芷10克，川芎12克，生甘草6克。加水煎煮10分钟。代茶频饮。具有祛风止痛，活血行气的功效。适用于外感风寒头痛。

❀ 外用偏方 ·

⊗**偏方1**：取大椎、风门、肺俞、身柱、合谷、支沟。采用单罐法。拔罐后留罐10～15分钟，每日1次，可在拔罐处涂姜汁、薄荷油，可在大椎、肺俞穴用针罐法，头痛重加印堂、太阳穴，咽痛加尺泽、孔最穴。适用于感冒。

⊗**偏方2**：用手指指腹按人中穴，连续揉20～30下，再以一手指按压风府穴，另一手拇指和食指点压鼻梁部位或迎香穴，连续揉按20～30下，以局部有微热感为宜。每日2～3次。

⊗**偏方3**：将少许清凉油涂在消毒纱布上。敷于脐部，亦可用清凉油涂擦痛处。具有辛凉发散，清醒头脑的功效。适用于感冒头痛。

⊗**偏方4**：麻黄、生姜各9克，桂枝6克，紫苏15克，甘草3克。加水煎汤。熏洗头面部，得汗而解。具有辛温散寒，发汗解表的功效。适用于风寒感冒。

支气管炎

❀ 内用偏方 ·

⊗**偏方1**：百部汁、蜂蜜各等份。放入锅中，大火烧开后用小火煎熬成膏，离火，待冷装瓶。日服3次，每服5克，温开水送服。具有润燥止咳的功效。适用于慢性支气管炎。

⊗**偏方2**：山楂根适量，生姜3片，红糖适量。将山楂根洗净，刮去表皮，切成薄片，置锅中用红糖炙炒，加1000克水和生姜，煮沸15分钟即可。每日1剂，分次服。具有化痰行气，散寒止咳的功效。适用于急性支气管炎。

⊗**偏方3**：橘红1片（3～6克），绿茶4.5克。放入茶杯中，沸水冲泡，再入沸水锅中隔水蒸20分钟即成。每日1剂，不拘时频饮。具有润肺消痰，理气止咳的功效。适用于慢性支气管炎之咳嗽痰多、痰黏、难以咳出等症状。

❀偏方4：茶叶6克，款冬花、紫菀各3克。将上料放入杯中，用开水冲泡。每日代茶饮用。具有祛痰、止咳、平喘的功效。适用于慢性支气管炎。

❀偏方5：百合50~100克，白糖30~50克。将百合洗净，与白糖一同入锅，加适量水，用大火煮沸后转用小火煎煮约1小时，至百合熟烂。饮汤吃百合，分多次饮用。具有滋阴润肺，养心除烦的功效。适用于慢性支气管炎。

❀偏方6：川贝母、莱菔子各15克。共制粗末，沸水冲泡或水煎，代茶饮用。具有润肺化痰，降气止咳，平喘的功效。适用于慢性支气管炎。

❀偏方7：黄精15克，粳米100克，白糖适量。将黄精洗净，加水煎汁去渣，澄清后取汁，与淘洗干净的粳米一同加水煮成稀粥，待粥成后加入适量白糖调味。日服1剂，分数次食用。3~5天为一疗程。具有补脾胃，润心肺，补中益气的功效。适用于慢性支气管炎。

❀偏方8：鲜石斛30克，麦冬20克。加水煎煮，去渣取汁。代茶饮。具有滋阴养胃，清热生津的功效。适用于慢性支气管炎。

❀偏方9：陈皮、茶叶各2克。沸水冲泡9分钟。代茶饮，每日午饭后喝1次。具有镇咳化痰，开脾健胃的功效。适用于慢性支气管炎。

❀偏方10：橘红30克，白酒500克。将橘红加工碎，与白酒一同置容器中浸泡，加盖密封。7天后开封即成。每晚睡前服10~15克。不宜多饮，以免反助湿邪。具有理气散寒，化痰止嗽的功效。适用于脾肺不和，湿痰久蕴引起的喘嗽久痰等症。

❀偏方11：山楂根适量，生姜3片。以上药水煎服。每日1剂，分2次服。具有活血化瘀，止咳化痰，理气散寒的功效。适用于慢性支气管炎。

❀ 外用偏方 ·

❀偏方1：大蒜、米醋各适量。以上前1味捣烂如泥，加少许米醋调成糊状，涂抹在消毒纱布上，外面再包上一层消毒纱布。贴敷于胸口，可立即止咳。注意大蒜不宜与皮肤直接接触。本方具有杀菌止咳的功效，适用于慢性支气管炎。

❀偏方2：患者仰卧位。施术者先用双手中指点揉中府、云门、天突1~3分钟。紧接上法，施术者用右手拇指揉膻中，用力由轻渐重，1~3分钟。患者俯卧位，施术者指压大椎穴，指揉风池、风府、肺俞3~5分钟。若为风寒型咳嗽可在以上指压方法的前提下，加拔火罐或艾灸1~3分钟。

❀偏方3：决明子60克，萝卜子30克。共捣碎，研为细末。将药末敷于脐内，装满肚脐为度，然后用消毒纱布覆盖，再用胶布固定。具有清热化痰，止咳平喘的功效。适用于急性支气管炎。

支气管哮喘

❀ 内用偏方 ·

❀偏方1：苦杏仁10克，鸭梨1个，冰糖适量。将苦杏仁去皮尖，打碎；梨去核，切块。加适量水，同煮，待熟加入冰糖。代茶饮服，不拘时。具有镇咳平喘，清热化痰，生津润燥的功效。适用于支气管哮喘。本方中苦杏仁有小毒，不可长期服用。

❀偏方2：麻黄3克，黄柏4.5克，白果仁15个（打碎），茶叶1撮（约6克），白糖30克。前4味加适量水，共煎取汁，加白糖即可。每日1剂，分2次饮服。在病发呼吸困难时饮用。具有宣肺肃降，平喘止咳的功效。适用于支气管哮喘。本方中白果有毒，不可多用，小儿尤当注意。过食白果可致中毒，出现腹痛、吐泻、发绀以及昏迷、抽搐，严重者可因呼吸麻痹而死亡。

❀偏方3：款冬花、紫菀各3克，茶叶6克。同放茶壶内，用沸水冲泡。代茶饮，每日1剂。具有润肺下气，化痰止咳，平喘的功效。适用于支气管哮喘。

❀偏方4：核桃肉30克，雨前茶15克，蜂蜜5茶匙。研末，加蜂蜜以沸水冲泡，不拘时温服。具有润肺平喘，止咳的功效。适用于支气管哮喘。

❀偏方5：刀豆子9克，甘草3克，蜂蜜适量。以上前2味洗净，放入锅中，加适量水，用大火煮开后用小火煮熟，加蜂蜜调味。温热饮服，日服2次。具有温补肺气，止咳平喘的功效。适用于支气管哮喘。

❀偏方6：苦杏仁30克，甘草10克，生蜂蜜120克。杏仁加200克水共煎取汁，加入生蜂蜜和甘草，放砂锅内慢慢熬成稀膏。每服10克，饭后服用，日服2次。具有清热润肺，止咳平喘，润肠通便的功效。适用于支气管哮喘。本方中苦杏仁有小毒，不可长期服用。

❀偏方7：荞麦面120克，茶叶6克，蜂蜜60克。将茶叶碾成细末，与荞麦面、蜂蜜混匀。每次取20克，沸水冲泡，代茶频饮。具有润肺止喘，降气宽肠的功效。适用于支气管哮喘。

❀ 外用偏方 ·

❀偏方1：桑白皮、黄芩、杏仁各10克，生石膏30克。共研细末，用凉开水调和成8个直径约2.5厘米的药饼，分别贴敷于双侧肺俞穴、华盖穴、膻中穴、膈俞穴，外用胶布固定，贴4～5小时取下，每天贴药1次，连用10天为一疗程。具有清热平喘的功效。适用于支气管哮喘。

◎**偏方2**：白芥子10克，细辛、胡椒各3克。共研为细末，敷于脐部，外用胶布固定，1～2天换药1次，用热水袋热熨15～30分钟。具有散寒平喘，止咳化痰的功效。适用于支气管哮喘。本方中细辛有小毒，不可大剂量、长期服用。

白芥子油对皮肤黏膜有刺激作用，能引起充血、灼痛，甚至发疱，初次使用应酌情减量，皮肤过敏者忌用。

◎**偏方3**：取肺俞穴。采用水罐。将罐内盛装1/2温水，用投火法拔罐，留罐15分钟左右，重复4～6次，直至病情平稳。适用于支气管哮喘。

◎**偏方4**：施术者用两手拇指或中指先重按双侧肺俞穴，后按揉定喘穴，每穴10～15分钟。每日早晚各1次。适用于支气管哮喘。

消化不良

❀ 内用偏方·

◎**偏方1**：陈仓米60克，柿饼霜30克。将陈仓米放入锅内，小火微炒，以香黄为度，再加水煮沸，倾入碗内，放入柿饼霜，调匀化开，代茶频饮。具有健脾开胃的功效。适用于消化不良。

◎**偏方2**：山楂20克，橘皮15克，生姜3片。以上药水煎服。每日1剂，分2次服。具有消食导滞，健脾开胃的功效。适用于消化不良。

◎**偏方3**：炒麦芽10克，炒山楂6克，红糖适量。用水煮炒麦芽及炒山楂，去渣取汁，用红糖调味，随意饮用。具有和胃，消食，导滞的功效。适用于消化不良。

◎**偏方4**：山楂120克（或山楂片、山楂饼）。山楂水煮，饮汁，食山楂。或嚼食山楂片、山楂饼。具有消食导滞，帮助消化的功效。适用于消化不良。

◎**偏方5**：普洱茶6克，用沸水冲泡，频饮。具有消食，清胃生津的功效。适用于消化不良。

◎**偏方6**：红曲15克，加水煎汤。代茶饮。具有健脾消食的功效。适用于消化不良。

◎偏方7：木瓜12克，陈皮6克。沸水冲泡，代茶饮。具有开胃，消食，理气的功效。适用于消化不良。

◎偏方8：鸡内金、焦山楂各20克，枳实15克。以上药水煎服。每日1剂，分2次服。具有健脾开胃，消食导滞，除胀止痛的功效。适用于消化不良。

◎偏方9：山楂2～3个。饭后嚼服。具有消食积，健脾胃，除胀满的功效。适用于胃酸少、食后腹胀。

外用偏方

◎偏方1：生姜60克，加水煎汤，滤去药渣，将药汤倒入盆内。让患者坐浴盆中，揉脐周围，并用生姜汤洗脐部及脐部周围。适用于阳虚寒凝引起的食积不化、腹胀痞满。

◎偏方2：吴茱萸30克，白胡椒6克，丁香30粒，共研为细末，每次取药末1.5克，调入适量的凡士林。敷于脐部（神阙穴），每日换药1次。适用于脾胃虚寒、寒凝气滞引起的消化不良。

◎偏方3：可仰卧，先用右手拇指或中指揉中脘、神阙1～3分钟。紧接着用指压足三里、三阴交1～3分钟，用力稍重。适用于消化不良。

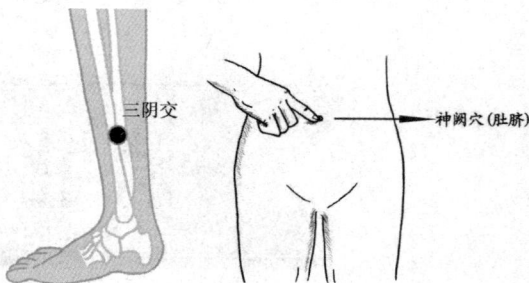

三阴交

神阙穴（肚脐）

打 嗝

内用偏方

◎偏方1：生姜、绿茶各3克，刀豆10克，红糖适量。沸水冲泡，代茶热饮。具有温中散寒，和胃降逆的功效。适用于胃寒所致肺胃之气失于和降引起的打嗝。

◎偏方2：党参、陈皮各9克，竹茹6克，生姜、炙甘草各3克，红枣5克。加水煎汤。代茶饮，分2次服完。具有补虚止呕的功效。适用于打嗝。

◎偏方3：鲜芦根60克，竹茹10克，蜂蜜适量。以上前2味加水同煎，去渣后加入蜂蜜，调匀即成。日服1剂。胃寒呃逆者不宜服用。具有清热，止呃的功效。适用于打嗝。

❀偏方4：鲜生姜汁10克，蜂蜜20克。鲜生姜汁加20克水调匀，再加入蜂蜜调匀。口服，1次缓缓咽下。具有温中散寒，止呃止呕的功效。适用于打嗝。

❀偏方5：花椒3克，火腿肉150克。将火腿肉洗净切片，与花椒同放锅内，加适量水煮汤，肉熟后去汤面浮油，调味即成。佐餐食用。具有温中止痛，健脾开胃的功效。适用于打嗝。

❀偏方6：米醋30克。将米醋倒入杯中，每日1次，慢慢吞饮。具有散寒，止呃逆的功效。适用于打嗝。

❀ 外用偏方 ·

❀偏方1：丁香10克，鲜生姜汁、蜂蜜各等份。将丁香研为细末，过筛，用鲜生姜汁、蜂蜜调成膏，分别贴敷于中脘穴、阴都穴，外用消毒纱布覆盖，再用胶布固定，每天换药1次。具有温补脾肾，和胃降逆的功效。适用于打嗝。

❀偏方2：取膻中穴。取大小适宜的玻璃火罐，用酒精棉球点燃后投入罐内，不等烧完即迅速将罐倒扣在穴位上，罐即吸着皮肤。留罐20～30分钟。适用于打嗝。本法需要有经验者操作。

❀偏方3：施术者用两手拇指点压双侧攒竹穴，两中指对准率谷穴或角孙穴同时按压100～200下，余指配合紧贴两颞颥，稍微着力。适用于打嗝。

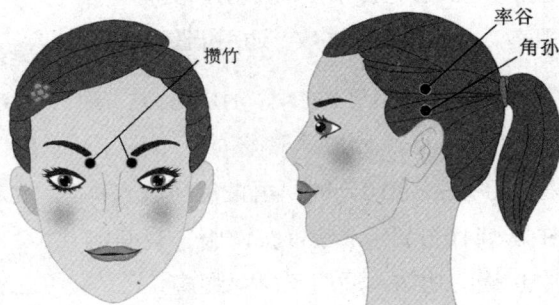

攒竹　率谷　角孙

腹 痛

❀ 内用偏方 ·

❀偏方1：高良姜25克，陈皮5克，粳米100克。将高良姜洗净切片，陈皮洗净，与淘洗干净的粳米一同入锅，加水煮粥，置大火上烧开，再转用小火熬煮成稀粥。日服1剂，分数次食用。具有驱寒止痛的功效。适用于寒性腹痛。

⊛**偏方2**：醋30克。将食醋加热备用。热饮，顿服。具有止腹痛的功效。适用于蛔虫性腹痛。

⊛**偏方3**：山楂肉、小茴香、橘核各等份，黄酒适量。以上药各炒研为细末后混匀。每次服6克，每日2～3次，用温黄酒送服。具有温胃散寒，消积止痛的功效。适用于胃寒引起的小腹疼痛。

⊛**偏方4**：山楂250克，蜂蜜、米汤各适量。将山楂冲洗干净，剔去果核，凉干水分。取锅上火，放入山楂，用小火炒成干品，研成细粉。每次取15克山楂粉，加入蜂蜜，用米汤调服。具有健脾开胃，消食止痢的功效。适用于腹痛。

⊛**偏方5**：丁香2粒，山楂6克，黄酒50克。将黄酒放入瓷杯中，加入山楂、丁香浸泡10分钟，再把瓷杯放入锅中蒸炖10分钟。趁热1次饮服。具有温中止痛的功效。适用于感寒腹痛。

❁ 外用偏方

⊛**偏方1**：艾绒、米醋适量。炒热，装入布袋，趁热熨脐部，冷则用热水袋熨之。具有温中散寒，止痛的功效。适用于腹痛。

⊛**偏方2**：艾叶30克，萝卜子30克，精盐10克。共炒热，装入布袋，趁热熨脐部，痛止为度。具有散寒除湿，

消食止痛的功效。适用于腹痛。

⊛**偏方3**：山楂、白糖各适量。山楂炒焦研末，用白糖水送服。具有消积导滞，顺气镇痛的功效。适用于食滞腹痛。

⊛**偏方4**：艾叶适量，醋适量。将艾叶捣烂加醋炒热，热敷神阙穴或阿是穴。具有散寒止痛的功效。适用于腹痛。

⊛**偏方5**：胡椒、百草霜、葱白各适量。一同捣烂为丸，将药丸纳于脐中，用消毒纱布覆盖，再用胶布固定，每天换药1次。具有温中止痛，消积散瘀的功效。适用于寒邪内阻型腹痛。

⊛**偏方6**：干姜、高良姜、附子、吴茱萸、桂皮各等份，食醋适量。以上前6味共研为细末，用醋调制成丸，填敷于脐孔中。具有温中散寒止痛的功效。适用于腹痛。

⊛**偏方7**：丁香7枚，麝香少许，葱白3根。将丁香研为细末，加入葱白同捣，再加入麝香调匀，敷于患者脐部，外用消毒纱布覆盖，再用胶布固定，并用热水袋熨之。具有祛寒行气止痛的功效。适用于寒性腹痛。

⊛**偏方8**：野菊花茎叶适量。将野菊花茎叶捣烂如泥，制成药饼，敷于患者脐部，外用消毒纱布覆盖，再用胶布固定，每天换药1次。具有疏风清热，消肿解毒的功效。适用于湿热型腹痛。

◎**偏方9**：萝卜子120克，生姜60克，连根葱500克，白酒适量。将萝卜子打碎，姜、葱切碎，加1杯白酒，上锅炒热，装入布袋，热熨腹部，由上而下，由左而右，冷则更换之。具有理气止痛的功效。适用于腹痛。

◎**偏方10**：木香、丁香、阿魏各适量。共研为细末，撒在胶布或膏药上，贴于脐部。具有行气止痛的功效。适用于腹痛。

◎**偏方11**：用双手拇指同时点压两侧太冲穴30～60下，然后配合中指扣掐两侧阳陵泉穴100～200下，必要时可反复1～2次。

肠 炎

❀内用偏方

◎**偏方1**：焦山楂12克，以水煎服。每日1剂，分2次服。具有健脾胃，收敛止泻，抗菌镇痛的功效。适用于急性肠炎。

◎**偏方2**：山楂30克，生姜3片，红糖15克。山楂切片炒焦，加生姜、红糖，水煎服。具有收敛止泻，健脾和胃，散寒止呕的功效。适用于急性肠炎。

◎**偏方3**：山楂、延胡索各15克，大黄10克。以上药水煎服。每日1剂，分2次服。具有健脾和胃，清热止泻，抗菌镇痛的功效。适用于急性胃肠炎。

◎**偏方4**：神曲10克，粳米50克，大麦芽、山楂各15克。将神曲捣烂，与大麦芽、山楂同用水煎汁，弃渣后入洗净的粳米煮成粥。每日早、晚温热食用。具有健脾养胃，消食行气的功效。适用于急性肠炎。

◎**偏方5**：红枣15克，糯米60克。将红枣浸泡1小时，再与淘洗干净的糯米一同加水煮粥。日服1剂，分数次食用。具有安中养脾，补胃益气的功效。适用于脾胃虚弱型慢性肠炎。凡痰湿较重者不宜服用。

◎**偏方6**：生姜30克，红枣10克。炒至微焦，加水煎汤。代茶饮。具有温中散寒，益气补中的功效。适用于慢性肠炎。

◎**偏方7**：扁豆仁50克，炒至微黄，加水煎汤，去渣取汁。代茶频饮。具有健脾和中，消暑化湿的功效。适用于慢性肠炎。

⊛**偏方8**：独头蒜1个，红糖和烧酒适量。将共煮后备用。日服1～2剂。具有祛风止泻的功效。适用于慢性肠炎。

⊛**偏方9**：薤白30克，鸡蛋2个。将薤白洗净切碎，鸡蛋打碎，二者相合做蛋汤。早晚空腹服用。具有通阳化湿，升清降浊的功效。适用于慢性肠炎。

⊛**偏方10**：焦山楂30克，莱菔子20克。以上药水煎服。每日1剂，分2次服。具有消食除胀，理气止泻的功效。适用于慢性肠炎。

❀ 外用偏方

⊛**偏方1**：黄连3克，香附、良姜各15克。共研为细末，填敷于肚脐内，然后用消毒纱布覆盖，再用胶布固定，每日换药1次。具有温中散寒，燥湿止泻的功效。适用于急性肠炎。

⊛**偏方2**：艾叶30～60克，白酒50克。将艾叶放入锅中，再加入白酒拌匀炒热，用布包好，趁热熨脐部，冷则再炒热，复熨之，熨1小时以上。具有散寒除湿，祛风止痛的功效。适用于急性肠炎。

⊛**偏方3**：大蒜、精盐各适量。一同捣烂如糊状，敷于脐部，用艾炷灸7壮，同时用药糊擦足心，并食大蒜1瓣。具有解毒止泻的功效。适用于急性肠炎。

⊛**偏方4**：取天枢、关元、足三里、上巨虚穴第1组；大肠俞、小肠俞、足三里、下巨虚穴为第2组。按腧穴部位，选用大小适宜的火罐点燃95%酒精棉球，速投罐中，待火旺时将罐扣在穴位上。两组腧穴交替使用，每日或隔日1次。适用于肠炎。

⊛**偏方5**：炮姜30克，制附子15克。共研细末，敷于脐部。具有温中散寒止泻的功效。适用于慢性肠炎。

⊛**偏方6**：患者取仰卧位，施术者取坐位于其右侧。施术者先用拇指指腹在右侧腹部按住痛点或大横、天枢两穴，往左侧推行，反复施术3～5分钟。患者取俯卧位，施术者体位不变。施术者用指揉法在膈俞、大肠俞、肝俞、胆俞、脾俞、胃俞等穴反复施术3～5分钟。用抹脊法自上而下施术3～5遍。

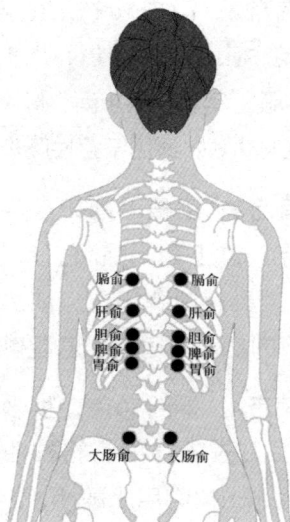

膈俞　　膈俞
肝俞　　肝俞
胆俞　　胆俞
脾俞　　脾俞
胃俞　　胃俞

大肠俞　　大肠俞

胃 痛

❀ 外用偏方 ·

❀**偏方1**：鲜吴茱萸叶、鲜橘叶、菖蒲、小茴香根各等份，共捣为泥，加白酒适量，烘热，消毒纱布包裹，敷于脐部神阙穴，用消毒纱布覆盖，胶布固定，再用热水袋熨之，每次用药30~60分钟，每日3次。适用于虚寒性胃痛。

❀**偏方2**：防风、白芷、木香、细辛、薄荷脑各适量，共研为细末，用时取药末适量用温水调为糊状，敷于脐部，用胶布固定，痛止即可除去。适用于寒性胃痛。

❀**偏方3**：大黄、郁金、芒硝、栀子、香附各30克，滑石60克，甘草、黄芩各15克，生姜汁适量。以上前8味共研为细末；每次取药末5克，再加入生姜汁适量，调为糊状，敷于脐部，外用胶布固定，每日换药1次。适用于实热胃痛者，症见胃脘灼痛、嘈杂泛酸伴心烦易怒、口干口苦。

❀**偏方4**：巴豆1克，大黄、沉香各2克，萝卜子30克。以上前3味共研

为细末，再将萝卜子煮汁调和药末成糊状，敷于脐部，然后用纱布覆盖，再用胶布固定。适用于食滞胃痛，症见胃脘胀满疼痛、嗳腐吞酸、恶心呕吐、吐后痛减、大便不畅等。

❀**偏方5**：延胡索10克，沉香2克，香附、川楝子各6克，生姜汁适量。以上前4味共研为细末；用时取药末适量，再加入生姜汁调为糊状，敷于脐部，然后用消毒纱布覆盖，再用胶布固定，每日换药1次。适用于气滞胃痛，症见胃脘胀满疼痛，牵掣胁肋，遇情志不遂而加重、嗳气叹息等。

❀**偏方6**：吴茱萸15克，食醋适量。吴茱萸研为细末，再加入食醋适量，调为糊状，敷于脐部，用消毒纱布覆盖，再用胶布固定，每12小时换药1次。适用于寒性胃痛以及胃肠功能紊乱引起的腹泻呕吐。

❀**偏方7**：胡椒粉、公丁香各3克，红枣（去核）20克，生姜汁适量。以上前2味共研为细末，再加入红枣肉，共捣烂如泥状，再用生姜汁调

和捣烂如厚膏状，取药膏3～5克，摊于1块消毒纱布中间，敷于脐部，再用胶布固定，每日换药1～2次，10天为一疗程。适用于虚寒性胃痛。

⊗**偏方8**：五灵脂、蒲黄、乳香、没药、木香各等量，共研为细末，用时每次取药末适量，经脱脂药棉薄裹如小球状，填塞患者脐孔，外用胶布固定，隔天换药1次，10天为一疗程。适用于瘀滞胃痛，症见胃痛较剧、痛有定处拒按。

⊗**偏方9**：艾叶30～60克，白酒50克。将艾叶揉碎研为细末，用酒炒热，再用消毒纱布袋包裹，敷于脐部，再用热水袋熨之，直至胃痛缓解为止。适用于寒凝气滞之胃痛。

⊗**偏方10**：郁金12克，大黄8克，黄芩、芒硝、栀子、香附各6克，生姜汁适量。以上前6味共研为细末，再加入生姜汁调为糊状，敷于脐部，外用胶布固定，每日换药1次。适用于热积胃痛。

⊗**偏方11**：生栀子10枚，生香附10粒，淡豆豉20粒，生姜汁适量。以上前3味共捣烂如泥，加入生姜汁再捣至极烂，敷于脐部，用消毒纱布覆盖，再用胶布固定，每日换药1次，以愈为度。适用于热积胃痛。

⊗**偏方12**：芥菜子适量。将芥菜子研为细末，再加温水适量，调为糊状，敷于脐部，外用胶布固定，并用热水袋

熨之，每日1次。适用于寒性胃痛。

⊗**偏方13**：川椒、公丁香、吴茱萸、细辛各等量，共研为细末。将药末纳入脐中，再取青盐250克炒烫，分装若干布袋，热熨脐周及疼痛处，盐袋冷则更换之，如果疼痛剧烈，可加熨膻中穴、气海穴。适用于寒性胃痛。

⊗**偏方14**：生姜、艾炷各适量。将生姜切成厚约0.3厘米的姜片，再用针在姜片上扎一些小孔。将姜片放于脐上，上用艾炷灸之，每次灸15分钟。适用于寒性胃痛、腹痛、呕吐、泄泻等。

⊗**偏方15**：取神阙穴。患者取仰卧位，暴露腹部，选择大号玻璃拔火罐，用闪火法或架火法将罐拔于神阙穴，留罐10～20分钟，待局部皮肤出现红色瘀血后起罐。每周治疗2～3次，6次为1疗程。适用于寒邪犯胃所致的胃脘痛。本法应在专业人士指导下操作。

⊗**偏方16**：患者通常取仰卧位，施术者用双手拇指压揉中府、云门穴3～5分钟。紧接上法，再用右手中指指压天突穴1～3分钟。体位不变，施术者用点穴揉法在中脘、神阙、气海穴反复施术3～5分钟。患者俯卧位，施术者在脊柱或脊柱两侧用多指揉，反复施术3～5分钟。本法有活血散瘀，凉血止血，止痛的功效。

消化性溃疡

内用偏方

◈偏方1： 炙黄芪15克，桂枝尖6克，生白芍12克，炮姜5克，红枣5枚，蒲公英10克。水煎服，每日1剂。具有益气暖胃的功效。适用于胃及十二指肠溃疡。

◈偏方2： 枳实、白及各30克。将上2药共研成细粉，贮瓶备用。每日2次，每次3克，于早餐和晚餐前用温开水冲服，10天为1疗程。具有健脾益胃的功效。适用于胃及十二指肠溃疡，症见胃脘疼痛、吞酸嘈杂者。

◈偏方3： 党参25克，粳米50克。将粳米淘洗干净，沥干，炒至焦黄。然后与党参一同加1000克水煎至500克即成。隔日1剂，可连续食用。具有补中益气，除烦渴，止泄泻的功效。适用于消化性溃疡。

◈偏方4： 三七粉3克，藕汁30克，鸡蛋1个。将鸡蛋打破，放入碗中，打匀，加入鲜藕汁和三七粉，加少许白糖或冰糖调味，蒸熟即成。日服2次。适用于消化性溃疡。

◈偏方5： 绿茶15克，鸡蛋2个。将鸡蛋洗净，与绿茶同煮至蛋熟，去壳，再煮至水干。吃蛋，不拘时。具有生津止渴，解痉止痛，止泻痢的功效。适用于消化性溃疡。

◈偏方6： 木瓜500克，生姜30克，醋500克。将一同放入砂锅内，用小火炖熟。1剂分3次服用，每天1次，连续服用3~4剂。具有健脾和胃，平肝化瘀，祛湿舒筋的功效。适用于消化性溃疡。

◈偏方7： 山楂、甘草各100克。以上药晒干研成细末。每次服2克，每日早、晚饭后各服1次。具有消食开胃化瘀的功效。适用于消化性溃疡。

◈偏方8： 牛奶250克，白及粉10克，蜂蜜50克。将牛奶煮沸，调入白及粉和蜂蜜。日服2次，温热食用，10天为一疗程。具有养胃生肌的功效。适用于消化性溃疡。

◈偏方9： 芍药、甘草各10克，陈皮6克，蜂蜜60克。以上前3味加水煎汤，去渣后兑入蜂蜜。日服1剂，分2次服用。具有养血益胃的功效。适用于消化性溃疡。

❀偏方10：红茶5克，蜂蜜适量。以上前1味放入茶杯中，加沸水冲泡10分钟，调入蜂蜜。日服3剂，饭前饮服。具有温中和胃的功效。适用于消化性溃疡。

❀偏方11：牛奶250克，蜂蜜30克。将牛奶煮沸，再调入蜂蜜。日服1～2次，温热饮用。具有滋阴润燥，养胃生肌，润肠通便的功效。适用于消化性溃疡。

❀ 外用偏方 ·

❀偏方1：仙人掌适量，去刺捣烂，用消毒纱布包裹。将消毒纱布包置于脐上，用胶布固定，每日1次。适用于轻度消化性溃疡出血，以及热性胃痛。

❀偏方2：吴茱萸5份、白胡椒2份、丁香1.5份、肉桂1.5份。上药共研细末。取药末10克与酒炒热，分贴于中脘、脾俞、足三里、内关穴中的任意两个穴位，胶布固定，每日换药1次，每次只贴敷两个穴位，交替使用。10次为1疗程，间歇5天再继续下一疗程。适用于寒性消化性溃疡。

❀偏方3：在脊柱第7胸椎（平齐于肩胛骨下角）向下，旁开1.5寸处逐点按压，有明显压痛点之后，以此点为中心，闪罐5～10下后留罐5分钟，或将罐内装入1/2～1/3生姜汁，用投火法或抽气罐留罐5～15分钟。每周2次，10次为1疗程，疗程间隔7天。适用于消化性溃疡。

❀偏方4：拇指指尖置于内关穴上，食指指尖置于该穴背面（即外关穴处），两指用较重力量切按，每隔20秒钟放松数秒钟，反复切按3～5分钟，以局部出现胀重感为宜。适用于消化性溃疡伴有疼痛、呕吐、嗳气、反酸等症状者使用。

胆囊炎、胆石症

❀ 内用偏方 ·

偏方1：新鲜大金钱草60克（干者30克），粳米50克，冰糖适重。将大金钱草洗净，切碎，加200克水，煎至100

克，去渣取汁，放入北粳米，冰糖，加400克水，煮稀粥即成。每日2次，稍温服食。具有消石退黄，利尿通淋的功效。适用于胆石症、胆囊炎。

❖偏方2：金钱草50克，败酱草、茵陈各15克，白糖适量。加1500克水，煎取1000克，去渣取汁。加白糖调匀，温服。代茶频饮。宜常服，但脾胃虚弱，食少泄泻者忌服。具有清热，利湿，排石的功效。适用于胆石症、慢性胆囊炎。

❖偏方3：玉米须、蒲公英、茵陈各30克，白糖适量。以上前3药洗净后加水1000克，水煎去渣取汁，调入白糖搅匀。每服250克，每日3次，温服。具有清热祛湿，利胆退黄的功效。适用于胆囊炎、胆石症发热疼痛者。

❖偏方4：鲜蒲公英60～120克。将蒲公英洗净，加500克水煎取汁300克即成。上为1日量，分2次早晚温服。具有清肝明目，解毒消痈的功效。适用于胆囊炎见胁肋痛、呕吐或有恶寒发热。

❖偏方5：蒲公英60克，金银花30克，粳米50～100克。煎蒲公英、金银花，去渣取汁再入粳米煮粥。不拘时间，任意食用。具有清热利胆，解毒排脓的功效。适用于胆囊炎。

❖偏方6：绿豆150克，鸡蛋清1个。将绿豆洗净，大火烧开，小火煮烂，后加入蛋清，可适量加些调料。上为1日量，早晚分服，连用10～15天。具有利胆，养胃，补虚的功效。适用于急慢性胆囊炎。

❖偏方7：玉米须50克。将玉米须洗净加水煎汤即成。代茶频饮，可随时不拘量饮。具有利水通淋，止血，促进胆汁分泌的功效。适用于急慢性胆囊炎、胆石症。

❖偏方8：玉米须18克，决明子10克，甘菊花6克。沸水冲泡。代茶饮。具有清热利胆，消炎排石的功效。适用于胆囊炎、胆石症。

❀ 外用偏方

❖偏方1：白芥子、吴茱萸各等份。共研细末，用水调成糊状，贴敷于章门穴、京门穴，干后即换药，每日用药数次。具有散结止痛的功效。适用于胆囊炎所致的胁痛。本方中白芥子油对皮肤黏膜有刺激作用，可引起充血、灼痛，甚至发疱，初次使用应酌情减量，皮肤过敏者忌用。

❖偏方2：川芎12克，香附10克，柴胡、青皮、赤芍、枳壳各6克，麻油适量。以上前6味共研细末，用麻油调成糊状，贴敷于疼痛处。具有疏肝理气消积的功效。适用于胆囊炎所致的胁痛。

❖偏方3：金钱草60克，郁金15克，生大黄10克。将以上3种中药入锅加水适量，煎煮30分钟，去渣取汁，与3000毫升开水同入泡足桶中，先熏蒸，后泡足，每晚1次，每次30分钟。7天为1疗程。适用于胆石症。

◈**偏方4**：取仰卧位，髋、膝屈曲。两手掌指重叠着力，置于上腹部，从左向右自上而下，反复摩动约7分钟，施术时手法宜轻柔，深度适宜，以腹部温热舒适为度。取坐位，两手拇指端着力，分别按揉两侧足背第一、第

二趾缝间上1.5寸处太冲穴，掌后腕横纹正中直上2寸处内关穴各约1分钟。

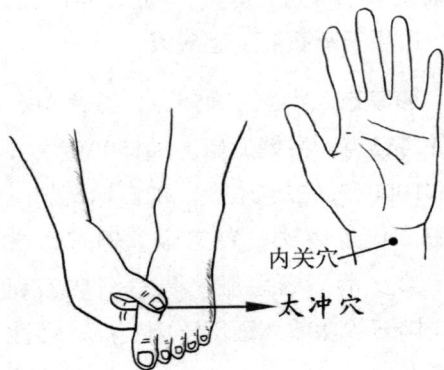

内关穴

太冲穴

失 眠

❈ 内用偏方 ·

◈**偏方1**：黑豆、浮小麦各30克，莲子7个，黑枣10克。加水煎汤，去渣取汁。代茶饮。具有健脾养心，养血安神的功效。适用于虚烦不眠，记忆力减退，健忘。

◈**偏方2**：龙齿9克，石菖蒲3克。将龙齿加水煎煮10分钟，再加入石菖蒲同煎15分钟，去渣取汁。代茶饮，每日1～2剂。具有宁心安神，补心益胆的功效。适用于心神不安，失眠，心悸。

◈**偏方3**：莲子心2克，生甘草3克。沸水冲泡，代茶频饮。具有清心火，除烦躁的功效。适用于心火内积所致的烦躁不眠。

◈**偏方4**：莲子心5克，酸枣仁10克。沸水冲泡，加盖闷10分钟。晚饭后代茶饮。具有宁心安神的功效。适用于心火亢盛型失眠。

◈**偏方5**：红参3克，枸杞子20克。加水煎汤。代茶饮服，每日1剂。具有补脾益肺，大补元气，安神益智的功效。适用于气虚型失眠。

◈偏方6：桂圆肉30克，西洋参6克，白糖适量。将西洋参浸润切片。桂圆肉去杂质洗净，放入盆内，加入白糖，再加适量水，置沸水锅中蒸40分钟。代茶饮服，每日1剂。具有养心血，宁心神的功效。适用于失眠。

◈偏方7：白茯苓、松子仁、柏子仁各30克，蜂蜜适量。以上前3味分别去杂洗净，茯苓切片，一同放入锅内，大火烧沸，改用小火煮1小时，加蜂蜜煮沸。代茶饮。具有养心安神，养阴润肺的功效。适用于心悸、失眠、健忘、燥咳、吐血等症。

◈偏方8：小米60克，大枣6枚（去核），蜂蜜30克。小米、大枣熬煮成粥，粥熟后凉置温热，调入蜂蜜即成。本方能调养脾胃，适用于脾胃不和的失眠者。

✿ 外用偏方 ·

◈偏方1：黄连15克，五味子5克。共研细末，每次取0.3克药末填敷脐内，外贴胶布，每日换药1次。具有清心宁神的功效。适用于心火偏旺所致的失眠。

◈偏方2：磁石30克，菊花、黄芩、首乌藤各15克，加水适量，煎取药液，倒入盆中。睡前洗足10分钟。适用于肝火偏旺型失眠。

◈偏方3：丹参、远志各10克，共研细末。每次取药末1克，水调为糊状，敷于脐部，然后用消毒纱布覆盖，再用胶布固定，每晚换药1次。适用于心神不宁型失眠。

◈偏方4：黄连15克，阿胶9克。黄连加水煎汤，入阿胶，烊化，摊贴于胸部。适用于心肾不交型失眠。

◈偏方5：刺五加、磁石各20克，茯神15克，五味子10克。先煎煮磁石30分钟，加入后3味再煎煮30分钟，去渣取汁，将洁净消毒纱布浸泡于药汁中，趁热敷于患者前额及太阳穴，每晚1次，每次20分钟。适用于心神不宁型失眠。

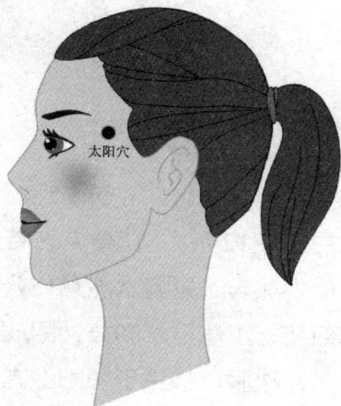

太阳穴

◈偏方6：首乌藤、丹参、白芍各15克，辰砂7克，酸枣仁、远志各9克，共研细末，每次取药末10克，用温开水调成糊状，敷于脐部，外用消毒纱布覆盖，再用胶布固定，每日换药1次。适用于心神不宁型失眠。

◈偏方7：黑豆、磁石各100克，打碎，装入枕芯，做成睡枕。令患者睡眠时头睡枕上。适用于心肾不交型失眠。

◈偏方8：灯芯草适量，切碎，装入枕芯，做成睡枕。令患者睡眠时头睡枕上。适用于心神不宁型失眠。

◈偏方9：取心俞、膈俞、肾俞、胸至脊柱骶段两侧膀胱经内侧循行线。先点按心俞、膈俞、肾俞5～10次，然后采用走罐法拔罐，至皮肤潮红后，在双侧心俞、膈俞、肾俞吸拔留罐30分钟。隔日治疗1次，10次为1疗程，疗程间隔3～5天。适用于失眠。

◈偏方10：患者先仰卧在治疗床上，施术者指压印堂、百会穴1～3分钟。施术者再指压足三里、太冲、涌泉三个穴位1～3分钟。患者俯卧位，施术者用多指揉在脊柱及脊柱两侧，反复施术3～5分钟。施术者再用指揉法在足部施术。以双手拇指指腹为着力点，反复施术3～5分钟，用力由轻渐重。适用于失眠。

头 痛

❈ 内用偏方 ·

◈偏方1：山羊角粉15克（先煎），白菊花12克，川芎6克。将山羊角粉入锅中加入适量清水煎煮15分钟，加入白菊花、川芎再煮30分钟即成。每日1剂，分3次服。适用于肝阳上亢型偏头痛。

◈偏方2：川芎、葱白、茶叶各10克。加水煎汤，去渣取汁。代茶饮。具有祛风，通阳，止痛的功效。适用于外感风寒头痛。

◈偏方3：夏枯草20克，加水煎汤，去渣取汁。代茶饮。具有清肝降火的功效。适用于肝阳头痛伴眩晕、烦躁易怒、睡眠不宁者。

◈偏方4：白芷10克，白糖适量。用白芷煎汤，调入白糖令溶。代茶饮用。具有祛风湿，止头痛的功效。适用于风湿头痛。

◈偏方5：夏枯草10克，荷叶12克（或新鲜荷叶半张）。共煎汤，取汁代茶饮用。具有滋肾平肝的功效。适用于肝肾阴虚、虚火上炎之头痛目眩。

◈偏方6：鲜橘皮30克（干品15克），山药、半夏各10克，粳米100克。将橘皮、半夏煎取药汁，去渣后加入淘洗干净的粳米、山药，加适量水，用大火烧开后转用小火熬煮成稀粥。日服1剂，温热食用。具有理气止痛，补脾益肾的功效。适用于气虚头痛。本方中半夏有毒，不宜长期服用。

◈偏方7：刀豆子500克。将刀豆洗净，用小火焙干，研为细末。日服1次，每服9克，用黄酒送服。具有温补肺气，宣通鼻窍的功效。适用于肺气虚寒所致的头晕头痛，鼻塞流涕。

❀ 外用偏方·

◈偏方1：防风10克，桑叶、川芎、白芷各6克，甘菊4.5克，薄荷、天麻各3克。上药加水适量煎汤，去渣，温洗头部。适用于风寒头痛。

◈偏方2：冬桑叶、薄荷各30克，黄菊花15克，黑山栀10克，独活、天麻各6克。上药加水1000克，煎汤去渣，待温，温洗头部。适用于风热头痛。

◈偏方3：甘菊花、薄荷、藁本、桑叶、天麻各6克，炒僵蚕、赤芍、全当归各9克，加水适量，煎汤，去渣，温洗头部。适用于头痛头晕。

◈偏方4：芥菜子适量研成细末，再用温开水调成糊状，敷于脐部，外用

热水袋熨之。适用于寒湿头痛。

◈偏方5：川芎、郁金、荆芥、薄荷、赤小豆各10克，研为细末。每次取药末少许，交替吹入左、右鼻孔，每日用药3次。适用于风寒头痛。

◈偏方6：香白芷、薄荷各9克，芒硝、郁金各3克，石膏6克，研为细末。每次用药棉裹药末少许，交替塞入左、右鼻孔，每日用药1次。适用于热性便秘头痛。

◈偏方7：川芎、白芷各0.5克，石膏1克，共研细末，填敷于脐孔中，外用伤湿止痛膏固定。

◈偏方8：桂心末30克，黄酒适量，调成糊状，涂敷于额角及头顶。适用于逢雨天即发的寒湿头痛。

◈偏方9：吴茱萸叶2000克，蒸热，装入枕芯中，做成药枕。让患者睡眠时头枕药枕。适用于风寒头痛。

◈偏方10：决明子、菊花各1000克，共研细末，装入枕芯中，做成药枕。让患者睡眠时头枕药枕。适用于风热头痛。

◈偏方11：石决明、草决明各1000克，共研细末，装入枕芯中，做成药枕。让患者睡眠时头枕药枕。适用于风热头痛。

◈偏方12：川芎、白芷、防风、荆芥、钩藤、苍术各10克，藁本6克，细

辛3克，共研细末，撒入棉花内，做成棉帽。让患者将棉帽戴在头上。适用于风寒头痛。

◎**偏方13**：取太阳、印堂、阳白、大椎、风池穴。患者取坐位，选择适当大小的火罐，用闪火法将罐吸拔于所选穴位，留罐10～15分钟，以皮肤出现红色瘀血现象为度。3～5天治疗1次。适用于外感引起的头痛。

◎**偏方14**：施术者用拇指或中指重点印堂穴（可配合按压或叩击法）50～100下，或用两拇指指端点按两侧攒竹穴，同时以两中指分别按头维穴或

率谷穴30～50下，可反复进行。每日2～3次。适用于头痛。

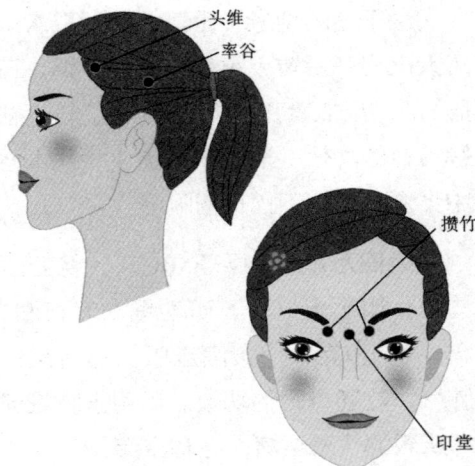

贫　血

❀ 内用偏方·

◎**偏方1**：党参20克，红枣10克。加水煎汤，代茶饮，每日1剂。具有补中益气，生津养血的功效。适用于贫血。

◎**偏方2**：桑椹、红枣、枸杞子、桂圆肉各15克，白酒500克。以上前4味加工使碎，置容器中，加入白酒，密封，每日振摇1次，浸泡14天后过滤即成。日服2次，每次20克。具有滋阴补血的功效。适用于贫血。

◎**偏方3**：黑米30克，黑枣10克，黑芝麻、黑木耳各5克。上四种食材一同煮粥食用，每天1次。本方能补血养血。适用于贫血。

◎**偏方4**：丹参、黄精各10克，茶叶5克。共研成末，沸水冲泡，加盖闷10分钟。代茶饮，每日1剂。具有活血补血，填髓的功效。适用于贫血。

◎**偏方5**：阿胶10克，红糖30克，粳米100克。将粳米淘洗干净，加适量

水煮粥，待粥临熟时加入捣碎的阿胶和红糖，至阿胶烊化，混匀即成。日服1剂，分顿温食。连服5～7天为一疗程。具有滋阴润肺，补血止血的功效。适用于贫血。

◎**偏方6**：花生20克，桂圆肉15克。加水煎汤。代茶饮服，每日2剂。具有补中益气，养血安神，健脾胃的功效。适用于贫血。

◎**偏方7**：黄芪、蜂蜜各100克，当归20克。以上前2味洗净入锅，加500克水煎取300克浓汁，去渣后加入蜂蜜收膏，装瓶收贮即成。日服3次，每服20克，开水送下。凡阴虚火旺者不宜服

用。具有补气，补血，健脾的功效。适用于贫血。

◎**偏方8**：牛骨髓、阿胶各30克，红枣60克，鸡蛋3个。加水同煮。日服1剂。具有补血养血的功效。适用于贫血。

◎**偏方9**：新鲜猪血200克，米醋15克。将猪血加适量水，煮熟，稍凉后加入米醋。空腹服用，每日1次。具有补血养血的功效。适用于贫血。

◎**偏方10**：山楂15克，黄芪60克，猪肚1个，党参20克。以上药隔水炖熟，佐餐食用。具有补心气，健脾胃，祛瘀生新的功效。适用于贫血。

水 肿

外用偏方

◎**偏方1**：赤小豆750克，加水煎煮30分钟，取药液温洗并浸泡足膝。适用于面部严重水肿者。

◎**偏方2**：鲜浮萍500克，加水适量，煎汤去渣，沐浴全身，注意保暖。适用于面肢水肿。

◎**偏方3**：紫苏250～300克，加水适量，煎汤去渣，沐浴全身，洗后安睡

令出汗。适用于面肢水肿。

◎**偏方4**：当归3克，荆芥、防风、连翘、金银花各15克，秦艽、川黄连10克，甘草30克，加水2500～3000克，煎煮至1500克，去渣，先熏后洗面部。适用于因受风寒而引起的面部水肿。

◎**偏方5**：蝼蛄3～5个，商陆10克，洗净，共捣成糊状，敷于脐部，然

后用消毒纱布覆盖，再用胶布固定。适用于水湿内聚型水肿。

◎**偏方6**：生蒲黄500克，撒在薄棉布上，缝严，做成长巾，系于腰脐或少腹部。适用于水肿。

◎**偏方7**：甘遂、黑丑各适量，共研细末，炒热敷于脐部，再用胶布固定，外用热水袋熨之，每日换药1次。适用于遍身水肿者。

◎**偏方8**：鲤鱼1尾，醋适量。将鲤鱼焙灰，用适量醋调匀。适用于轻度脾肾内虚之水肿。敷贴患部，以愈为度。

◎**偏方9**：蓖麻仁70粒，捣烂敷于足底涌泉穴，外用消毒纱布覆盖，再用胶布固定。贴8小时，每日1次，7天为一个疗程。适用于急、慢性肾炎水肿。

眩　晕

❀ 内用偏方 ·

◎**偏方1**：杜仲叶10克，绿茶3克。沸水冲泡。代茶频饮，每日1剂。具有补肝肾，强筋骨的功效。适用于眩晕。

◎**偏方2**：五加皮15克，五味子5克。沸水冲泡，代茶频饮，每日1剂。具有祛风除湿，益气生津，补肾养心的功效。适用于气虚型眩晕、健忘。

◎**偏方3**：菊花、槐花、绿茶各6克，龙胆草10克。沸水冲泡，代茶频饮，每日1剂。具有清热凉血，健胃降压的功效。适用于眩晕。

◎**偏方4**：车前子15克。沸水冲泡，代茶频饮，每日1剂。具有清热利尿，降压的功效。适用于眩晕。

◎**偏方5**：桑叶、荷叶各10克，绿豆衣6克。加水煎汤，去渣取汁。代茶饮。具有清热解毒，疏散风热，清肝明目的功效。适用于眩晕。

◎**偏方6**：天麻3～5克，绿茶1克。将天麻切成薄片，与茶叶同放杯中，用沸水冲泡，温浸5分钟后饮服。具有平肝息风，潜阳定惊的功效。适用于头晕目眩。

◎**偏方7**：桂枝6克，豆豉15克，生姜18克，栀子14枚，黄酒70克。将栀子捣碎，以上前4味加入黄酒，混匀后煮至味出，去渣，待温即成。1剂顿服即愈。具有温阳救逆的功效。适用于突然昏厥，四肢逆冷不温。

⊗**偏方8**：天麻10克，鸡蛋1个。将天麻浓煎取汁，再将鸡蛋打入碗中，用沸药汁冲鸡蛋。顿服，每日1次，连服5~7天为一疗程。具有平肝息风，祛风定惊，养心安神的功效。适用于头目眩晕、耳源性眩晕等。

⊗**偏方9**：艾叶10克，黑豆30克，鸡蛋1个。同煮至蛋熟。日服1剂，10天为一疗程。具有温阳暖经，补虚养血，安五脏，和气血的功效。适用于气血虚弱，头目失养引起的眩晕。本方中艾叶有小毒，不可长期服用。

⊗**偏方10**：绿豆皮、扁豆皮各10克，茶叶5克。绿豆皮、扁豆皮上火炒黄，与茶叶一起，开水冲沏即成。具有清热化湿的功效。适用于头晕、目眩等症。

❋ 外用偏方 ●

⊗**偏方1**：夏枯草30克，菊花、钩藤各20克，桑叶15克。加水共煎，去渣温洗双足，每日1~2次，每次10~15分钟，10~15天为一疗程。具有疏风散热，平肝明目的功效。适用于眩晕。

⊗**偏方2**：白菊花适量。装入枕芯中，做成药枕，让患者睡眠时头枕药枕。具有养肝明目的功效。适用于肝热眩晕、高血压。

⊗**偏方3**：绿豆衣适量。装入枕芯内，做成药枕，让患者睡眠时头枕在药枕上。具有清热解毒清上的功效。适用于眩晕、目翳。

⊗**偏方4**：吴茱萸、川芎、白芷各30克。研成细末，装瓶备用；用时取药末适量，用脱脂棉裹如小球状，填入脐孔，外用胶布固定。具有平肝息风、滋阴潜阳的功效，适用于肝阳上亢所致的眩晕，症见头晕目眩、头痛且胀、急燥易怒、口苦、面色潮红、血压升高、舌红苔黄、脉弦等。

偏方5：生地黄200克，桑寄生200克。将上方药装入纱布袋内，放入热水浴池或大木桶内，浸泡10分钟后煎煮。取汁先熏蒸后洗浴全身20分钟，每日1次。10日为1疗程。一般用1疗程后见效。具有清热养阴、补血降压的功效，适用于气血亏虚型眩晕。

偏方6：香瓜藤、黄瓜藤、西瓜藤各30克。将上药水煎后，去渣。先熏蒸后洗浴双足，每次20分钟，每日2次。10日为1疗程。一般1疗程见效。具有清热降压的功效，适用于肝阳上亢型眩晕。

偏方7：刮痧整个头部，即以前发际为起点，后发际为终点，由前向后，从中间至两侧刮；背部刮肝俞至肾俞区域；手部刮内关穴；足部刮足三里、太冲、行间穴。以上穴位具有疏风潜阳、清理头目、健脾益肾、平肝止眩之功。痰多者加刮丰隆穴；气血不足者加刮气海、关元穴；肾阴虚者加刮太溪穴；肾阳虚者加刮命门穴。患者取坐位，轻轻闭目，先刮头部，手法宜轻，切不可重，以免加重眩晕。头部多刮正中线及两侧，每次刮治5～10分钟，每日1次。背部及手足部穴位涂上刮痧介质，以中等力度刮至潮红即可。视局部皮肤情况

每日或隔日刮治1次。眩晕时，可在印堂处施以撮痧法（在穴位上拧起一个橄榄大小的充血点），以增强疗效。适用于眩晕。

◎**偏方8**：患者取仰卧位，先指压腹部，在上腹部、中腹部、下腹部反复施术5～10分钟。然后指压血海、足三里、三阴交三穴3～5分钟。再用右手拇指指压涌泉穴3～5分钟。患者转成俯卧位，施术者在脊柱或脊柱两侧反复指压5～10分钟。

面神经麻痹

❋ 内用偏方 ·

◎**偏方1**：防风10～15克，葱白1茎，粳米30～60克，前两味水煎取汁，去渣备用。粳米煮粥，待粥将熟时加药汁煮成稀粥，温服。具有祛风解表散寒的功效，适用于风寒袭络引起的面神经麻痹等。

❋ 外用偏方 ·

◎**偏方1**：全蝎、僵蚕、防风、白芷、羌活、天麻、荆芥穗各15克，共研细末，装瓶密封。取药末10～15克填塞

脐部，胶布固定，隔日换药1次。适用于风痰型面神经麻痹。

◎**偏方2**：天麻、防风、白芷、芥穗、羌活、辛夷、细辛、全蝎各等量，共研细末，装瓶密封。取药末10～15克填塞脐部，用胶布固定，每日换药1次。适用于风痰型面神经麻痹。

◎**偏方3**：刮痧法，于面部、项部、手部取穴。面部刮患侧阳白、攒竹、四白、地仓、颊车穴；项部刮风池穴；手部刮合谷穴。刮阳白、攒竹、四

白、地仓、颊车穴，有疏调面部经气作用；刮风池有祛除风邪之功，手部合谷穴为治疗面疾之要穴。鼻唇沟平坦者加刮迎香穴。患者取仰卧位或坐位，术者先在刮痧部位涂以适宜的刮痧介质，然后以较轻力度刮患侧面部5～10分钟，刮至局部潮红为宜。继则刮风池及合谷穴，刮至局部潮红。每日刮1次，10日为1疗程。未愈者，再刮1疗程。治疗期间，避免面部受风受寒。

三叉神经痛

❀ 外用偏方 ❀

❀偏方1： 白僵蚕10克，防风、羌活、川芎、当归各12克。加适量水煎汤，去渣，熏洗面部，每日2～3次，每次20分钟，10天为一疗程。具有祛风通络，化瘀缓急的功效。适用于三叉神经痛、面神经炎后期引起的面部肌肉抽搐。

❀偏方2： 全蝎21个，地龙6条，木香9克，蝼蛄3个，五倍子15克，面粉适量。以上前5味共研细末，每次取适量药末，加入适量面粉，用白酒调和成2个药饼，贴敷于太阳穴，每日贴敷1次，每次贴敷20～30分钟，7天为一疗程。具有祛风活络，镇痉止痛的功效。适用于三叉神经痛。

❀偏方3： 艾叶150克，鸡蛋清1个。艾叶捣烂加少许水，入瓷碗内煮沸，加蛋清搅匀。趁热熨患处，每日2次，每次30分钟，连续用至疼痛消失。治疗期间忌烟酒，避风寒。具有散寒除湿，温经止血的功效。适用于三叉神经痛。

❀偏方4： 取患侧风池、丝竹空、颊车穴。每次选两穴，以面粉调少量松节油、樟脑水、薄荷水等，做成厚约0.2厘米的饼，贴于上述几处穴位；然后拔罐10～15分钟，隔日1次。6次后改为每周1次，12次为1个疗程。

❀偏方5： 患者仰卧位或坐位均可，施术者先在健侧的一面，指压太阳、人中、印堂、颊车穴1～3分钟，而后在患侧的一面采用同样的方法操作1～3分钟。紧接上法，在听宫、听会、颊车、外劳宫等穴进行指压3～5分钟，用力可稍重。施术者采用循经点穴止痛法，点掐曲池、内关、外关、合谷、列缺等穴。

坐骨神经痛

内用偏方

偏方1：苹果、土豆、胡萝卜各300克，芹菜200克，蜂蜜适量。以上前4味分别洗净，切细，放入果汁机中榨汁，调入蜂蜜，即时饮用。具有通络止痛的功效。适用于坐骨神经痛。

偏方2：桂枝30克，白芍、黄芪、当归、牛膝、独活各15克，甘草6克，生姜5片。上药水煎服，每日1剂。服药后盖上被子。适用于坐骨神经痛。本方不适合实热体质者。

外用偏方

偏方1：木瓜25克，干姜60克，干辣椒30克。加2000克水煎煮30～40分钟，趁热先熏洗患处，待温后再用消毒纱布蘸药液热敷患处，反复2～3次，每日熏敷2次，7天为一疗程。具有散寒止痛，舒筋活络的功效。适用于寒痹型坐骨神经痛。

偏方2：川芎、牛膝、血竭、儿茶、乌蛇各60克，红花30克，苏木、川续断、狗脊、防风、独活、羌活各100克，鸡血藤150克，当归、制乳香、制没药各20克。以上16味加水煎煮，去渣，待药液温度降至40～50℃时洗浴全身，每日1次，每次40分钟，连续15～30天可见效。具有祛风散寒，燥湿止痛的功效。适用于风、寒、湿邪所引起的坐骨神经痛。

偏方3：取肾俞、大肠俞、环跳、承扶、殷门、委中、阳陵泉、志室、次髎、涌泉穴。病人取适当体位，每次选3～5穴；然后选用大小适宜的火罐点燃95％酒精棉球，速投入罐中，待火旺时将罐扣拔在穴位上，留罐10分钟左右。每日或隔日治疗1次。操作时注意安全，避免烧烫伤。

偏方4：患者俯卧位。施术者用掌根自腰脊向大小腿按摩3～5遍；再以拇指点压患侧委中穴5～10下；接着重点按压腰部压痛点，并加左右拨按15～30下。每日2～3次。

腰 腿 痛

❀ 内用偏方 ·

❀**偏方1**：炒白术60～90克。加水煎汤，去渣取汁。代茶饮。具有健脾，燥湿，和中的功效。适用于腰腿痛。

❀**偏方2**：泽兰叶9克。加水煎汤，去渣取汁。代茶饮。具有调肝行气，活血通经的功效。适用于腰腿痛。

❀**偏方3**：食醋50克，茶叶5克。将茶叶加水煎200克汤，去渣取汁，加入食醋调匀。顿服。具有缓急止痛，活血散瘀的功效。适用于腰腿痛。

❀**偏方4**：黑豆、桑寄生各80克，川续断40克，黄酒600克。将黑豆炒香，桑寄生和川续断加工粗碎，共置容器中，加入黄酒，密封，浸泡7天后去渣即成。日服2次，每服15克。具有补肝肾，强筋骨，壮腰膝的功效。适用于腰腿痛。

❀**偏方5**：赤小豆250克，红枣200克，红糖150克。将赤小豆洗净，放入砂锅中，加水煮至快熟时加入洗净的红枣，同煮至熟，再加红糖，煮沸。不拘时食用。具有补气，活血，安神的功效。适用于腰腿痛。

❀ 外用偏方 ·

❀**偏方1**：宣木瓜、秦艽各10克，防风、防己、伸筋草各6克，白芷12克。加水煎煮，去渣温洗患部。具有祛风除湿，舒筋的功效。适用于腰腿痛。

❀**偏方2**：辣椒粉、醋各适量。调匀成糊状，敷于患处。具有温中散寒，散瘀止痛的功效。适用于腰腿痛。

❀**偏方3**：防风、陈艾叶各20克，细辛5克。以上前2味共研细末，再将陈艾捣成绒，和匀，做成护膝，用护膝日夜护住患者膝部，病愈为止。具有祛寒燥湿，通络止痛的功效。适用于腰腿痛。

❀**偏方4**：取肾俞、腰夹脊、腰阳关穴。选用大小适宜的玻璃火罐，用镊子夹住酒精棉球，点燃棉球后，伸入罐内旋转一圈即退出，再速将罐扣在需拔穴位上。留罐15

分钟，每日1次。

◈**偏方5**：患者取坐位，两手指并拢微曲，掌面置于腰骶部，由上而下，先轻后重，反复轻轻拍击约3分钟。然后掌指着力，反复擦摩腰骶约2分钟。

患者取坐位，一手拇指和其余四指合力，反复捏拿患肢痛点约2～3分钟。患者取仰卧位，膝关节伸直。两髋关节同时着力，两腿缓慢地一伸一缩，反复交替进行约1～2分钟。

中　暑

❀ 内用偏方 ·

◈**偏方1**：绿豆、扁豆各15克，鲜薄荷叶10片。上三味一起煎汤，去掉薄荷叶，喝汤吃豆。适用于夏季中暑。

◈**偏方2**：西瓜皮、冬瓜皮各25克。将两者一起煎汤，加入少许盐，中暑后频频饮用。能清热养阴，适用于中暑。

❀ 外用偏方 ·

◈**偏方1**：北细辛3克，猪牙皂9克，共研细末。取药末适量用唾液调成糊状，涂敷脐部，另取药末少许直接吹入患者鼻孔内，等打喷嚏时即可清醒。适用于中暑头晕。

◈**偏方2**：中成药仁丹15克。将仁丹研成细末，用温水调成糊状，敷于脐部，然后用胶布固定。适用于感受高温闷热引起的头晕胸闷、恶心欲吐者。

◈**偏方3**：细辛3克，牙皂6克，樟脑1.5克，共研极细末。取药末少许直接吹入患者鼻孔内，如打喷嚏时即可苏醒，不验可再吹鼻1次。适用于中暑头昏。

◈**偏方4**：食盐500克。食盐入锅炒热，取出后用布包裹。趁热度适宜时熨脐部神阙穴和腹部气海、关元等穴，冷则易之。适用于中暑神晕。

◈**偏方5**：取脊背两侧、颈部、肋间隙、肩、臂。采用刮痧后闪罐。用刮痧板或平整光滑陶瓷汤匙，蘸食油或清水，刮至皮肤泛红，再闪罐至皮肤有丹痧点，可在十宣穴（手十指尖端）放血。

晕 动 症

❀ 内用偏方 ·

◈偏方1：乘车前喝一杯加醋的温开水，途中不易晕车。

❀ 外用偏方 ·

◈偏方1：行驶途中将鲜姜片拿在手里，随时放在鼻孔下面闻，使辛辣味吸入鼻中。也可将姜片贴在肚脐上，用伤湿止痛膏固定好。

◈偏方2：乘车前1小时左右，将新鲜橘皮表面朝外，向内对折，然后对准两鼻孔用两手指挤压，皮中便会喷射出带芳香味的油雾。可吸入10余次，乘车途中也照此法随时吸闻。

◈偏方3：乘车途中，将风油精搽于太阳穴或风池穴。亦可滴两滴风油精于肚脐处，并用伤湿止痛膏敷盖。

◈偏方4：乘车前取伤湿止痛膏贴于肚脐处，防止晕车疗效显著。

◈偏方5：防风、丁香、肉桂各等量，共研细末。每次取药末2克，1克敷于脐部，用胶布固定；另1克分成两份，用胶布固定于双侧耳尖上方约1.5厘米处的晕听区，每日用1次，每次6~8小时，连用7天为一疗程。适用于乘车船眩晕。

◈偏方6：当发生晕车时，可用拇指掐在内关穴上（内关穴在腕关节掌侧，腕横纹上约二横指，二筋之间）。

酒精中毒(醉酒)

❀ 内用偏方 ·

◈偏方1：秦艽适量，牛乳200

毫升，同煮去渣。温食，每日分2次服完。具有补虚，解毒，燥湿，的功效。适用于急性酒精性肝病等。

◈**偏方2**：葛根不拘多少，研为细末。猪腰1个洗净，切开用葛根末10克烧熟服。每日1个，连服1周。具有解酒毒，去热，补虚的功效。

◈**偏方3**：丝瓜、莲子各30克，烧存性（把药烧至外部焦黑，里面焦黄为度，使药物表面部分炭化，里层部分还能尝出原有的气味，即存性），研末。每次6克，每日3次。具有清热解毒，健脾的功效。适用于酒精性肝病引起的黄疸。

◈**偏方4**：白豆蔻10克，丁香2克，一同研为细末。饮酒前1小时用温水送服3克。具有醒酒解酒的功效。可用于防醉，还能有效地防止酒后恶心、呕吐及胃脘不适。

◈**偏方5**：白豆蔻100克，檀香50克，葛花、绿豆花各250克，精盐300克，橙皮（去白）、陈橘皮各500克。将二皮、二花、檀香、白豆蔻等共研细末，加精盐拌匀，装瓶备用。每日2次，早晚各服1汤匙（3~5克），用白开水冲服。具有醒酒健脾的功效。适用于醉酒不解、呕吐吞酸等。

◈**偏方6**：甘草、葛花、葛根、砂仁、贯众各等份。捣为粗末，取9~15克药粉。水煎去渣后服用。具

有醒酒解酒的功效。适用于饮酒过量及出现酒精中毒症状者。

◈**偏方7**：桑椹15克，生地、玄参、麦冬、天冬、百合各20克，冰糖适量。将诸药洗净，同放入锅中，加清水适量，大火煮沸后，转小火煮20分钟，取汁加冰糖适量。饮服，并嚼食桑椹、百合，每日1剂。具有养阴增液的功效。适用于醒酒解酒和津伤口渴、肺燥阴虚及消渴。

◈**偏方8**：葛根、丹参、山楂、泽泻、决明子、柴胡各10克，白芥子5克。上药择净，放入药罐中，加入清水适量浸泡10~15分钟后，水煎取汁饮。代茶饮服，每日1剂。具有清热利湿，活血化瘀的功效。适用于酒精性肝病。

痛 风

❀ 外用偏方 ·

◈偏方1：当归15克，川牛膝、川芎各20克，制乳香、制没药各10克。将上药入锅，加水煎煮2次，每次30分钟，合并滤液，与开水同入泡足桶中，先熏蒸后泡足，每天2次，每次45分钟。15天为1个疗程。适用于血瘀型痛风。

◈偏方2：银花藤25克，鸡血藤30克，苏木20克，乌梢蛇、独活各15克，白酒30克。将上药前5味入锅，加水煎煮2次，每次30分钟，合并滤汁，与开水及白酒同入泡足桶中，先熏蒸后泡足，每天2次，每次45分钟。15天为1个疗程。适用于血瘀型痛风。

◈偏方3：樟木屑60克，柳树枝100克，白酒50克。将柳树枝切碎，与樟木屑同入锅中，加水煎煮30分钟，去渣取汁，与开水及白酒同入泡足桶中，先熏蒸后泡足，每天1剂，每次45分钟。15天为1个疗程。适用于风寒型痛风。

◈偏方4：生大黄、木瓜各20克，艾叶60克，王不留行、白芷各15克，伸筋草30克。将上药入锅，加水煎煮2次，每次30分钟，合并滤液，与开水同入泡足桶中，先熏蒸后泡足，每天1剂，每次45分钟。15天为1个疗程。适用于血热夹瘀型痛风。

◈偏方5：天麻15克，红花10克，川牛膝30克，稀莶草50克。将上药入锅，加水煎煮2次，每次30分钟，合并滤液，与开水同入泡足桶中，先熏蒸后泡足，每天1剂，每次45分钟。15天为1个疗程。

◈偏方6：忍冬藤40克，丹参30克，苦参20克，桂枝、五倍子各15克，乳香10克。将上药入锅，加水煎煮2次，每次30分钟，合并滤液，与开水同入泡足桶中，先熏蒸后泡足。每天1剂，每次45分钟。15天为1个疗程。适用于血热夹瘀型痛风。

◈偏方7：土茯苓、威灵仙各50克，川芎、银花藤各30克。将上药入锅，加水煎煮2次，每次30分钟，合并滤液，与开水同入泡足桶中，先熏蒸后泡足，每天1剂，每次45分钟。15天为1

个疗程。适用于血热夹瘀型痛风。

◈偏方8：乌梢蛇、川芎各20克，白花蛇15克，延胡索、桃仁各30克，白芷15克。将上药入锅，加水煎煮2次，每次30分钟，合并滤液，与开水一同倒入泡足桶中，先熏蒸后泡足，每天1剂，每次45分钟。15天为1个疗程。适用于血热夹瘀型痛风。

甲状腺功能亢进

❀ 内用偏方 ·

◈偏方1：生石膏60克，知母20克，鲜石斛10克，粳米50克。将以上前3味加水煎煮30分钟，去渣取汁与淘洗干净的粳米一同入锅，用大火烧开后转用小火熬煮成稀粥。每日早晚食用。具有清热生津的功效。适用于胃中郁热型甲状腺功能亢进（甲亢）。

◈偏方2：黄芪15～30克，白芍、香附、制何首乌各12克，鲜生地35克，夏枯草30克。每日1剂，水煎服，每日2次，持续服用数月。具有疏肝解郁，化痰消瘿的功效。适用于有气阴两虚兼火旺症状者。

◈偏方3：煅龙骨、煅牡蛎、淮山药、旱莲草、夏枯草、紫丹参各15克。水煎剂，每日1剂，水煎2次，上下午各服药1次，每次约100克，口服。1个月为1个疗程。具有疏肝解郁，化痰消瘿

的功效。适用于甲亢。

◈偏方4：白芍、乌梅、木瓜、沙参、麦冬、石斛、扁豆、莲肉各10克，柴胡、桑叶、黑山栀各6克，昆布9克。每日1剂，水煎2次，分早、晚2次温服。具有清肝泻火，散结消瘿的功效。适用于中青年甲亢。

◈偏方5：生地、麦冬、枸杞子、川楝子、沙参、昆布、海藻各15克，夏枯草20克，贝母、当归各12克，柴胡6克。水煎服，每日1剂，1日3次。具有滋阴泻火的功效。适用于甲状腺功能亢进。本方中川楝子有毒，不宜长期服用。

◈偏方6：龙胆草、栀子、柴胡、黄芩各12克，夏枯草、酸枣仁、麦冬各15克，昆布、海藻、玄参、生地、甘草各10克。每日1剂，水煎2次，分早、晚2次温服，21天为1疗程。具有清肝泻

火，散结消瘿的功效。适用于甲状腺功能亢进。

◎偏方7：太子参、黄芪、麦冬、夏枯草各15克，五味子、浙贝母、山慈菇各6克，生牡蛎30克，玄参、酸枣仁、赤芍各12克，猫爪草20克。水煎服，每日1剂。具有益气养阴的功效。适用于甲状腺功能亢进。

◎偏方8：夏枯草、生牡蛎各30克，玄参、白芍、生地、麦冬各15克，浙贝母10克，甘草5克。水煎服，2个月为1疗程。适用于甲状腺功能亢进。

外用偏方

◎偏方1：土茯苓30克，栀子、川芎各15克，柴胡10克。将药入锅，加水适量，煎煮30分钟，去渣取汁，与40℃左右的温水同入泡足桶中，泡双足30分钟。15天为1疗程。适用于甲状腺功能亢进。

◎偏方2：黄药子20克，牡丹皮15克，当归尾10克，夏枯草30克。将药入锅，加水适量，煎煮30分钟，去渣取汁，与40℃左右的温水同入泡足桶中，泡双足30分钟。15天为1疗程。适用于甲状腺功能亢进。

◎偏方3：夏枯草60克，海藻50克，生地黄20克，赤芍30克。同入锅中，加水适量，煎煮30分钟，去渣取汁，与3000毫升50℃左右的温水同入泡足桶中，泡足30分钟，每晚1次。10天为1疗程。适用于甲状腺功能亢进。

寄生虫病

外用偏方

◎偏方1：贯众、苦楝皮各30克，花椒15克，加水煎煮，去渣取汁，熬成浓膏，外贴肚脐。适用于蛔虫病。

◎偏方2：新鲜苦楝根皮200克，全葱100克，胡椒20克，食醋150克。以上前3味共捣如泥状，放锅中炒热，加入食醋，拌炒至极热，以布包之，熨脊背两旁，由上而下；少顷再加醋炒热，包好熨脐腹部，候药微热，改敷在剑突下，反复多次，以痛减为度。适用于虫积腹痛。

◎偏方3：百部根、苦参各20克，榧子、石榴皮、槟榔各10克，加水煎煮，去渣取汁，熏洗肛门，每日1次。适用于蛲虫病。

◈**偏方4**：百部、苦参各15克，加水煎煮，去渣取汁，每晚熏洗肛门，再将六神丸1粒塞入肛门，连用7天为一疗程。适用于蛲虫病。

◈**偏方5**：芦荟20克，研为细末，加入冷水开150克浸泡。每晚用温开水洗净肛门，再涂上药液，每日早晨加服黑白丑（牵牛子）粉1.5克，连用3天为一疗程。适用于蛲虫病。

◈**偏方6**：豆油适量，鸡蛋1个。将鸡蛋打碎，用豆油煎炒作饼状，每晚睡前敷肛门，连用7天。适用于蛲虫病。

◈**偏方7**：槟榔20克，吴茱萸10克，共研细末，用茶水调成糊状，取蚕

豆大小的药糊，贴敷于内关穴上，再用消毒纱布盖好，胶布固定，每日用药1次，连用3次。适用于绦虫病、蛔虫病、蛲虫病。

◈**偏方8**：槟榔适量研为末，用适量醋调匀。敷于脐部。适用于肠道寄生虫病，如绦虫病、蛔虫病、姜片虫病、蛲虫病等。

◈**偏方9**：透骨草、延胡索、归尾、姜黄、川椒、海桐皮、威灵仙、川牛膝、乳香、没药、羌活、白芷、苏木、五加皮、红花、土茯苓各9克，共研粗末，用消毒纱布包好，加水煎煮，去渣，洗浴患部，每日2次，每次60分钟。适用于血丝虫病，症见皮肤红肿、灼热、疼痛、晚期患者则下肢皮肤粗糙发硬。

第二章
外科保健偏方

WAIKE BAOJIAN

PIANFANG

颈 椎 病

外用偏方

偏方1：伸筋草、五加皮、制乳香、制没药、秦艽、当归各12克，红花、地鳖虫、路路通、骨碎补、桑枝、桂枝各9克，加水2000克，煮沸20分钟，去渣，浸洗患部，每日1次，每次20分钟，7天为一疗程。适用于颈椎病的辅助治疗。

偏方2：葛根40克，丹参、威灵仙、防风、荆芥、桑枝、桂枝、五加皮、当归各30克，加水3000克，稍浸渍后煮沸15分钟，去渣，用毛巾蘸药液趁热洗敷颈肩部，洗后擦干。每日洗2次，每次30分钟，每剂可用3天。对于麻木重者可加细辛15克和川椒30克，对于疼痛者可加乳香15克和白芍20克。用于颈椎病的辅助治疗。

偏方3：醋适量。先用醋将消毒纱布浸湿，以不滴水为度，敷于患处，然后用热源靠近烤30～40分钟，治疗时若消毒纱布干了可补加温热醋1次。每日1次，15天为一疗程，隔3～5天可进行第二个疗程。一般第一个疗程便有一定效果，用于颈椎病的辅助治疗。

偏方4：三七10克，川芎、乳香、没药、血竭、姜黄、杜仲、天麻、白芷各15克，川椒5克，人工麝香2克，白酒150克。将上药共研细末，放入白酒中用微火煎成糊状（或用米醋适量调成糊状），摊在消毒纱布上，并将人工麝香末撒在药糊上，敷于患处，干后可将药重新调成糊再用，每剂可连用3～5次，连用15次为一疗程。用于颈椎病的辅助治疗。

偏方5：当归、羌活、藁本、黑附片、川芎、赤芍、红花、广地龙、广血竭、菖蒲、灯芯草、桂枝、紫丹参、防风、萝卜子、威灵仙各300克，乳香、没药各200克，冰片20克。以上前19味药共研细末，然后和入冰片，令匀，装入枕芯，做成药枕。让患者将药枕垫于头项下，每日使用6小时以上，30天为一疗程。用于颈椎病的辅助治疗。

◎偏方6：伸筋草、透骨草、路路通、荆芥、防风、制附子、千年健、威灵仙、桂枝、秦艽、羌活、独活、麻黄、红花各30克，共研粗末，分装2个药袋，用时将药袋加水煎煮20～30分钟。稍凉后将药袋置于患处热敷，每次30分钟，每日1次，2个月为一疗程。适用于颈椎病的辅助治疗。

◎偏方7：患者取坐位，施术者位于患者的前方或侧前方，以拇指指压法在患者肩部上持续指压3～5分钟。手法力度不宜过重，动作宜缓和，一侧治毕再治另一侧。患者取坐位，施术者立于患者身后，以单手指压法在患者项部进行治疗。自项部上方开始，逐渐向下方指压治疗3～5分钟。手法宜轻柔、缓和。患者取坐位，施术者以单手拇指指压法在患者项部及上背部棘突部进行指压治疗。分别在棘突上、棘突间、棘突旁指压5～10分钟。手法动作应协调、缓和，力度应均匀、适中。

肩 周 炎

❀ 外用偏方

◎偏方1：葱白30克，食醋少许。将葱白捣烂如泥，再加入食醋调匀成糊状，敷于患处。适用于肩周炎。

◎偏方2：桂枝、防风、麻黄、赤芍、艾叶、五加皮、威灵仙、木通各15克，细辛10克，葱、姜各适量。以上各药加2000克水，煎沸15分钟，离火，不必过滤，趁热熏患部，待温度降到40℃时用毛巾擦洗。每次熏洗15～20分钟，每天1～2次，每剂药可洗4～5次。具有散寒除湿，行气活血，温经通络的功效。适用于肩周炎，症见局部酸胀疼痛、功能障碍者。

◎偏方3：姜黄、羌活、独活、桂枝、秦艽、当归、海风藤、桑枝各15克，乳香、木香、川芎各9克。以上11味加水煎取药液2次，放入盆中，放入2块毛巾，将浸满药液的热毛巾稍稍拧干，热敷疼痛点，范围逐渐扩大至整个肩关节周围。毛巾冷即换，交替使用。每次热敷时间不少于30分钟，每日热敷1次。具有祛风散寒，通络止痛的功效。适用于肩周炎。

⊗**偏方4**：三七15克，当归、鸡血藤、透骨草、红花、桂枝、牛膝各10克，盐500克。将上述中药和盐一起炒热，装入布袋中，在肩部疼痛部位外敷，温度以能忍受为度。每次做20分钟，可1周做3~4次。适用于肩周炎。

⊗**偏方5**：施术者以一拇指先后按压患侧肩外俞穴、天宗穴、臑俞穴，各100~200下，力度逐渐加重，以患者能忍受为度。另一手始终同时扣掐患侧养老穴或手三里穴。每日或隔日1次。宜配合进行甩臂、耸肩等功能活动。

骨质增生

❀ 外用偏方 ·

⊗**偏方1**：夏枯草50克，食醋1000克。将夏枯草放入食醋中浸泡2~4小时，然后煮沸15分钟。先熏后洗患处20分钟，每日1~3次，每剂可用2天。适用于骨质增生症状的改善。

⊗**偏方2**：川芎、透骨草、木瓜、红花各30克，加水适量，煎煮30分钟，去渣，待温浸洗患部，每日2次，每日1剂，洗毕用拇指沿足跟骨内、外、后侧进行按摩，然后按摩足跟部。对改善骨质增生症状有一定效果。

⊗**偏方3**：葱6克，姜汁12克，石菖蒲、艾叶、透骨草各60克，白酒、鸡蛋清各适量。以上前5味捣汁，与鸡蛋清、白酒调匀，敷于患处，然后用艾灸温灸。适用于骨质增生症状的改善。

⊗**偏方4**：威灵仙粉150克，醋500克。两味共煎煮，沸后盛于小盆中，以布盖脚熏至不烫时再将脚浸泡，拭干后用拇指按摩患部1分钟。每日数次，1周为一疗程，几个疗程即可见效。适用于骨质增生症状的改善。

⊗**偏方5**：五味子、乳香各12克，牛膝20克，醋适量。将前3味共研为细末，再与醋调匀，敷于患处。适用于骨质增生症状的改善。

◎**偏方6**：仙人掌1片。用刀将仙人掌的毛刺刮净，剖开成大小合适的片块。将仙人掌片放入鞋内脚跟所踩的位置，穿鞋后正对疼痛处，每日换药1次。适用于骨质增生症状的改善。

◎**偏方7**：透骨草、寻骨风各10

克，共研细末，然后做成药鞋垫。让患者白天穿着，30天为一疗程。适用于骨质增生症状的改善。

◎**偏方8**：川芎45克，研为细末，然后用消毒薄棉纱布做成3个鞋垫，将药末撒在棉纱布之间。让患者每日使用1只鞋垫，3个鞋垫交替使用，一般7天后即可收效，20天后疼痛消失。适用于骨质增生症状的改善。

关 节 炎

❀ 内用偏方

◎**偏方1**：老桑枝30～60克，黄柏10克，水煎服。适用于风湿性关节炎。

◎**偏方2**：苍术、黄柏各9克，忍冬藤30克，水煎服。适用于风湿性关节炎。本方性寒，不宜久服。阴虚内热、气虚多汗者忌服。

◎**偏方3**：嫩桑枝、丝瓜络各30克、怀牛膝、汉防己各10克、水煎服。适用于风湿性关节炎。

◎**偏方4**：青风藤15克、防己

10克，水煎服。适用于风湿性关节炎。

◎**偏方5**：虎杖15克、白酒1匙，酒水同煎，每日1剂。适用于风湿性关节炎。孕妇忌用。

◎**偏方6**：鲜忍冬藤、根、叶90克，水煎分3次服。适用于风湿性关节炎。

◎**偏方7**：薜荔根60克，用清水、甜酒各半同煎，去渣加红糖30克，调服。适用于风湿性关节炎。

◎**偏方8**：鸡血藤、海风藤、桂枝

各9克，水煎服。适用于风湿性关节炎。

⊗**偏方9**：虎杖根、桑树根各30克，大枣10枚，水煎服。适用于风湿性关节炎。

⊗**偏方10**：络石藤、秦艽、伸筋草、路路通各12克，水煎服。适用于风湿性关节炎。

⊗**偏方11**：青风藤、秦艽、寻骨风、制何首乌各12克，水煎服。适用于风湿性关节炎。

⊗**偏方12**：豨莶草12克，生白术20克，薏苡仁30克，水煎服。适用于风湿性关节炎。孕妇慎慎用。

⊗**偏方13**：川芎3克，茶叶6克，共研细末，和匀，开水冲泡，代茶频饮，每日1次。常服对风湿性关节炎有益。

⊗**偏方14**：茶叶5克（研末），金银花5克，菊花6克，用开水冲泡，每日多次饮用。用于患者关节疼痛、发热、发红者。

⊗**偏方15**：玄参、麦冬各8克，与茶叶少许和匀，开水泡10分钟后饮用。可用于老年风湿性关节炎伴口干、心烦者。

⊗**偏方16**：黄芪、西洋参各5克，切成薄片，与茶叶混匀后，开水冲泡10分钟即可饮用。1天1剂可饮

3～4次。用于风湿性关节炎和老年患者由于气阴两虚而夜寐不安、多汗者。

⊗**偏方17**：木瓜120克，牛膝、桑寄生各60克。将上药浸入大曲酒500毫升中7天。每服10毫升，每日2次。具有活血化瘀，通络止痛的功效。适用于风湿性关节炎属瘀血痹阻者。

⊗**偏方18**：赤小豆30克，白米15克，白糖适量。先煮赤小豆至熟，再加入白米做粥，加糖调味。早晚餐食用。具有除湿热的功效。适用于风湿性关节炎。

⊗**偏方19**：薏苡仁30克，淀粉少许，砂糖、桂花适量。先煮薏苡仁，米烂熟放入淀粉少许，再加砂糖、桂花。作早餐用。具有清利湿热，健脾除痹的功效。适用于风湿性关节炎。

⊗**偏方20**：防风10克，薏苡仁30克。水煮，每日1次，连服1周。具有清热除痹的功效。适用于风湿性关节炎。

⊗**偏方21**：煮米做粥，临熟加入葱白，不拘时食，食后覆被微汗。具有解表散寒的功效。适用于风湿性关节炎。

⊗**偏方22**：粳米50克，生姜5片，连须葱数根、米醋适量。用砂

锅煮米做粥，生姜捣烂与米同煮，粥将熟加葱、米醋。食后覆被出汗。具有解表散寒的功效。适用于风湿性关节炎。

◈偏方23：豨莶草、桑枝各30克、嫩柳枝、嫩槐枝各15克，水煎分3次服。适用于风湿性关节炎。

❀ 外用偏方 ·

◈偏方1：施术者或患者用拇指、食指扣掐疼痛关节的左右两侧30～60下。指痛加点压合谷穴、外关穴；踝痛加点压太冲穴、绝骨穴，每穴30～60下。每日1次。适用于指、趾关节痛。

腱 鞘 炎

❀ 外用偏方 ·

◈偏方1：桂枝、紫苏叶各15克，麻黄、红花各8克，伸筋草、透骨草各20克，鲜桑枝30克，加水2000～3000克，煎煮取汁，倒入盆中，熏洗患处，每日2次，每次30分钟。适用于寒凝血瘀型腱鞘炎。

◈偏方2：白芥子适量，白糖少许。白芥子研为细末，加入约1/10量的白糖，混匀，加温开水拌成糊状。取胶布1块，在中间开一小圆孔，圆孔对准疼痛部位贴于皮肤上，取适量药糊放入胶布孔内，上盖消毒纱布，外用胶布固定，贴敷3～5小时局部有烧灼感或蚁行感时去药。适用于桡骨茎突部狭窄性腱

鞘炎，症见局限性疼痛，可放射至手、肘部或肩臂部，活动腕部及拇指时疼痛加重，局部压痛明显，皮下可触及一硬结。本方中白芥子油对皮肤黏膜有刺激作用，初次使用应酌情减量。皮肤过敏者忌用。

◈偏方3：肉桂、血竭、地鳖虫、细辛、红花、青皮、生大黄、皂角各15克，冰片10克，黄酒适量。以上药物共研细末，每次取药末适量加入黄酒调成糊状，敷于患处，用消毒纱布覆盖，绷带包扎固定。适用于桡骨茎突腱鞘炎。

◈偏方4：生栀子10克，桃仁9克，生石膏30克，红花12克，地鳖虫6克，蓖麻油、75％酒精各适量。

以上前5味研为细末，用75%酒精浸润1小时，再用适量的蓖麻油调成糊状，将药糊均匀地摊于消毒纱布上，敷于患处，外用胶布固定，隔日换药1次。适用于急性手腕、足跟腱鞘炎。对病史在2～3个月以上的慢性腱鞘炎及狭窄性腱鞘炎疗效欠佳。

◈**偏方5**：艾叶、薄荷各20克，川芎、川续断、当归、伸筋草、威灵仙、海风藤各30克，加水3500克，煎沸后再煮15～20分钟，去渣取汁，倒入盆中，待温洗浴患处，每日2～3次，每次15～20分钟，连用5天为一疗程。适用于寒凝血瘀型腱鞘炎、滑囊炎等。

◈**偏方6**：桃仁、乳香、没药各10克，红花7克，羌活13克，防己22克，苏木32克，加水煎沸，去渣取汁，熏洗泡浴患处，每日1～2次，每次15～20分钟，连用3～6天为一疗程。每剂药可连煎2次。适用于腱鞘炎气滞血瘀、寒凝气血型较重者。

◈**偏方7**：取坐位，患肢置于桌上。健侧拇指和其余四指合力，从肘关节至腕关节，自上而下，反复拿捏约2分钟。取坐位，患肢置于桌上。健侧拇指腹面自前臂桡侧中段至腕部反复按摩约3分钟。取坐位，患肢屈曲，置于胸前。健侧拇指腹面着力，从前臂桡骨茎突部的上端至腕部，反复擦摩约1分钟。

血栓闭塞性脉管炎

✿ 外用偏方·

◈**偏方1**：金银花30克，黄芩、黄柏、王不留行、甘草各15克，加水煎煮，去渣，浸洗患肢。适用于热毒型脉管炎。

◈**偏方2**：当归、威灵仙、生姜各10克，桂枝6克，红花4.5克，加水煎煮，去渣，温洗患肢。适用于寒凝血瘀型脉管炎。

◈**偏方3**：生石膏250克，桐油100克。生石膏研为细末，再用桐油调成糊状，将药糊均匀地摊于消毒纱布上。敷于患处，外用胶布固定，每日换药1次，连用10天为一疗程。适用于热毒型脉管炎。

◈偏方4：苏木、红花、千年健、樟脑、鸡血藤、肉桂、细辛、透骨草、干姜、乳香、没药各等份，加清水适量，煎煮数沸，倒入盆中。趁热先熏后洗患处，每次约30分钟，每日2～3次。适用于寒凝血瘀型脉管炎。

◈偏方5：木芙蓉叶、野菊花各30克，生甘草60克，麻油适量。以上前3味共研极细末，加入麻油调成糊状，取药糊涂敷于紫暗色足趾周围，外用消毒纱布包裹，每日早、中、晚各换药1次。适用于热毒型脉管炎。

◈偏方6：桂枝、干姜、伸筋草、苦参各15克，加水煎煮，去渣，趁热浸洗患处，每日2次，10天为一疗程。适用于寒湿阻络型脉管炎。

◈偏方7：蛇床子、苍耳子、苦参、黄柏、苍术、明矾各等份，加清水适量，煎煮数沸，倒入盆中。待温浸洗患处，每次约30分钟，每日1～2次。适用于热毒型脉管炎。

◈偏方8：取委中、膀胱俞、患肢局部静脉血管较明显处的有关穴位。采用刺罐。膀胱俞三棱针点刺3～5点后拔罐，其余穴位点刺出血，待出血自然停止后再拔罐，均留罐5～10分钟，隔日治疗1次，10次为1疗程，疗程间隔3～5天。适用于血栓闭塞性脉管炎。此法应在专业人士指导下进行操作。

血栓性静脉炎

❀ 外用偏方 ·

◈偏方1：苏木、金银花、蒲公英、当归、葱须、桑枝各30克，红花、芒硝、乳香、没药各15克，共研细末，加水2500～3000克，煎汤去渣，熏洗患部，每日1～2次，每次30分钟。适用于各型血栓性静脉炎。

◈偏方2：血见愁、土牛膝、陈皮、赤芍、海桐皮各15克，加水煎煮，去渣，熏洗患处。适用于各型血栓性静脉炎。

◈偏方3：红花100克，重楼50克，细辛10克，75%酒精500克。以上前3味浸入酒精中7天以上，去渣后涂敷于患处，每日3次。适用于各型血栓性静脉炎。

❖偏方4：苏木30克，川椒、秦艽、芒硝、威灵仙各15克，荆芥、防风、红花、松节各9克，加水2000克，煎煮30分钟，去渣，先熏后洗患部，每日2次，每次30～60分钟。适用于各型血栓性静脉炎。

❖偏方5：山慈菇、乳香、没药各15克，蒲公英30克，五灵脂、大黄、蒲黄、川芎、赤芍各9克，当归尾12克，食醋适量。以上前10味共研细末，用醋调成糊状，涂敷患处，每日1次，连用7天为一疗程。具有清热解毒、散结消肿的功效，适用于胸腹壁浅表性血栓性静脉炎。

脉炎。

❖偏方6：重楼适量，白醋适量。将重楼晒干，研磨成汁，晾干后研细末，每5克药末加白醋20克，调匀，涂敷患处，每日2～4次。具有清热解毒、散瘀消肿的功效，适用于因静脉注射抗癌药物所引起的静脉炎。

❖偏方7：防风、艾叶、当归各12克，大黄、乳香、没药各10克，苏木20克，芒硝（后下）、透骨草各30克。上药加水2500毫升，煎数沸，将药液倒入盆内，趁热先熏蒸后洗浴患处，每次熏洗30分钟，每日1～2次，每剂药可用2～3日。具有祛风湿、通经络、消炎止痛的功效，适用于血栓性静脉炎。

骨 折

❀ 外用偏方·

❖偏方1：黑豆1000克，乳香、明矾各90克，接骨草150克，桑根白皮90克。上药捣筛为末，每次取药末90克，加水6600克，煎沸去渣，淋洗患处。适用于四肢骨折后期之关节功能障碍者。

❖偏方2：苏木、骨碎补、桑寄生、伸筋草、威灵仙各15克，红花、川芎各6克，桃仁、续断、当归尾、桑枝各9克，黄酒60克。以上前11味加水适量，煎汤去渣，加入黄酒。温洗患处，每日1剂，洗浴2次。适用于上肢骨折后期、筋络挛缩疼痛者。

◈偏方3：伸筋草、透骨草各15克，桂枝、千年健各12克，荆芥、防风、红花、刘寄奴、苏木、川芎、威灵仙各9克。加水煎煮，去渣，熏洗患肢。适用于上肢骨折、脱位、扭挫伤后筋络挛缩酸痛。

◈偏方4：五灵脂30克，小茴香3克，醋适量。将前两味研细，用醋调匀，敷于患处，用布包扎。适用于骨折后功能障碍。

◈偏方5：牛蹄甲1个，乳香、没药各6克，醋适量。将乳香、没药置于牛蹄甲内，烧灰，再用醋调匀，敷于患处。适用于骨折后功能障碍。

◈偏方6：透骨草、伸筋草各30克，泽兰、刘寄奴各15克，加水适量，煎煮数沸，再将药液倒入盆中，趁热熏洗患处，每次熏洗15～30分钟，每日熏洗3次，每剂药可用5天。适用于骨折愈合后关节僵硬。

◈偏方7：降香、荔枝核、75％酒精各适量。以上前2味研为细末，用酒精调匀成糊状，敷于患处，外面包扎固定。适用于闭合性骨折。

◈偏方8：山大刀叶、酒、醋各适量。将山大刀叶研为细末，用酒、醋调匀，敷于患处。适用于骨折后功能障碍。

网 球 肘

❀ 内用偏方 ·

◈偏方1：当归18克，透骨草、丹参各30克，鸡血藤21克，制没药、制乳香各9克，香附、延胡索各12克，加水煎汁，每日1剂，分2次服用。适用于网球肘。

❀ 外用偏方 ·

◈偏方1：肉桂、细辛各10克，

樟脑、冰片各5克。以上前2味共研细末，再与研细的樟脑、冰片和匀，做成护肘。用护肘日夜护住患者肘部，或每日使用8小时以上，至病愈为止。适用于网球肘。

◈偏方2：取局部痛点，加曲池、足三里、合谷穴。点燃艾条，火头距离穴位处皮肤2～3厘米进行熏烤，使皮肤有较强的刺激感，火力要壮而短促，以达消散邪气之效，每穴灸约5分钟，若皮肤产生小疱，任其自然吸收，但不要产生大的瘢痕，刺激以能忍受力度。适用于网球肘。

◎偏方3：施术者指端蘸姜汁或葱汁、药酒后，直接按压患侧曲池穴、手三里穴，每穴100～200下，每日1～2次。适用于网球肘。

痔　疮

🔅 内用偏方·

◎偏方1：槐角15克，黄芩12克，黄柏10克。水煎服，每日1剂。具有清热利湿，活血祛风，润燥的功效。适用于痔疮。

◎偏方2：鸡冠花、地榆各15克，仙鹤草6克。水煎服。具有活血润燥的功效。适用于痔疮。

🔅 外用偏方·

◎偏方1：马齿苋30克，五倍子20克，芒硝15克，苍术12克，黄柏10克。水煎外洗，早、中、晚各洗1次，每周1剂。具有清热利湿，活血祛风，润燥的功效。适用于外痔患者。

◎偏方2：鲜无花果10枚。无花果加适量水，煎汤熏洗患处，每日1～2次，每日1剂。具有清热利湿润燥的功效。适用于外痔患者。

◎偏方3：当归、生地榆、大黄、黄柏各30克，朴硝60克。前4味煎沸，去渣取液，加入朴硝。坐浴熏洗，每晚1次。具有清热祛风润燥的功效。适用于外痔患者。

◎偏方4：朴硝30克。开水冲入溶化，用毛巾蘸药汁，趁热洗患处，每日1～2次。具有清热利湿润燥的功效。适用于外痔患者。

◎偏方5：槐花60克。水煎坐浴。具有清热活血的功效。适用于外痔。

◎偏方6：海螵蛸、麻油适量。海螵蛸研成细末，用麻油调成膏状，涂于患处，每日早、晚各1次。具有清热利湿润燥的功效。适用于外痔患者。

◎偏方7：皂角、鹅胆汁、白芷末各适量。先以皂角烟熏之，后以鹅胆汁调适量白芷末涂于患处。具有清热活血祛风的功效。适用于外痔患者。

◎**偏方8**：黄柏、黄芩各15克，冰片3克，白矾30克。上药研细末，调开水敷患处。具有清热润燥的功效。适用于外痔患者。

◎**偏方9**：取大肠俞穴。患者俯卧位，将大肠俞穴进行消毒，用三棱针在两侧大肠俞迅速进针，深度约为5毫米，进针后将针体左右摇摆拨动3～5次，使局部有强烈的酸麻胀痛感时起针，然后迅速用闪火法将大号拔火罐扣于针眼处，留罐10～20分钟，拔出瘀血约5～10毫升。起罐后擦试干净皮肤上的血迹。每周治疗2次，6次为1疗程。适用于内痔、外痔、混合痔。此法有一定难度，需请专业人士指导操作。

疝 气

❀ 内用偏方 ·

◎**偏方1**：干甜瓜子90克，白酒300克。干甜瓜子研末，置容器中，加入白酒，密封浸泡5天即成。日服2～3次，每服20克。具有祛风湿，理气止痛的功效。适用于疝气等。

❀ 外用偏方 ·

◎**偏方1**：木瓜、小茴香、桃仁各6克，橘核仁3克。共研细末，用酒调为糊，敷于脐部，每日换药1次。适用于疝气的辅助治疗。

◎**偏方2**：吴茱萸、川楝子各6克，共研细末，入布包，置于脐部，然后用热水袋熨之。适用于疝气的辅助治疗。

◎**偏方3**：食盐250克，炒热熨脐部。适用于疝气的辅助治疗。

◎**偏方4**：小茴香、食盐各适量，共炒至热，熨脐部。适用于疝气的辅助治疗。

◎**偏方5**：白胡椒3克，研为细末，分成3份，敷于脐部和两足心，然后用消毒纱布覆盖，再用胶布固定。适用于疝气的辅助治疗。

◎**偏方6**：食醋、艾绒各适量。将

艾绒置食醋内浸泡。将突出的脐疝复位，再将醋浸艾绒置于脐内，以填满为度，外用胶布固定。适用于疝气的辅助治疗。

◎偏方7：川椒、小茴香各30克，灶心土500克。以上前2味共研细末，灶心土打碎，与药末和匀，用棉布包裹，制成坐垫。如无灶心土可用净砂炒后代替。让患者坐在坐垫上。适用于疝气的辅助治疗。

◎偏方8：艾叶、川厚朴、透骨草各9克，槐枝15克，葱须7个。加

水煎汤，去渣，洗浴局部，药液不可过烫，以免皮肤烫伤。用药液浸湿消毒纱布边揉边还纳脱出之疝。具有散寒除湿，解毒止痛的功效，适用于疝气。

◎偏方9：淡豆豉30克，茶叶10克，橘叶20克，老生姜25克，白术、食盐各15克。锅中加水适量，煎沸后将药液倒入盆内，趁热洗浴患处20～30分钟，每日早晚各1次。具有温经健脾、散寒止痛的功效，适用于虚寒性疝气。

肛 裂

❈ 外用偏方

◎偏方1：乳香、没药、红花、桃仁、丝瓜络、艾叶、椿根皮各15克。稍加粉碎后用消毒纱布包住，放入脸盆中，加水适量，浸泡后煎煮30分钟，坐浴30分钟，每日2次。具有化瘀通络、收敛止血的功效，适用于肛裂，症见疼痛、出血、溃疡形成等。

◎偏方2：黄柏、黄芩、防风、艾叶、马齿苋、透骨草各等份。加水适

量，煎煮至沸，倒入盆内，趁热洗浴再坐浴，每日2次。具有清热除湿、解毒消肿的功效，适用于痔疮、肛门炎症、肛裂等。

◎偏方3：瓦松、马齿苋、五倍子、川椒、防风、苍术、枳壳、侧柏叶、葱白、芒硝各等份，加水适量，煎煮至沸，去渣，取药液。趁热先熏后洗再坐浴患部，每日2～3次，洗后可再涂敷白及蜜膏。适用于轻度肛裂。

◎偏方4：白及200克，蜂蜜50

克。将白及放入锅中，加清水适量，煮沸至药汁呈黏糊状时去渣，再用文火煎熬，浓缩至糊状，离火再与煮沸去沫的蜂蜜混匀，待冷收贮。用时用温开水坐浴患部，再用0.1%的新洁尔灭溶液清洗肛门及裂口处，然后用药膏涂患处，并用敷料胶布固定。每日换药1~2次。适用于轻度肛裂。

◈**偏方5**：煅炉甘石60克，煅石膏100克，五倍子15克，樟脑、冰片各6克，凡士林250克，麻油适量。以上前5味共研极细末，加入凡士林充分调匀，再加麻油适量调匀成软膏状，洗净患处，涂上药膏，每日2~3次。适用于轻度肛裂。

◈**偏方6**：荆芥、防风、花椒各60克，透骨草、陈艾叶各90克，加水2000克，煎煮30分钟，去渣，先熏后洗患部，每日1~2次。适用于轻度肛裂。

◈**偏方7**：五倍子9克，鳖甲24克，

荆芥、莲房、桑寄生、朴硝各30克，加水煎煮，去渣，熏洗患处。适用于轻度肛裂。

◈**偏方8**：当归、生地榆、侧柏叶各15克，蒲公英30克，黄蜡50克，麻油300克。以上前4味共研粗末，入麻油锅内煎熬，待焦枯后去渣，再加入黄蜡溶化，拌匀成半液体状油膏。洗净患处，再涂敷药膏于患处，每日数次。适用于轻度肛裂。

◈**偏方9**：鱼腥草、野菊花、泽兰、虎杖、败酱草各15克，五味子10克，加水1500克，煎煮30分钟，去渣，温洗患部，每日2次，每次20分钟。适用于轻度肛裂。

◈**偏方10**：花椒、杭菊花各6克，桑叶12克，苦参、陈艾叶、金银花、蛇床子各30克，蒲公英18克，黄芩15克，加水适量，煎煮30~50分钟，去渣取汁，倒入盆中。趁热先熏后洗患部，隔日1次。适用于轻度肛裂。

肛 瘘

❁ 内用偏方

◈**偏方1**：黄鳝1条、瘦猪肉100克，黄芪25克。上三味炒熟，加盐、

糖、黄酒适量，去黄芪后食用。适用于体虚型肛瘘病人。

◈**偏方2**：大米、小米各100克，洗

净，放入锅内添入适量水煮开，待粥煮至半熟，加入豆浆500克搅匀煮熟便可食用。适用于虚损之肛瘘患者。

⊛**偏方3**：菊花、白糖各6克，绿茶叶3克，放入茶杯开水冲沏，略闷片刻，淡香清雅，可清热解毒，利血脉，除湿痹，减轻肛瘘肿痛。

❀ 外用偏方 •

⊛**偏方1**：白芷、甘草、川椒各12克，五倍子30克，木瓜18克，明矾9克，马齿苋60克。加水适量煎煮药浴液，去渣，坐浴患部。具有祛湿解毒、化痔除瘘的功效，适用于肛瘘、痔疮肿痛等。

⊛**偏方2**：苦参、菊花各60克，蛇床子、金银花各30克，白芷、黄柏、地肤子各15克，大菖蒲9克。加水煎煮成药浴液，去渣，洗浴患部，每日2次。具有清热解毒、祛风除湿、杀虫止痒的功效，适用于肛瘘、肛周脓肿、痔疮以及瘙痒性皮肤病。

⊛**偏方3**：瓦松、马齿苋、甘草各15克，川文蛤、苍术、川椒、防风、葱白、枳壳、侧柏叶各9克，芒硝30克，加水3000克，煎煮取药浴液2000克，去渣，坐浴患部，每日3次，每剂可连用2天。用于肛瘘的辅助治疗。

肛周湿疹

❀ 外用偏方 •

⊛**偏方1**：山豆根30克，加水适量，煎煮成药浴液，去渣，洗浴肛门。具有解毒、消肿、止痛的功效，适用于肛周湿疹、痔疮、肛周脓肿等。

⊛**偏方2**：黄柏、大黄各10克，石菖蒲、白鲜皮、大风子、地肤子各15克，苦参、金银花各20克，蝉蜕7个。加水1500克，煎煮30分钟，去渣，温洗患部，每日

3次，每次10分钟。具有清热燥湿、祛风止痒的功效，适用于肛周湿疹。

⊛**偏方3**：五倍子、蛇床子各30克，紫草、土槿皮、白鲜皮、石榴皮各15克，黄柏、赤石脂各10克，甘草6克。上药入布袋，放入锅中，加水5000克，煎煮至3000克，去渣，洗患部，每日2次，每次20～30分钟。具有清热解毒、燥湿杀虫、祛风止痒的功效，适用于顽

固性肛周湿疹。

◈偏方4： 地肤子、马齿苋、生大黄各30克，白鲜皮15克，明矾5克，加水1500克煎煮成药浴液，去渣，熏洗肛门周围，每日2次，10天为一疗程。适用于肛周湿疹。本方中硫黄有毒，外用不宜大面积涂擦及长期持续使用。

◈偏方5： 蛇床子、地肤子各30克，苦参、芒硝各20克，川椒、艾叶、荆芥各15克，明矾5克，加水适量，煎煮数沸，去渣取汁，倒入盆中趁热先熏后洗患处，每次15～20分钟，每日2次，每日1剂。适用于肛周湿疹。

◈偏方6： 蛇床子、浮萍、豨莶草各15克，大风子、苦参各50克，苍耳子30克，加水2000～3000克，煎煮至沸15～20分钟，去渣取汁，倒入盆中，趁热先熏后洗患处，每日2～3次，每次20～30分钟。适用于肛周湿疹。

◈偏方7： 地榆、荆芥穗、苦参、蛇床子各30克，研为粗末，每次取药末

60克，加水适量煎煮成药浴液，去渣，洗浴肛门。适用于肛周湿疹。

◈偏方8： 金银花、野菊花、大黄、黄柏各15克，朴硝30克。以上前4味加水2000克，煎煮15分钟，去渣加入朴硝，待溶化后先熏蒸患处，待药液温度降至适宜后再坐浴20分钟，每日熏洗2～3次。适用于肛周湿疹。

◈偏方9： 地肤子、五倍子、生大黄各30克，白鲜皮15克，明矾5克，加水1500克，煎煮至沸，去渣取汁，倒入盆中趁热熏洗肛门周围，每日2次，10天为一疗程。适用于肛周湿疹。本方中硫黄有毒，外用不宜大面积涂擦及长期持续使用。

◈偏方10： 荔枝草、鱼腥草各50克，明矾10克，加水500～1500克，浸泡30分钟，煎煮去渣，倒入盆中，先熏蒸患处，待药液温度适宜再用消毒纱布蘸药液敷洗患处，直至药液不热为止，每日2次，便后使用为佳。适用于肛周湿疹。

腰椎间盘突出症

❀ 内用偏方 •

◈偏方1： 海带25克，荔枝核、

小茴香各15克。加水共煮，每日饮服1剂。

◈偏方2：羊胫骨1根，黄酒适量。将羊胫骨用火烤至焦黄色、砸碎，研细末。每次饭后以温黄酒送服5克，每日2次。

◈偏方3：黄芪20克，白芍、当归、甘草、炮山甲、鸡血藤各15克，白花蛇1条。每日1剂，1碗半水加1碗半米酒煎成大半碗，加水、酒各半复煎1次，早、晚分服。

◈偏方4：芝麻15克，大米100克，将芝麻用水淘净，轻微炒黄后研成泥状，加大米煮粥。每日1剂，供早餐食用。

◈偏方5：羊腰1对，羊肉100克，枸杞子10克，大米80克。将羊腰去臊腺筋膜，同羊肉、枸杞子、大米加水适量同煮粥，服食。

◈偏方6：杜仲、威灵仙各10克，猪腰1~2个。杜仲、威灵仙分别研粉，后混合拌匀，再取猪腰对破开，洗去血水，再放入药粉。摊匀后合紧，共放入碗内，加水少许，用锅装，置火上久蒸。吃猪腰，饮汤，每日1剂。具有补肾壮骨强腰的功效，适用于肾虚型腰椎间盘突出症。孕妇忌用。

◈偏方7：羊肉500克，当归、生姜各50克，盐适量。羊肉、当归、生姜、盐煲汤食用。具有通阳活血及止痛的功效。对腰椎间盘突出症疼痛有辅助治疗作用。

◈偏方8：生杜仲、忍冬藤、当归、五加皮、海风藤各35克，乌梅2个，白酒1500毫升，冰糖100克，红糖100克。将前6味酒水煎2小时，取药液加入冰糖、红糖，待溶化后再加入白酒即成。早、晚各服1次，每次10~20毫升。

❀ 外用偏方 ·

◈偏方1：秦艽30克，当归、杜仲、红花、丝瓜络、延胡索、透骨草、川牛膝各20克。共研粗末，装入布袋扎口，置锅内加水2000毫升，煮沸30分钟后，将药液倒入浴足盆，待药液凉至50℃左右浸浴双足，用药袋热敷痛点处。药液、药袋冷后可再同加温连用，每次浴足30分钟，热敷30~40分钟，每日1~2次，浴完双足要保温。每剂中药可连续使用3~4天，10剂中药为一个疗程。

◈偏方2：吴茱萸、黑附子、威灵仙、土鳖虫、全蝎、杜仲、川芎、肉桂、延胡索、苍术、独活、羌活、干姜、冰片各10克，红花、川牛膝各15克，川椒、细辛各6克，皂角刺9克，上药共研细末，取药末30克，以黄酒、生姜汁或食醋（任选一种）调成糊状，敷双足涌泉、背部双腰眼穴上。外用敷料覆盖固定，每日换药1次。

急性腰扭伤

外用偏方

偏方1：当归、羌活、乳香、没药各60克。共研粗末，分装入2个布袋，上锅蒸约10分钟，外洒黄酒适量，趁热熨敷于患处，每日3次。具有活血行气、祛风止痛的功效，适用于急性腰扭伤引起的腰痛。

偏方2：威灵仙、伸筋草、透骨草、红花、桃仁、丹参草各等份，研成细末，炒热后装入布袋，趁热外敷腰部疼痛处，每次20~30分钟。具有通络止痛的功效，适用于急性腰扭伤引起的腰痛。

偏方3：小茴香20克，丁香10克，红花12克，白酒适量。以上前3味共研细末，加入白酒调成糊状，贴敷于患处。具有活血化瘀、通络止痛的功效，适用于急性腰扭伤引起的腰痛。

偏方4：姜黄3克，大黄8克，山栀12克，冰片3克，葱白60克，白酒适量。以上前4味共研细末，加水葱白捣烂，调入白酒适量，贴敷于患处。具有祛风散寒、通络止痛的功效，适用于急性腰扭伤引起的腰痛。

偏方5：取腰阳关、髂后上棘、肾俞、脊中、胃俞穴。用多罐密排拔罐。留罐10~20分钟，每日或隔日1次，5次为1疗程，疗程间隔3~5天。

偏方6：灸法。取肾俞、大肠俞、腰阳关、承山、阿是穴（压痛点）。施灸时将艾炷（底径0.8厘米，高1厘米）置于疼痛局部，将艾炷点燃至2/3时即换1炷。灸点多少应按患处的范围而定，每个艾炷相距4~5厘米，每点穴灸7~8壮，每日1次，3次为1个疗程。施灸后以消毒纱布覆盖，以防感染。

急性踝关节扭伤

内用偏方

偏方1：桃仁、红花、川芎、当归、陈皮、地龙各10克，鸡血藤、海桐皮各20克，乳香、没药、枳壳、炙甘草各5克。水煎取汁，1日1剂，分2次服用。适用于血瘀气滞型急性踝关节扭伤。

⊗**偏方2**：白芍、当归、牛膝、杜仲、川芎、青皮各10克，熟地、川续断、五加皮、地龙各15克，枳实、炙甘草各6克。水煎取汁，1日1剂，分2次服用。适用于筋脉失养型急性踝关节扭伤。

❀ 外用偏方·

⊗**偏方1**：红花15克，大黄40克，栀子20克，血竭10克，共研细末，贮瓶备用。治疗时取药散适量，与鸡蛋清调成糊状，均匀涂于患处，厚约0.5厘米，以塑料纸外缠，再用绷带"8"字外固定，内翻扭伤采用外翻固定，外翻扭伤采用内翻固定，并抬高患足。

⊗**偏方2**：五倍子50克，栀子、大黄各30克，地鳖虫、乳香、没药各20克，细辛10克，共研细末，用适量醋调，外敷患处。

⊗**偏方3**：赤小豆60克，芙蓉叶、桂枝各30克，老面、陈醋各20克。将赤小豆、芙蓉叶、桂枝研末后加老面、陈醋调匀，用荷叶包敷于患处，外加绷带包扎固定，每日换药1次，3日为一个疗程。

⊗**偏方4**：生山栀、生大黄各15克，生草乌、桂枝各10克，烘干打成粉，用

75%的酒精1000毫升浸泡2周后，滤去药渣，加入冰片10克，再稀释为60%的酒精浓度即成。用时以药棉蘸取药水搓揉患部，每日3次，1次5～10分钟。

⊗**偏方5**：海桐皮、透骨草、乳香、没药各6克，当归5克，川椒10克，川芎、红花、威灵仙、甘草、防风、白芷各3克，共研细末，布袋装，煎水洗患处。

⊗**偏方6**：天南星、赤芍、穿山甲、海藻、昆布、牛膝各15克，当归、红花、威灵仙、海桐皮各10克，白蔹12克，醋500毫升。上药加水适量，煎沸30分钟后，先熏蒸患踝，待药汁温度降至50℃时，将毛巾浸湿敷患处，或直接泡洗。1剂用2日，每日2～3次，1次30～40分钟。

⊗**偏方7**：独活、地骨皮、羌活、食盐各15克，生姜、五加皮、透骨草、川续断各10克，共研粗末，装布袋内，入水煎沸熨患处。

⊗**偏方8**：按摩法。操作者用拇指桡侧缘依次按拨内踝、外踝后下方筋腱，各30～60下。多用于扭伤和劳伤。每日1～2次。

⊗**偏方9**：取解溪、商丘、丘墟、昆仑、阿是穴（压痛点）。将花椒研为细末，贮瓶备用。施灸前先取花椒末适量，用米醋调如糊膏状，制成药饼（厚约3厘米，比患处稍大），敷于病

变压痛点最明显处，上置大艾炷灸之，至觉痛为止。如艾炷尚未燃完，可用镊子取去，视情况可隔2～3分钟后，仍可将燃着的艾炷放饼上再灸，觉痛再去，可根据病情反复灸治。灸治时谨防皮肤起疱。

急性腕关节扭伤

❀ 外用偏方 ·

◎偏方1：大黄、栀子各20克，乳香、没药各15克，桃仁、冰片各10克，将上述诸药共研细粉，用醋调成糊状，涂在患处，然后用纱布包扎，每日换药2次。

◎偏方2：血竭、红花、细辛、白芥子、生地各60克，樟脑、冰片各30克，荜茇、鹅不食草各90克，生乳香、没药各45克，洗净后去杂质，用白酒或60%酒精作溶液，将上药浸泡，密闭，勿泄气，浸10日即可。用时取药棉涂搽患处，每日搽4～6次，1次涂搽后，用手掌按揉片刻，以使药水浸透深层组织。本方中红花活血通经，孕妇慎用。白芥子油对皮肤黏膜有刺激作用，初次使用应酌情减量，皮肤过敏者忌用。生地、樟脑、冰片性寒，不宜长期使用。

◎偏方3：天仙藤、透骨草、鸡血藤、当归、钩藤各15克，伸筋草、刘寄奴、蒲公英、苏木、赤芍、乳香各10克，木瓜、红花、艾叶各6克，桂枝5克，加水适量煎沸15～30分钟后，过滤去渣，趁热熏洗患处。每日2～3次，1次30分钟，每剂药可洗3日。

◎偏方4：丁香、肉桂各10克，樟脑15克，共研细末，以米醋调匀，制成直径约1厘米、厚约0.5厘米的药饼，敷于患腕压痛最明显处，上盖纱布并以胶布固定。然后固定熏灸器，将艾条火头对准药饼熏灸40分钟，1日1次。

◎偏方5：按摩法。将拇指、食指指腹分别同时置于外关穴和内关穴上，用较重力捏按，每隔20秒钟放松1次，反复捏按2～3分钟，直至局部出现明显酸胀感为止。拇指指尖用较重力切按后溪穴，每隔20秒钟放松1次，反复按压1～2分钟，直至局部出现酸胀感为止。拇指指端用重力捏按合谷穴，每隔20秒钟放松1次，反复捏按1～2分钟，直至局部出现较明显酸胀感为止。曲池穴的治疗方法与合谷穴相同。

切 割 伤

外用偏方·

◈偏方1：防风、荆芥、川芎、甘草各3克，当归、黄柏各6克，苍术、牡丹皮、川椒各10克，苦参15克，装入布袋内锤碎，扎口，加水煎汤，去渣，熏洗患部，每日2～3次。适用于切割伤疼痛。

◈偏方2：马齿苋200克，洗净后加水2000克，煎煮至沸，温洗患处，每日2次，每次30分钟。适用于切割伤疼痛。

◈偏方3：鲜仙人掌、鲜生姜各适量。将鲜仙人掌刮去刺皮，与鲜生姜按2∶1的比例捣成泥状，外敷患处，每日换药1次。适用于切割伤疼痛。

◈偏方4：宽筋藤、钩藤、金银花藤、王不留行各30克，刘寄奴、防风、大黄各15克，荆芥10克，加水煎煮，去渣，熏洗患处。适用于切割伤疼痛。

◈偏方5：伸筋草、透骨草、香樟木各30克，甘松、山奈各9克，加水适量，煎汤熏洗患部。适用于切割伤疼痛。

◈偏方6：桂枝、威灵仙、防风、五加皮各15克，细辛、荆芥、没药各10克，加水煎煮，去渣，熏洗患处，肢体可直接浸泡，躯干可用毛巾湿热敷擦，注意防止水温过高引起烫伤。适用于切割伤疼痛。

◈偏方7：刘寄奴、苏木（碎细）各30克，乌梅、防风、艾叶、木瓜、穿山甲、透骨草、威灵仙、赤芍、红花、秦艽各12克，加水适量，煎煮去渣，待温熏洗患部。适用于切割伤疼痛。

◈偏方8：绿豆、醋各适量。将绿豆研为细粉，再用醋调成糊状，敷于患处。适用于切割伤疼痛。

◈偏方9：伸筋草、透骨草、寻骨风、路路通、甘松各30克，加水适量，煎煮30分钟，去渣，洗浴患处，并可用毛巾蘸药液热敷。适用于切割伤疼痛。

◈偏方10：藏红花30克，70％酒精300克。将藏红花浸入70％酒精中7天，去渣后涂敷于患处。适用于切割伤疼痛。

◎偏方11：钩藤、海桐皮、伸筋草、秦艽、独活、当归各9克，乳香、没药、川红花各6克，加水适量，煎煮去渣温洗患部。适用于切割伤疼痛。

◎偏方12：云南白药、白酒各适量。云南白药与白酒调匀成糊状，敷于患处。适用于切割伤出血、疼痛。

◎偏方13：鲜大蓟、栀子、黄酒各120克。以上前2味加水煎汤，煎开后兑入黄酒，稍煎1分钟，去渣，温洗患部，每日1~2次，每次20分钟。适用于切割伤疼痛。

◎偏方14：辣椒12克，白酒500克。辣椒洗净切碎，置容器中，加入白酒，密封，浸泡15天后去渣，涂擦患部。适用于切割伤疼痛。

◎偏方15：伸筋草、透骨草各15克，莪术、五加皮、三棱、秦艽、海桐皮各12克，牛膝、木瓜、红花、苏木各10克，加水煎煮，去渣，熏洗患肢。适用于切割伤疼痛。

◎偏方16：马勃适量，研为细末，直接敷压伤口处。适用于切割伤疼痛。

◎偏方17：伸筋草、透骨草、苏木、红花各50克，生姜30克，加水煎煮，去渣，温洗患肢，并进行适当活动，每次30分钟，每日1~2次，直至活动基本正常为止，每剂药可连用2~3次。适用于切割伤疼痛。

◎偏方18：苏木30克，桃仁、血竭各12克，红花、乳香、没药各10克，自然铜20克，加水煎汤，去渣，趁热洗双足患处。适用于切割伤疼痛。

◎偏方19：芥末50克，醋适量。将芥末用少量开水湿润，再与醋调成糊状，敷于患处，用布包扎，每3~5日换药1次。适用于切割伤疼痛。

◎偏方20：赤小豆适量，鸡蛋清1个。将赤小豆适量研为细末，再加鸡蛋清调成糊状，敷贴于患处，外用棉垫固定，每日用药1~2次。适用于切割伤疼痛。

虫蛇咬伤

❀ 外用偏方 •

◎偏方1：大葱2根，蜂蜜30克。将大葱洗净，捣烂成泥，调入蜂蜜，搅拌均匀，即成。敷于患处，每日换药1次，连用3日。具有清热解毒、消肿止痛的功效，适用于蝎、蜂螫伤。

❂**偏方2**：被毛虫螫伤后，先用胶布反复粘贴被螫的部位，将刺入皮肤的毒毛粘出来，之后可用清凉油或红花油涂抹患处，以清热解毒、消肿止痛。但如有发热、头痛等表现，要及时就医。

❂**偏方3**：茶叶5克，用沸水冲泡，捣烂或嚼烂敷患处，干则换之，每日1剂。适用于毒虫咬伤。

❂**偏方4**：明矾、芽茶各4.5克。共为细末，涂抹伤口，每日1~3次。具有清热解毒、止痒消肿的功效，适用于蚊虫咬伤。

❂**偏方5**：老黄瓜适量，洗净捣烂成泥，敷于咬伤处。具有清热解毒消肿的功效，适用于蜂螫伤。

❂**偏方6**：将鸡蛋敲一小孔，将鸡蛋壳上的孔合于患处。如咬伤部位在手指，可将手指洗净揩干，伸入蛋内25分钟。每日3次，3~5天可愈。具有解毒、止痛的功效，适用于蛇、蝎、蜘蛛等虫咬伤。

❂**偏方7**：鲜扁豆叶适量。将鲜扁豆叶洗净捣烂成泥，敷于咬伤处。具有解毒消肿的功效，适用于蜈蚣咬伤。

❂**偏方8**：韭菜20~50克研磨成泥，涂敷于臭虫叮咬处。具有解毒消肿止痒的功效，适用于臭虫咬伤。

❂**偏方9**：苦瓜叶适量。将苦瓜叶洗净捣烂如泥，敷于咬伤处。具有解毒消肿的功效，适用于蜈蚣咬伤。

❂**偏方10**：食盐250克，加冷开水500克，搅匀溶化。将患肢伤口浸在食盐水中，并自上而下向伤口处不断挤压，每次洗10~20分钟。适用于毒蛇毒虫咬伤。

❂**偏方11**：金银花15克，甘草3克，加水煎煮，去渣，淋洗患处，每日3~4次，每次10~15分钟。适用于毒蛇毒虫咬伤。

❂**偏方12**：鲜马齿苋适量，捣烂取汁，涂敷于患处。适用于毒蛇毒虫咬伤。

烧 烫 伤

外用偏方

偏方1：土豆适量。洗净磨取汁液，涂敷患处。具有清热解毒的功效，适用于烧烫伤。

偏方2：虎杖500克，洗净切片，加水2000先煎至约500克，去渣取汁，用毛笔蘸汁涂洗或湿敷患处。具有清热解毒的功效，适用于烧伤。

偏方3：生萝卜适量，洗净捣烂取汁，涂敷患处。具有清热解毒的功效，适用于烧烫伤。

偏方4：金银花60克，甘草6克，加水煎煮，去渣取汁，温洗患处。适用于轻度烧烫伤。

偏方5：绿豆、生大黄（炒）、米醋各适量。将以上前2味研为细末，再用米醋调匀成糊状，涂于患处。适用于轻度烧烫伤。

偏方6：生蜂蜜适量，涂敷患处，每日2～4次。适用于轻度烧烫伤。

偏方7：五倍子100克，蜈蚣1条，蜂蜜18克，醋250克。将五倍子、

蜈蚣分别研末，然后与蜂蜜和醋调匀，敷于瘢痕处，用纱布包扎，3～5天换药1次，至瘢痕软化变平，症状消失，功能恢复为止。适用于轻度烧烫伤。

偏方8：五倍子、鸡蛋清各适量。将五倍子研为细末，与鸡蛋清调成糊状，敷于患处。适用于轻度烧烫伤。

偏方9：白酒10克，鸡蛋清3个。将鸡蛋打碎，取蛋清置容器中，加入白酒，搅匀入温水内炖至半熟，搅如糊状，候冷，敷于患处。适用于轻度烧烫伤。

偏方10：紫草3克，当归、黄蜡各15克，麻油120克。以上前3味共熬至药枯，去渣后加入黄蜡，待溶化后搅匀，敷于患处。适用于轻度烧烫伤。

偏方11：大黄12克，鸡蛋清1个。将大黄研细末，与鸡蛋清调匀敷于患处。适用于轻度烧烫伤。

偏方12：蛤壳粉250克，冰片15克，鸡蛋清适量。以上前2味共研细末。临用时取适量细末与鸡蛋清调匀，涂于患处，保持创伤面湿润，忌用冷水

冲洗。适用于轻度烧烫伤。

◎**偏方13**：新鲜黄瓜适量，用冷开水洗净，捣烂取汁。用消毒棉签蘸黄瓜汁涂敷于患处，轻者每日涂敷3次，重者每日涂敷6~9次。适用于轻度烧烫伤。

◎**偏方14**：大黄、升麻各等份，麻油适量。以上前2味共研极细末，再用麻油调和均匀成糊状，清创处理后将药糊敷于创面，头面部暴露，四肢则包扎，每日用药1~2次，10天为一疗程。适用于轻度烧烫伤。

◎**偏方15**：绿豆衣30克，冰片少许，炒黄研为细末，再与冰片共研极细末，混匀涂敷患处。适用于轻度烧烫伤。

◎**偏方16**：冬瓜皮适量，麻油少许，置于新瓦上焙干，研为极细末，用麻油调成糊状，涂敷患处。适用于轻度烧烫伤。

◎**偏方17**：黄柏、大黄、黄芩、生地黄榆各30克，黄连15克，蓖麻油适量。以上前5味共研细末，高压灭菌，用蓖麻油调制成油膏。涂敷于患处。适用于轻度烧烫伤。

◎**偏方18**：大黄粉10克，生地黄榆粉40克，麻油50克，调匀成稀糊状，涂于患处，每日1~2次，每次换药时宜用麻油将药糊拭净，再涂敷新药。适用于轻度烧烫伤。

冻 疮

❀ 外用偏方·

◎**偏方1**：生姜30克，白酒50克。将生姜捣烂，与白酒搅匀，涂敷于患处，每日3次。适用于早期冻疮。

◎**偏方2**：鲜生姜1块。将鲜生姜切开，放在炉边煨热。涂擦患处，每日3次。适用于早期冻疮。

◎**偏方3**：当归9克，透骨草12克，红花6克，加水煎煮，去渣，温洗患处。适用于早期冻疮。

◎**偏方4**：松子仁30克，菜油适量。以松子仁捣烂成泥，再用菜油调成糊状，敷于患处，每日换药1次。适用于早期冻疮。

◎**偏方5**：花椒9克，芝麻15克，杏仁10个，麻油适量，分别炒香，研末后混匀，用麻油调匀成糊状，涂敷于患处。适用于早期冻疮。

❂偏方6：桃仁、桂枝各90克，红花、川芎各30克，加水煎汤，去渣，熏洗患处。适用于早期冻疮。

❂偏方7：松叶500克，捣烂，加水3000克煎至2000克。取药液和药渣一同温洗患部，每日2次，每次20～30分钟。适用于早期冻疮。

❂偏方8：云南白药、白酒各适量。将云南白药用白酒调成糊状，将患处用温开水洗净，已溃破者可撒上药粉，未溃破者可敷药糊，外用消毒纱布包扎，隔日换药1次。适用于早期冻疮。

❂偏方9：甘草、芫花各15克，加水2000克，煎煮30分钟，去渣，冻疮未溃者趁温热清洗，已溃者洗后用黄连水纱条换药。适用于早期冻疮。

❂偏方10：鸡内金4个，麻油适量。鸡内金焙黑后研为细末，再用麻油调成糊状，敷于患处，每日1～2次。适用于早期冻疮。

❂偏方11：橘皮90克，柚皮150克，生姜15克，加水2000克煎煮30分钟，去渣取汁，趁热熏洗患处，每日1次。适用于早期冻疮。

❂偏方12：肉桂、樟脑、冰片各2克，炙乳香、炙没药各10克，凡士林适量。以上前5味共研细末，用凡士林调成膏状，用淡盐水清洗创面，然后涂敷药膏，每日用药2～3次。适用于早期冻疮。

❂偏方13：鲜山药30克，洗净去皮捣烂，涂敷于患处，干即更换。适用于早期冻疮。对山药汁过敏者慎用。

❂偏方14：花椒10克，白茄子根5个，加水3000克，煎煮至沸，去渣取汁，先熏后洗，每日2次，每次30分钟。适用于早期冻疮。

下肢溃疡

❂ 外用偏方 ·

❂偏方1：黄荆叶200克，加水煎煮，去渣，反复淋洗患肢，每日1次，15～25天为一疗程。适用于下肢溃疡的辅助治疗。

✪偏方2：鲜枸杞根250克，洗净，加水3000克煎煮至2000克，倾入桶内。趁热熏洗疮面，待药液温度适宜时反复淋洗患部30分钟，每日1次，15～30天为一疗程。熏洗若有短暂麻痛不适，可活动十几分钟便可消失。适用于下肢溃疡的辅助治疗。

✪偏方3：绿豆60克，米醋适量。将绿豆用文火炒黑，研细末，再与米醋调匀。敷于患处，每3日换药1次，现调现敷。适用于下肢溃疡的辅助治疗。

✪偏方4：生蜂蜜适量。取新鲜生蜂蜜20克加水至200克，配成10%蜂蜜水溶液；另取新鲜生蜂蜜直接使用。用10%蜂蜜水溶液清洗创面，再将纯生蜂蜜厚厚地涂敷于疮面上，并用消毒纱布包扎固定，每2天换药1次。适用于下肢溃疡的辅助治疗。

✪偏方5：绿豆60克，大黄30克，甘草15克，蜂蜜适量。以上前3味共研细末，与蜂蜜调匀。涂敷患处，并用消毒纱布包扎。适用于下肢溃疡的辅助治疗。

✪偏方6：蚕豆叶适量。将蚕豆叶洗净，然后捣烂，敷于患处。适用于下肢溃疡的辅助治疗。

✪偏方7：米醋适量，鸡蛋7个。用米醋泡鸡蛋7昼夜。去醋不用，用鸡蛋液外涂患处，每日用药3次，以愈为度。适用于下肢溃疡的辅助治疗。

✪偏方8：蛋黄油适量。先把鸡蛋煮熟，去白留黄，置小锅内，上火熬之，并用筷子搅炒，蛋黄的颜色由黄而焦，由焦而黑，最后油出，浮在焦渣上，滤取蛋黄油。将疮口以清水洗净，再将蛋黄油抹在疮口处，每日3次。适用于下肢溃疡的辅助治疗。

✪偏方9：黄柏30克，猪胆汁适量。黄柏研细末，用猪胆汁适量调成糊状，涂敷于患处，每日3次。适用于下肢溃疡的辅助治疗。

✪偏方10：苦参10克，枯矾5克，蜂蜜适量。以上前2味共研细末，用蜂蜜适量调成糊状，涂敷于患处，每日3次。适用于下肢溃疡的辅助治疗。

✪偏方11：干马齿苋适量，蜂蜜少许。将干马齿苋研为细末，再用蜂蜜少许调成糊状，敷于患处。适用于下肢溃疡的辅助治疗。

✪偏方12：蒲公英、野菊花、鱼腥草各30克，艾叶、葱白各10克，一同捣烂，敷于患处，每日换药1次。适用于下肢溃疡的辅助治疗。

疔疮

外用偏方

◎偏方1：生姜一小块或大蒜数瓣，乌蔹莓藤或根、酒、醋各适量。将乌蔹莓藤或根洗净，与生姜（或大蒜）数瓣一同捣成绒，炒热，用酒、醋泼过，敷于患处。具有清热解毒、消肿活血的功效，适用于疔疮。

◎偏方2：马勃30克，米醋100克。先取马勃擦粉，再用米醋调匀，敷于患处。具有清热、止血、散瘀的功效，适用于疮肿、痛疽等。

◎偏方3：天花粉90克，白芷、赤芍各60克，郁金30克。以上4味共研细末，用茶叶水调成糊状，涂敷于患处。具有解毒消肿的功效，适用于疮疖肿毒。

◎偏方4：鲜大蒜汁、醋各20克。将大蒜去皮洗净，捣烂取汁，与醋同煎成膏状，敷于患处。具有消炎解毒、行瘀血的功效，适用于无名肿毒。

◎偏方5：藤黄、明矾各3克，大黄5克，蜂蜜适量。以上前3味共研细末，用蜂蜜调成糊状，涂敷于患处，每日3次。具有活血解毒、消肿止痛的功效，适用于疮疖肿疡。

◎偏方6：白蔹、赤小豆各20克，共研成细末，再用鸡蛋清调成糊状，涂敷于患处，每日2次。具有清热解毒、消肿止痛的功效，适用于疮疖。

◎偏方7：白芷20克，醋适量。将白芷研为细末，备用；视疔疮患部大小酌取药末适量，用醋调匀成糊状，即成。敷于患处，未愈再敷。具有发表祛风、止痛活血的功效，适用于毒肿热痛。

◎偏方8：五倍子30克，生大黄12克，木芙蓉叶18克，醋适量。将五倍子略炒，然后与生大黄和木芙蓉叶共研为细末，再将醋入勺内熬滚，投入药末搅匀，敷于患处，留顶。具有清热解毒、凉血散瘀、消肿排脓的功效，适用于热性疮疡。

◎偏方9：黄连65克。加水2000毫升，煮沸3次，每次15分钟，不去渣置于杯内，先熏蒸后泡患指，以药液浸没病灶为度。浸泡3小时后，再用黄连纱条敷上，包扎。每日1次，5~10天为1疗程。具有清热泻火、解毒燥湿的功效，适用于手足疔（蛇头疔）。

⊗**偏方10**：金银花、苦参、紫花地丁、蒲公英、大风子各30克，连翘、牡丹皮、泽兰各24克，大黄、黑豆各15克，荆芥、防风、白鲜皮、生杏仁、甘草各9克。将上方药研粗末，用纱布包好，水煎后先熏蒸后洗浴或湿敷患处，每日2次，每次1~2小时。一般3日见效。具有清热解毒、祛风燥湿、凉血消肿的功效，适用于一切疔疮初起患者。

痈

❀ 外用偏方 ·

⊗**偏方1**：冰片0.3克，乳香、没药各5克，黄连10克，蜂蜜适量。以上前4味共研细末，用蜂蜜调成糊状，敷于患处，外用胶布固定，每日用药1次。具有消肿止痛、拔毒生肌的功效，适用于痈。

⊗**偏方2**：鲜马齿苋全草适量，捣烂成泥状，涂敷于患处，每日用药1次。具有清热解毒的功效，适用于痈肿疔疮、湿疹。

⊗**偏方3**：鲜葎草叶适量，红糖少许。鲜葎草叶洗净，加入红糖捣烂成泥状，药泥加热后敷于患处，每日用药2次。具有清热解毒的功效，适用于痈毒初起。

⊗**偏方4**：露蜂房、甘草各60克。上药加工使碎，加水2000克煮至1300千克，去渣，热洗患处。具有清热解毒、去腐生肌的功效，适用于发背疮肿，疼痛不可忍。

⊗**偏方5**：鲜香椿嫩叶、大蒜各等份，食盐少许。以上3味捣烂成泥状，涂敷于患处。具有清热解毒的功效，适用于疮痈肿痛。

⊗**偏方6**：绿豆粉、鸡蛋清各适量。以上2味调为糊状，每日早晚各敷1次，连用数天。具有清热解毒的功效，适用于痈肿。

⊗**偏方7**：白蔹、黄芩各等份，鸡蛋清适量。以上前2味共研细末，用鸡蛋清调成糊状，敷于患处。具有清热解毒的功效，适用于痈。

◈偏方8：芙蓉叶、赤小豆各30克，制乳香、制没药各12克，炙山甲15克，全蝎6克，凡士林适量。以上前4味共研细粉，加入凡士林适量，调成膏状，敷于患处。具有清热消肿、活血化瘀的功效，适用于痈肿坚硬未成脓者。

◈偏方9：鲜芋头、鲜生姜各适量，面粉少许。以上前2味洗净去粗皮，共捣烂成泥，再加入面粉调匀，敷于患处，每次敷药3小时，每日1次。具有解毒消肿的功效，适用于痈。

◈偏方10：儿茶、血竭、没药、乳香、旱三七各9克，冰片3克，人工麝香0.6克，蜂蜜适量。以上前7味共研细末，过筛，用蜂蜜调成糊状，装瓶。将药糊摊于消毒纱布上，敷于患处，以药膏自然干燥为度，再换药继续敷用。具有清热解毒，化瘀散结的功效，适用于痈。

◈偏方11：五倍子、蜂蜜各适量。将五倍子用蜂蜜薄薄滚和拌匀，置于铜锅内，放文火上加热，随炒随搅拌，待五倍子呈深黄色离火，仍继续搅拌，渐冷渐凝，蜂蜜亦焦脆，随即研化细粉。敷于患处。具有消肿毒、敛溃疮的功效，适用于痈。

◈偏方12：生葱30克，蜂蜜15克。

将生葱洗净，加入蜂蜜拌匀，捣烂如泥状，取葱蜜泥适量摊于消毒纱布上，敷于患处，再用胶布固定，每日换药1次，病愈为止。具有解毒化瘀、消肿止痒的功效，适用于痈。

◈偏方13：大蒜12头，芒硝、大黄末各2克，醋适量。将大蒜去皮洗净，再同芒硝一同捣成糊状，用醋压在痈患处涂敷，再将大蒜芒硝糊敷上，周围以消毒纱布围成圈，以防药液流失，2小时后去掉，以温水洗净，再用醋调大黄末敷12小时。每日1次。具有泻实热、破积滞的功效，适用于急性阑尾炎、痈疽、脓肿等。

◈偏方14：蛇蜕、醋各适量。将蛇蜕烧灰研细，以醋调，涂肿上，干即换药。具有清热解毒的功效，适用于痈肿。

◈偏方15：鲜荔枝草适量，酒糟少许。以上2味一同捣烂，敷于患处。具有凉血解毒的功效，适用于红肿痈毒。

◈偏方16：夏枯草25克，紫花地丁40克，蒲公英50克，连翘、牡丹皮各15克，赤芍、金银花、白薇、白芷各30克。将上药水煎后，去渣。药汁的1/4用于湿敷，3/4先熏蒸后洗浴患处。每日1次，7日为1疗程。一般1~2个疗程可使痈肿消散而痊愈。具有清热解毒，活血祛瘀的功效，适用于痈肿未化脓者。

❀**偏方**17：紫草、升麻、葛根、赤芍各30克，生艾叶（新鲜全棵）、葱（新鲜全棵）各120克。将前5种药水煎后，再放入全葱。趁热熏蒸患处，待温度适宜后，用纱布洗涤患处。每次30分钟，每日2次。具有清热解毒，去腐生肌的功效，适用于痈，尤其是肿块未溃或溃后脓腐不脱、疮口难敛者。

第三章

妇科保健偏方

FUKE BAOJIAN

PIANFANG

痛　经

内用偏方

偏方1：乌药、木香、郁金、枳壳各10克，砂仁3克（后下）、延胡索12克，制香附15克，失笑散10克（包煎），艾叶3克。夹瘀者，加桃仁、红花、当归各9克，赤芍10克；肝郁化热者，去艾叶，加栀子10克、夏枯草9克、益母草15克；若见呕吐黄水者，加吴茱萸5克、川黄连2.5克、生姜3片。水煎取药汁。口服，每日1剂。具有疏肝理气，调经止痛的功效。适用于气滞之痛经。

偏方2：淡吴茱萸6克，当归、川芎、煨木香各10克，桂枝、炙甘草各5克，牡丹皮6克，生姜5片，延胡索15克，炒白芍、生蒲黄（包煎）各12克。有外感者，加荆芥9克、防风6克；腹痛喜热敷热按者，加胡芦巴12克、紫石英15克。水煎取药汁。口服，每日1剂。具有温经和营，调经止痛的功效。适用于寒凝之痛经。

偏方3：韭菜250克，红糖50克。将韭菜洗净后，切成小段。然后放入榨汁机内，加适量冷开水压榨出汁并注入杯内。加入红糖，加热便可饮用。适用于痛经。

偏方4：玉兰花10朵，加适量水煎沸10分钟即成。一次饮用，连续10日。适用于痛经。

偏方5：山楂50克，生姜15克，大枣15枚。水煎服。每日1剂，分2次服。适用于痛经。

偏方6：鲜韭菜30克，鲜月季花3～5朵，红糖10克，黄酒少量。将韭菜和月季花洗净压汁，加入红糖，兑入黄酒即成。冲服，服后俯卧30分钟。适用于气滞血瘀之痛经。

外用偏方

偏方1：益母草、香附、乳香、没药、夏枯草各20克，加水适量煎成2000克药液，去渣，浸洗双足，每日15～20分钟。适用于气滞血瘀所致痛经。

偏方2：乳香、没药各等量，共

研细末，用水调和制成药饼，敷于脐部，然后用胶布固定。适用于瘀阻型痛经。

◈偏方3： 山楂20克，延胡索6克，炮姜10克。上药共研细末，每次取药末6克，用黄酒调和成糊状，敷于脐部，然后用消毒纱布覆盖，再用胶布固定，每日换药1次。适用于月经不调、痛经、腰酸怕冷之症。

◈偏方4： 川芎、当归各等量，共研细末，每次取10克，炒热熨脐部，热气透入，血下痛止。适用于血瘀所致痛经。

◈偏方5： 益母草、茯苓各9克，桂枝、白术、当归、泽泻、香附各6克，川芎、延胡索各4.5克，麻油150克，黄丹120克。以上前9味用麻油炸枯去渣，熬至滴水成珠，加入黄丹，搅匀，收膏；摊于牛皮纸上。每次膏药1帖贴敷于脐部或关元穴。适用于经期腹痛、经后小腹隐痛、舌淡脉细者。

◈偏方6： 炙甘草、炮姜各适量，共研细末，炒热，敷于脐部。适用于寒性痛经。

◈偏方7： 细辛适量，研为细末。敷于脐部，然后用消毒纱布覆盖，再用胶布固定。适用于痛经喜温热之症。

◈偏方8： 白芷8克，五灵脂15克，炒蒲黄10克，盐5克，共研细末，于月经前5～7天，取末3克，纳

入脐内，上置生姜片，用艾炷灸2～3壮，以脐内有热感为度，然后，用胶布固定药末，月经过后停止。适用于寒凝瘀阻引起的痛经。

◈偏方9： 当归12克，延胡索20克，红花10克，胡椒、蚕砂各6克，醋适量。将以上前5味用醋炒热，装入布袋中，热熨痛处。适用于瘀血阻滞型痛经。

◈偏方10： 大黄128克，玄参、生地黄、当归、白芷、赤芍、肉桂各64克，麻油1000克。以上前7味共研细末，用麻油熬至滴水成珠，最后加黄丹收膏。取药膏适量敷于关元穴或痛处，然后用消毒纱布覆盖，再用胶布固定。适用于血热挟瘀型痛经，症见经期腹痛、下血鲜红、血块红紫、疼痛拒按、刺痛难忍等。

◈偏方11： 广郁金、红花、香附、当归、赤芍、延胡索各15克，白酒适量。以上前6味共研细末，每次取药末10克，用白酒调和成糊状，涂敷脐部和腹部痛处，干则再涂，并洒少许白酒，以保持药层湿润。适用于经期腹痛。

◈偏方12： 取肾俞、胸腰部（后背）、骶椎两侧、下脘穴。选用大小适当的玻璃火罐，用闪火法将罐吸附于所选部位上，每次只拔2～3罐，留罐25～30分钟，每日1次，7～10次为一疗程。

⊛偏方13：将两手搓热，然后在小腹部按顺时针方向抚摩150次。以手掌小鱼际部位揉关元、气海穴，约2分钟。双手搓热，交替搓擦肾俞、命门穴。待发热后1分钟，移至骶部搓擦2分钟。用食指点揉三阴交、足三里穴，各1分钟。仰卧，双脚蹬空，动作像骑自行车一样，约2分钟。仰卧，屈腿，挺腹抬臀，上提肛门，约2分钟。仰卧，伸直双腿并抬高，坚持数秒钟，然后放松，放下。反复做10次。调整、顺畅呼吸，结束。

月 经 不 调

✿ 外用偏方 ·

⊛偏方1：乳香、没药、白芍、川牛膝、丹参、山楂、广木香、红花各15克，冰片3克，生姜汁适量。以上前10味共研细末，用生姜汁适量调成糊状，敷于神阙穴和子宫穴，然后用消毒纱布覆盖，再用胶布固定，2天换药1次。适用于月经不调，少腹疼痛。

⊛偏方2：肉桂、当归、川附片、小茴香、高良姜、川芎各30克，沉香、青毛鹿茸各25克。以上前6味用麻油750克炸枯去渣，熬至滴水成珠，加入黄丹收膏；余药混合研细末。每50克膏药兑入药末1克，搅匀，摊贴。大张药重21克，小张药重14克。将膏药用微火化开，贴敷于脐部。适用于精血虚损、冲任虚寒引起的月经不调、腹痛带下之症。

⊛偏方3：当归、川芎、白芍、肉苁蓉、炒灵脂、炒延胡索、白芷、苍术、白术、乌药、茴香、陈皮、半夏各9克，柴胡6克，姜黄、吴茱萸（炒）各3克，食醋适量。以上前16味各为粗末，用醋炒热，入布袋。趁热熨脐部，每日用，以愈为度。适用于血瘀气滞所致的月经不调。

⊛偏方4：当归、川芎、白芍、红花、香附、杜仲各20克，细辛10克，蜂蜜适量。以上前7味烘干，研为细末，过筛备用；用时取药末适量，用蜂蜜调制成药饼，分别贴于气海穴、关元两穴，然后用消毒纱布覆盖，再用胶布固定，每1～2天换药1次。适用于气血瘀滞、阴血亏虚型月经不调。

◎偏方5：乳香、没药、白芍、川牛膝、丹参、山楂、广木香、红花各15克，冰片1克，生姜汁适量。以上前8味共研细末，与冰片混匀，收贮备用；临用时取药末30克，用生姜汁调成糊状，分别涂敷神阙穴、子宫穴，并用消毒纱布覆盖，再用胶布固定，每2天换药1次。适用于瘀血阻滞、兼挟寒凝的痛经。

◎偏方6：白檀香30克，沉香、木鳖仁、甘松、升麻、血竭、丁皮各15克，白芷、马兜铃各5克，艾绒60克，人工麝香1克。以上前10味共研细末，再拌入研细的人工麝香，最后入艾绒调拌，做成肚兜，兜护患者脐腹及丹田穴。适用于气滞所致月经不调。

◎偏方7：香附、鸡血藤各20克，牡蛎、三棱各10克，白芍、木通、牛膝各12克，凡士林适量。以上前7味共研细末，用凡士林调成膏状，敷于关元穴，然后用消毒纱布覆盖，再用胶布固定，2天换药1次。适用于气滞血瘀所致月经不调。

◎偏方8：刮痧法。取大椎、肩井、大杼、膈俞为主穴。配穴为气海至关元、血海、三阴交等穴。若月经先期加刮太冲、太溪穴；月经后期加刮归来、足三里；月经前后不定期加刮肝俞、肾俞、脾俞、足三里、太溪。重刮主穴部位3分钟，轻刮其他经穴部位3～5分钟。适用于月经不调。

◎偏方9：取仰卧位，两膝屈曲，两手掌指重叠置于腹部，以肚脐为中心，在中、下腹部，自右向左、沿顺时针方向反复环形抚摩约10分钟，以局部有温热感为宜，手法要轻快、柔和，用力先轻后重；体位自取，两手拇指分别点按对侧内关穴约半分钟，以局部胀麻或胀麻感向上臂肘部放散为宜。

月经过多

❀ 内用偏方 ·

◎偏方1：生地、侧柏叶各15克，炒白芍、牡丹皮、当归各10克，制大黄9克，生山栀、茜草各12克，生地榆30克，生甘草5克。小便热赤者，加泽泻12克、木通9克；月经先期者，加白薇10克；量多者，加荆芥炭9克、旱莲草15克。水煎取药汁服，每日1剂。

⊗**偏方2**：当归、阿胶（烊化）各9克，川芎、生地炭、炒白芍、旱莲草、小蓟各15克，生地榆12克，地骨皮、麦冬、炒山栀、青蒿各10克，炙甘草3克。伴气阴两虚者，加党参12克、五味子5克；腹胀者，加川楝子10克、枳壳9克。水煎取药汁服，每日1剂。

⊗**偏方3**：生蒲黄（包煎）、五灵脂、茜草各12克，益母草、仙鹤草各30克，焦山楂、制大黄炭各10克，制香附9克，炙甘草3克。瘀久化热、伤津、口干舌红者，加旱莲草、沙参各12克，麦冬10克，五味子6克，水煎取药汁服，每日1剂。

⊗**偏方4**：青蒿、牡丹皮各6克，茶叶3克，冰糖15克。将前2味洗净，加茶叶，置茶杯中，用鲜开水浸泡15～20分钟，加入冰糖令溶即得。不拘量，代茶饮用。

⊗**偏方5**：旱莲草9克，白茅根10克，茶叶、红糖各适量。煮1碗白茅根浓茶，去渣，放红糖溶化后饮。每日分2次服用。

⊗**偏方6**：莲花（取含苞待放的莲花蕾）20克，甘草5克，绿茶3克。将莲花、甘草水煎取汁泡茶饮。分3次服饮，每日1剂。咽干口燥者可加蜜服。

⊗**偏方7**：仙鹤草60克，荠菜50克，茶叶6克。水煎取药汁。代茶随饮。每日1剂。

⊗**偏方8**：干鸡冠花5～10克，白糖25克，绿茶1克。将鸡冠花加400克水煎沸，趁沸加入绿茶、白糖。分3次服饮。每日1剂。

⊗**偏方9**：天冬15～30克，白糖适量。将天冬放入砂锅，加500克水煎成250克，趁沸加入白糖。分3次温饮。月经前每日1剂，连服3～4剂。

❀ 外用偏方

⊗**偏方1**：党参10克，白术7克，炙甘草3克，干姜5克，共研细末。于月经前3～5天将脐部消毒干净，取药末0.2克敷于脐内，然后盖上消毒纱布，外用胶布固定。每日换药1次，至经停时停用，下月行经前3～5天继用，连用3～5个月为一疗程。适用于脾肾阳虚引起的月经不调、经量过多之症。本方中硫黄有毒，外用不宜大面积涂擦及长期持续使用。

⊗**偏方2**：红蓖麻仁15克，去壳捣烂成泥状，敷于百会穴，用绷带上下包扎，并用热水袋热敷15分钟，每日换药1次。适用于阳气虚寒、气虚下陷引起的月经过多、月经先期等。

月经过少

❀ 内用偏方 ·

❀**偏方1**：党参、黄芪、熟地、鸡血藤、茯苓、白芍各12克，炒白术10克，川芎6克，当归、淫羊藿、山茱萸各9克。脾虚食少者，加砂仁3克（后下）、陈皮6克；经期者，宜加红花6克、川牛膝9克、路路通10克；四肢不暖者，加桂枝6克；下腹隐冷者，加艾叶、乌药各9克。水煎取药汁服，每日1剂。

❀**偏方2**：菟丝子、枸杞子、淮山药各12克，白茯苓、巴戟天、淫羊藿、熟地各10克，补骨脂、山茱萸、当归各9克。经期加莪术12克、香附9克，畏寒肢冷者加桂枝6克、熟附片、乌药9克。水煎取药汁服，每日1剂。

❀**偏方3**：红花、川芎各6克，当归10克，桃仁、赤芍、生地、香附、失笑散（包煎）、乌药、三棱各9克，泽兰叶12克。瘀久化热者加牡丹皮9克、炒山栀10克；腹胀者加枳壳9克、木香9克；经少不畅腹痛者加桂枝6克、莪术12克、王不留行籽9克；气滞血瘀者加木香9克、小茴香6克。水煎取药汁服，每日1剂。

❀**偏方4**：白茯苓、丹参各12克，姜半夏、胆南星各10克，陈皮6克，炙甘草3克，苍术、香附、枳壳、六神曲各9克。经期者，加没药9克、路路通10克、益母草15克，去甘草；苔白腻、脘闷者，去甘草，加木香9克、砂仁3克（后下）；肾虚者，加锁阳10克、熟附片9克或紫石英15克。水煎取药汁服，每日1剂。

❀**偏方5**：黑豆100克，苏木10克，加适量水炖至黑豆熟透，去苏木，加适量红糖深化后即成。每日2次，以汤代茶，豆亦可食。月经前每日1剂，连用5剂。

❀**偏方6**：当归、益母草各30克，川芎10克，加水煎汤，去渣取汁代茶饮。月经前每日1剂，连用5剂。

❀**偏方7**：益母草30克，加水煎汤取200克药汁，再加入50克红糖令溶。顿服，服后以热水袋暖腹。

❀**偏方8**：当归10克切片，加水煎汤，去渣取汁代茶饮。月经前每日1剂，连用5剂。

⊗**偏方9**：黄芪25克，加水400克煮沸5分钟，代茶饮。月经前每日1剂，连用5剂。

⊗**偏方10**：茯苓粉10克，用少量凉开水化开，再将煮沸的200克牛奶冲入。早晨代茶饮。月经前每日1剂，连用5剂。

外用偏方 ·

⊗**偏方1**：桃仁、红花、当归、香附、肉桂、白芍、吴茱萸、小茴香、郁金、枳壳、乌药、五灵脂、蚕砂、蒲黄、熟地各等量，共研细末，用酒调成膏状，敷于脐部，然后用消毒纱布覆盖，再用胶布固定，每2日换药1次。适用于血脉空虚、阴寒内盛引起的月经量减少。

外阴瘙痒

内用偏方 ·

⊗**偏方1**：生地、当归各18克，泽泻、牡丹皮、山茱萸肉、山茱药、知母、黄柏、白鲜皮、地肤子各12克，茯苓15克。上药水煎服，每日1剂。

外用偏方 ·

⊗**偏方1**：黄柏、甘草各100克。以上2味加水适量，煎煮去渣，趁热先熏蒸后洗浴外阴部，待药液温度降至40℃左右时坐浴，每日1次，每次30分钟，10天为一疗程。

⊗**偏方2**：蛇床子30克，鹤虱、五倍子、苦参各18克，龙胆草、木瓜、生

明矾、川椒各15克，白芷9克，甘草3克。以上10味加水1500克煎煮15分钟，去渣，先熏蒸后洗浴。

⊗**偏方3**：苦参、茵陈各10克。加水煎煮，去渣，先熏蒸后洗浴患部。

⊗**偏方4**：川椒、苦参、地肤子、土茯苓各15克。以上4味加水煎汤，去渣取汁，趁热先熏蒸后洗浴患处，待水温适宜时坐浴，每日2次。

⊗**偏方5**：蛇床子、金银花各20克，黄柏15克，苦参、川椒、白鲜皮、枯矾各10克，食盐3克。以上8味加水煎汤，去渣取汁，先熏蒸后

洗浴患处，每日2次，5天为一疗程。

❂偏方6：白花蛇舌草60～90克，苦参、黄柏、木槿皮、蛇床子各15克，花椒9克，冰片（烊化）3克。以上前6味加水煎煮，去渣后加入冰片，先熏外阴部，待水温适宜后再坐浴，每日2次，每次30分钟，每剂可连

用2天。

❂偏方7：蛇床子30克，苦参15克，艾叶、花椒各10克，葱白5根。以上5味加水500克，煎煮至沸，去渣取汁，倒入盆中，趁热熏蒸外阴，待温度适宜时坐浴患处，每日早晚各1次，每次先熏蒸后洗浴30分钟。

阴 道 炎

❂ 外用偏方 ·

❂偏方1：蛇床子60克，苦参、桃仁各30克，枯矾15克。上药制成橄榄形栓剂，放入阴道内，用药5～7日。具有解毒杀虫的功效。适用于滴虫性阴道炎。

❂偏方2：藿香600克，葫芦茶、矮地茶各200克。上药水煎，浓缩至浸膏状，入烤箱中烤干，研细过筛，入胶囊。塞入阴道，每日2次。具有解毒杀虫的功效。适用于霉菌性阴道炎。

❂偏方3：蛇床子60克，淫羊藿15克，生甘草30克。水煎熏洗，每日2次。具有清热解毒利湿的功效。适用于老年性阴道炎。

❂偏方4：苦参70克，鲜桃树叶、鲜柳树叶、贯众各50克，蛇床子100克。上药加500克水煎2次，过滤去渣，浓缩至80克。用带线棉球浸药液每晚临睡前塞入阴道1个，次晨取出，连用14天。具有解毒杀虫的功效。适用于阴道炎。

❂偏方5：野菊花、金银花各20克，黄柏、蛇床子、丝瓜叶各15克，冰片3克。上药用适量水煎煮2次，分别取药汁，每日熏洗外阴2次。能清热、解毒、止痒，适用于老年性阴道炎。

❂偏方6：蛇床子30克，贯众、透骨草、苦参、黄柏、淫羊藿、百部各20克。煎汤熏洗，每日2次，10次为1疗程。具有解毒杀虫的功效。适用于老年

性阴道炎。

◎**偏方7**：桃树叶60克，白鲜皮、重楼各30克。水煎熏洗。具有清热解毒利湿的功效。适用于细菌性阴道炎。

◎**偏方8**：臭椿60克。水煎坐浴，每日2次。具有清热解毒利湿的功效。

适用于滴虫性阴道炎。

◎**偏方9**：苦楝根皮100克。加水煎取浓汁，去渣，浸洗阴部，并将药液灌入阴道，用纱布阻塞片刻，每晚1次，直到痊愈。具有杀虫止痒的功效。适用于滴虫性阴道炎。

盆 腔 炎

❀ 内用偏方 ·

◎**偏方1**：益母草、连翘各15克，忍冬藤、橘核、马鞭草、鸡血藤、紫花地丁、白花蛇舌草各30克，赤芍12克。水煎分2次服，每日1剂。具有解毒化瘀的功效。适用于慢性盆腔炎。

◎**偏方2**：莲须、卷柏各18克，赤芍、乌药、香附、萆薢、扁蓄、苦参各12克。水煎服，每日1剂。具有利湿解毒，涩带化浊的功效。适用于慢性盆腔炎。

◎**偏方3**：当归、丹参、赤芍、牡丹皮、延胡索各10克，鸡血藤、薏苡仁各15克，广木香6克，红藤、败酱草各30克。每日1剂，水煎分2次服。具有活血化瘀，清热利湿的功效。适用于慢性盆腔炎。

◎**偏方4**：制香附、川楝子、五灵脂各9克，没药3克，枳壳、木香各4.5克，当归、乌药各9克。水煎服，每日1剂，分2次服。具有行气活血，化瘀止痛的功效。适用于慢性盆腔炎。

◎**偏方5**：生地榆30克，山药20克，黑芥穗、枸杞根、双花藤、蒲公英各15克。每日1剂。水煎分早、中、晚3次服。具有益气健脾，清热化湿，行气活血，调理冲任的功效。适用于慢性盆腔炎。

◎**偏方6**：三棱、莪术、知母各15克，山药30克，天花粉20克，鸡内金（捣碎冲服）5克，鸡血藤50克。水煎服，每日1剂。具有消瘀化积，活血止痛的功效。适用于慢性盆腔炎。

❀偏方7：香椿根白皮33克（鲜品66克），白糖50克。将香椿根白皮洗净，放入锅内，加水煎成浓汤，去渣后加入白糖即成。重症者日服2次，轻症者日服1次，连服7天为1疗程。具有清热解毒的功效。适用于实热型慢性盆腔炎。

❀偏方8：丹参15克，香附12克，鸡蛋2个。将以上3味加水煮，蛋熟后去壳，再煮片刻，去药渣即成。吃蛋饮汤。具有理气，活血化瘀的功效。适用于气滞血瘀型盆腔炎。

❀ 外用偏方 ·

❀偏方1：蛇床子30克，花椒、明矾各9克。以上3味加水煎煮，去渣，将药液分成5份，每次用1份药液温洗患处。具有祛风燥湿，行气止痛的功效。适用于盆腔炎。

❀偏方2：取关元、中极、气冲、三阴交穴，湿热内蕴加上髎、阴陵泉、归来，肝肾阴亏加肝俞、肾俞，气血不足加足三里、气海。采用针罐或刺罐。即针刺后拔罐或梅花针叩刺后拔罐，留罐10～20分钟。隔日1次，15次为1疗程，疗程间隔7天。对慢性盆腔炎有辅助治疗作用。

❀偏方3：按摩法。患者取仰卧位。按摩者以顺时针方向在下腹部采用掌根揉法，反复施术3～5分钟。紧接上法，指压气海、关元、中极、阴陵泉反复施术3～5分钟。患者俯卧位，施术者用掌根揉或多指揉法在脊柱或脊柱两侧自上而下反复施术3～5分钟。

子宫颈炎

❀ 内用偏方 ·

❀偏方1：椿皮、白果各10克、凤尾草30克。水煎服。具有清热解毒的功效。适用于子宫颈炎。本方中白果生食有毒。

❀偏方2：野菊花鲜草适量。绞汁，每次服20克。具有清热解毒的功效。适用于子宫颈炎。

❀ 外用偏方 ·

❀偏方1：金银花45克，五倍子30克。共研细末，撒在带线棉球上敷塞宫颈，24小时后取出。每周2次，经期停用。具有清热解毒的功效。适用于子宫颈炎。

◈偏方2：椿皮、鱼腥草各500克。加水浓煎，取汁200克，浸泡消毒纱布，塞宫颈，12小时后取出。每日1次，5次为1疗程。具有清热解毒的功效。适用于子宫颈炎。

◈偏方3：大黄、黄柏、贯众、生苍术各15克，生甘草、白芷各10克，苦参30克，煎水取汁，煎水冲洗阴道2次。具有杀虫利湿，止痒止痛的功效。适用于子宫颈炎。

◈偏方4：鲜仙人掌100克。仙人掌剁碎，加少许食盐煎汤，先熏后坐浴。10日为一疗程。具有清热解毒，活血祛瘀的功效。适用于子宫颈炎。

◈偏方5：黄柏、乌贼骨、白及、紫草、蛇床子、甘草各15克。共研细末，用时以麻油调药，涂于宫颈，每日2次。具有清热利湿，解毒生肌的功效。适用于子宫颈炎。

◈偏方6：煅炉甘石10克，黄连、苦参、蛇床子各6克。上药共研细末，消毒后将药物撒于纱布一端，置于用0.01%新洁尔灭消毒后的宫颈糜烂处，24小时后取出，隔日1次，10次为一疗程。具有清热燥湿，收涩生肌的功效。适用于子宫颈炎。

功能性子宫出血

❀ 内用偏方 ·

◈偏方1：鲜马齿苋60克，鲜苎麻根30克。水煎服。具有活血调经的功效。适用于功能性子宫出血。

◈偏方2：山楂6克，川芎、红花、益母草、泽兰、桃仁、炙甘草各3克，炮姜2克，当归10克，米酒15毫升。将米酒加水与上药同煎，去渣取汁。每日1剂，分3次服。具有祛瘀生新，行气活血，消肿的功效。适用于功能性子宫出血。

◈偏方3：益母草、马鞭草各30克。水煎服。具有活血调经的功效。适用于功能性子宫出血。

◈偏方4：荆芥、椿树皮各5克，醋30克。将前2味炒炭，研成末，再加醋、水各半，一同煎汤，去渣取汁，顿服。具有止血止痢的功效。适用于功能性子宫出血。

⊗偏方5：炙黄芪20克，党参、熟地、炒地榆、乌贼骨各12克，白术、白芍、阿胶、炒艾叶、川续断、红枣各15克，当归10克。阿胶烊化，余药煎汤冲服，每日1剂，分3次服。具有大补气血，固涩止血的功效。适用于功能性子宫出血。

⊗偏方6：冬桑叶10克，生白芍15克，生黄芪30克，田三七8克。水煎服，每日1剂。具有清热平肝，益气固冲，散瘀止血的功效。适用于功能性子宫出血。

⊗偏方7：煅乌贼骨、茜草炭、地榆炭各15克，蒲黄炭10克，槐米炭、芥菜、马齿苋各30克，生甘草5克。水煎服，每日1剂。具有凉血消瘀，固涩止血的功效。适用于功能性子宫出血。

⊗偏方8：巴戟天12克，黄柏6克，菟丝子、淫羊藿、枸杞子各15克，五味子、知母、当归、覆盆子各10克。水煎服，分早晚2次服。具有滋肾阴，温肾阳，调冲任的功效。适用于功能性子宫出血。

⊗偏方9：生地、白芍各15克，黄芪、党参各24克，白术10克，艾叶炭、海螵蛸、棕榈炭、地榆炭各12克，升麻、炙甘草各6克。每日1剂，水煎2次。具有益气摄血的功效。适用于功能性子宫出血。

⊗偏方10：黄芪、党参、乌梅炭、生地炭、乌贼骨、马齿苋、益母草各30克，续断、山萸肉各18克，炒白术、椿根皮各12克，升麻9克，炙甘草6克。水煎服，每日1剂。具有补肾固冲，益气摄血的功效。适用于功能性子宫出血。

⊗偏方11：党参25克，黄芪30克，茯苓12克，炒白术、桂圆肉、炒枣仁各15克，当归、远志、炙甘草各10克。水煎服，每日1剂。具有健脾益气，养血止血的功效。适用于功能性子宫出血。

⊗偏方12：黄芪30克，党参、山药、龙骨各20克，升麻、柴胡、山萸肉、当归、赤芍各10克。水煎服，每日1剂，分2次服。具有益气壮阳，化瘀止血的功效。适用于功能性子宫出血。

❀ 外用偏方 ·

⊗偏方1：肉桂、沉香各3克，当归9克，吴茱萸、艾叶粉、香附、小茴香各6克，共研细末，装入双层消毒纱布袋中，敷于脐部，并用绷带固定，另用热水袋置于药袋上，每日3次，每次30分钟。适用于肾气虚寒引起的功能性子宫出血，症见出血量多或淋漓不尽、色淡质稀、畏寒肢冷、头目眩晕、腰腿酸软等。

⊗偏方2：益智仁、沙苑子各20

克，焦艾叶30克。以上前2味烘干，共研细末。另将艾叶煎取浓汁，调药末成膏状，敷于脐部，然后用消毒纱布覆盖，再用胶布固定。适用于下焦虚寒、肾气不固引起的功能性子宫出血。

◎**偏方3**：拔罐法。取关元、中极、脾俞、肾俞、足三里穴为第一组，气海、大巨、肝俞、腰阳关、血海、三阴交穴为第二组，两组交替轮流使用。

采用单罐，体质虚寒可用灸罐。用单纯艾灸或姜艾灸后拔罐，留罐10～20分钟，血量多可加灸隐白穴。每日或隔日1次，10次为1疗程，疗程间隔5天。

◎**偏方4**：刮痧法。取肩井、大椎、膏肓、肝俞、膈俞穴为主穴，配穴为气海至关元、三阴交、隐白、次髎。中等强度刮拭主刮经穴部位3分钟，轻刮其他经穴部位3～5分钟。

妊娠呕吐

❀ 内用偏方·

◎**偏方1**：鲜芦根60克，竹茹15克。水煎服。具有清热和胃的功效。适用于妊娠呕吐。

◎**偏方2**：紫苏鲜叶20克，竹茹10克。水煎取汁，少量频服。具有清热解毒，化湿消积的功效。适用于妊娠呕吐。

◎**偏方3**：黄芩10克，苏梗5克。将苏梗、黄芩用300克开水闷泡3小时。代茶饮用。具有理气安胎、和胃止呕的功效。适用于妊娠呕吐。

◎**偏方4**：红茶1克，苏梗6克，陈皮3克，生姜2片。共为粗末，以沸水冲泡，加盖浸泡10分钟或水煎10分钟。代茶不拘时温服。每日1剂，可反复冲泡2～3次。具有理气和胃，降逆安胎的功效。适用于妊娠呕吐。

◎**偏方5**：藿香、陈皮各12克，竹茹、枇杷叶各9克，生姜3克。本方宜大火急煎，每日不拘时间，或凉或温，随意代茶频饮。具有安胃和中、降逆止呕的功效。适用于妊娠呕吐。

◎**偏方6**：荆芥2.4克，川芎、白芍各3.6克，厚朴、甘草、菟丝子各1克，枳壳1.8克，黄芪、川贝母各3克，艾叶2克，当归4.5克，生姜1片，枣5枚。水煎服，每日1剂。具有益气养血，和胃降逆的功效。适用于妊娠呕吐。

◎**偏方7**：黄连1.5克，紫苏叶3克。将上2味泡开水代茶，频频饮服。具有清热和胃的功效。适用于妊娠呕吐。

◎**偏方8**：紫苏子15克，姜半夏、橘皮、前胡、旋覆花（布包）、黄芪、砂仁、白术各10克，当归、川续断各12克，甘草5克，生姜3片。水煎服，每日1剂。具有和胃安胎，降气止呕的功效。适用于妊娠呕吐。本方中半夏有毒，内服一般炮制后使用，生品内服宜慎。

❀ 外用偏方 ·

◎**偏方1**：生姜6克。将生姜烘干，研为细末，过筛备用；再用水调为膏状。敷于患者内关穴、神阙穴，以消毒纱布覆盖，外用胶布固定。具有温中和胃，降逆止呕的功效。适用于妊娠呕吐。

◎**偏方2**：炒麦芽8克，炒山楂6克，红糖适量。先用水煮炒麦芽、炒山楂成汁，去渣后放入红糖。随意饮服。具有和胃，消食，导滞的功效。适用于妊娠呕吐。

◎**偏方3**：鲜山药200克，鲜扁豆50克，陈皮丝3克，红枣肉500克。将山药去皮切成薄片，再将红枣肉切碎，搅拌均匀后蒸糕，当早餐食用，每次食用50～100克。具有和胃调中，健脾止泻的功效。适用于妊娠呕吐。

◎**偏方4**：桂皮6克，山楂肉8克，红糖30克。上药水煎，用红糖调匀热服。具有温胃散寒，消食导滞的功效。适用于妊娠呕吐。

◎**偏方5**：针刺结合拔罐法。取脾俞、胃俞、足三里穴。将以上穴位进行常规消毒，每穴用三棱针点刺2~3下，然后选择适当大小的火罐，用闪火法将罐吸拔于所点刺的穴位，留罐5~10分钟，至皮肤出现紫红色的瘀血现象或拔出瘀血数滴为度，起罐后擦净皮肤上的血迹。每日或隔日治疗1次，10次为1疗程。本方技术难度大，请在专业人士指导下操作。

流　产

❀ 内用偏方 ·

◎**偏方1**：益母草30克，桃仁15克。水煎服。具有安胎止血的功效。适用于先兆流产与习惯性流产。

◈偏方2：鲜益母草适量。捣烂绞汁，每次服1小杯。具有安胎止血的功效。适用于先兆流产与习惯性流产。

◈偏方3：苎麻根、旱莲草、仙鹤草各30克。水煎服，每日1剂。具有安胎止血的功效。适用于先兆流产与习惯性流产。

◈偏方4：萱草根、仙鹤草各30克。水煎服。具有安胎止血的功效。适用于先兆流产与习惯性流产。本方中萱草根生品有一定毒性，煎煮后可使毒性减弱或消失。

◈偏方5：阿胶10克，食盐适量，鸡蛋1个。阿胶用200克水烊化，再将鸡蛋调匀后加入阿胶水中煮成蛋花，加入少许食盐调味即成。饭前空腹食用，日服1~2次。具有补血滋阴，安胎的功效。适用于先兆流产与习惯性流产。

◈偏方6：川杜仲、续断各10~12克，鸡蛋2个。以上3味加水同煮至蛋熟，去蛋壳后再煮片刻。吃蛋喝汤。具有补肝肾、安胎的功效。适用于先兆流产与习惯性流产。

◈偏方7：生艾叶15克，鸡蛋1个。将艾叶浓煎取汁，打入鸡蛋煮汤。空腹食用，每日服1次，连服1个月。具有散寒除湿，温经止血，安胎的功效。适用于先兆流产与习惯性流产。

◈偏方8：川续断、桑寄生、熟地、制何首乌各15克，菟丝子30克，当归10克，川芎5克。每日1剂，水煎分服，连服10剂。具有补肾益精、养血固胎的功效。适用于习惯性流产。

◈偏方9：党参、黄芪、桑寄生、白术、当归各15克，熟地、菟丝子、焦杜仲、补骨脂、砂仁各12克。每日1剂，水煎分2次温服。具有益气养血，补肾安胎的功效。适用于习惯性流产。

◈偏方10：菟丝子、苎麻根各30克，桑寄生、党参各20克，续断、阿胶（烊化）、炒白术各10克。每日1剂，水煎分2次服。具有补肾固元安胎的功效。适用于先兆流产和习惯性流产。

◈偏方11：黄芪30克，菟丝子、党参各20克，巴戟天、杜仲、当归、熟地各12克，山茱萸肉、覆盆子各10克。具有温补肾阳，益气健脾的功效。适用于先兆流产及习惯性流产。

◈偏方12：益母草15克，川芎10克，川续断20克。每日1剂，每剂水煎100克，分2次口服。具有活血化瘀、养胎的功效。适用于流产、早产。

❀外用偏方 ·

◈偏方1：阿胶、艾叶各10克。将阿胶烊化，再将艾叶焙干研为细末，与阿胶液调和均匀，制成药糊，敷于患者脐部，外用消毒纱布覆盖，再用胶布固定，并用热水袋置脐部的药物上面熨之，每日熨1~2次，每日换药1次。适用于冲任虚寒引起的先兆流产。

　◈偏方2：艾绒、细盐各适量。将

艾绒制成枣核大小的艾炷。取细盐适量，填满脐孔，上置艾炷灸之，每次5~20壮，隔日灸1次，10次为一疗程。适用于冲任虚寒引起的先兆流产。

急性乳腺炎

内用偏方·

　◈偏方1：岗梅根30~60克，青壳鸭蛋1个。以上2味分别洗净，加400克水同煎至蛋熟，鸭蛋去壳后再煎15分钟。吃蛋饮汤。具有清热、解毒、活血的功效。适用于急性乳腺炎早期。

　◈偏方2：菊花5克，甘草2.5克，白糖适量。前2味洗净，用开水冲泡，加入白糖调味。代茶饮用，每日1剂。具有清热解毒的功效。适用于急性乳腺炎。

　◈偏方3：油菜、橘叶各适量。上药煮汁或捣绞汁均可。每次温服1小杯，每日3次。具有清热解毒的功效。适用于急性乳腺炎。

　◈偏方4：陈皮30~60克，瓜蒌皮10~20克，金银花15克，川贝母、甘草各9克。水煎服，每日1剂。具有理气通

乳，清热散结的功效。适用于急性乳腺炎未成脓期。

　◈偏方5：金银花、紫花地丁各30克。以上2味加水煎汤，去渣取汁。代茶饮。具有清热解毒的功效。适用于急性乳腺炎。

　◈偏方6：生黄芪、金银花各24克，当归、赤芍、党参各12克，蒲公英18克，生甘草10克。水煎服，每日1剂。具有益气健脾，补气消瘀，托毒外出的功效。适用于急性乳腺炎。

　◈偏方7：野菊花15克。用沸水冲泡。代茶频饮，具有清热解毒的功效。适用于急性乳腺炎初起红肿较明显者。

外用偏方·

　◈偏方1：鲜黄花菜、醋各适量。将鲜黄花菜捣烂，再用醋调成膏，敷

于患处，每日2次。具有清热解毒的功效。适用于急性乳腺炎早期。

✷偏方2：鲜桑叶、醋各适量。将鲜桑叶片用针刺孔，再浸入醋中备用。贴于患处，外用纱布包扎。具有清热解毒的功效。适用于急性乳腺炎。

✷偏方3：鲜马兰120克，白糖适量。将马兰洗净捣烂取汁，加入白糖调匀，涂敷于患处，每日数次。具有清热解毒的功效。适用于急性乳腺炎。

✷偏方4：拔罐法。取乳头、乳晕区及压痛明显处为主穴。选用普通玻璃罐，用镊子夹住酒精棉球，点燃棉球后，伸入罐内旋转一圈即退出，再速将罐扣于患侧乳头、乳晕区及压痛明显处。留罐10～15分钟，视病人病情可适当选用配穴。

✷偏方5：按摩法。患者可先取仰卧位，施术者先用指摩法在患侧乳房周围硬结处或相应位置，反复按廖3～5分钟。施术者继续以双侧掌根揉法在乳房周围硬结处反复按摩3～5分钟。患者可改成坐位，施术者用手掌小鱼际部或用一平滑工具，缓慢地从乳房周缘推向乳头处，反复按摩5～10分钟。施术者采用循经指压法，用双手拇指指压血海、三阴交、足三里各3～5分钟。

✷偏方6：丹参、白芷、芍药各60克，猪脂250克，醋适量。将以上前3味研为细末，用醋浸一夜，再放入猪脂中，用微火煎成膏，去渣，敷于患处。具有清热解毒的功效。适用于急性乳腺炎。

产 后 缺 乳

❀ 内用偏方 ·

✷偏方1：赤芍10克，当归、白芷、鹿角片各12克，木通6克，川芎、柴胡、桔梗各9克，山海螺30克。水煎服，每日1剂。具有疏肝解郁，通络下乳的功效。适用于产后缺乳。

✷偏方2：猪蹄1只，紫河车1个，生姜、精盐各适量。炖服。具有补气养血通乳的功效。适用于产后缺乳。

✷偏方3：车前草、当归、党参各12克，黄芪30克，王不留行、漏芦各15克，熟地20克，白芷9克。水煎服，每日

1剂。具有补养气血、通乳的功效。适用于产后缺乳。

◎偏方4：莴苣子10～15克，生甘草3～5克，糯米100克。将莴苣子捣碎，与甘草一同加水煎汁，去渣后与淘洗干净的糯米一同煮粥。日服3次，3～5天为1疗程。具有补脾胃，通乳汁的功效。适用于产后缺乳。

◎偏方5：活鲢鱼1条，丝瓜仁10克，小米100克。将小米淘洗干净入锅，加水煮粥，用大火烧开，将洗净去鳞及内脏的鲢鱼和丝瓜仁放入锅内同煮至熟。空腹吃鱼喝粥。具有通经下乳的功效。适用于产后缺乳。

◎偏方6：虾米100克，米酒25～30克。将虾米洗净，入锅，加适量水，煮汤至沸，再加入米酒，稍煮即成。日服1次，连服3～4天。具有补肾、壮阳、通乳的功效。适用于产后缺乳。

◎偏方7：鲜鲫鱼1条，黄豆芽30克，通草3克。将鱼去鳞、鳃及内脏，以水炖煮时加入黄豆芽和通草，鱼熟汤成后去通草即成。不拘时食用。具有温中下气，利水通乳的功效。适用于产后缺乳。

◎偏方8：甜酒酿200克，熟猪油20克，白糖10克，鸡蛋2个。以猪油煎炒鸡蛋至半熟，倒入酒酿，煮至蛋熟，加入白糖即成。空腹服食，日服1～2次，连服7天。具有补气血，下乳汁的功效。适用于产后缺乳。

◎偏方9：鲇鱼1条，鸡蛋2个。将鲇鱼剖杀去鳞和内脏，洗净后与鸡蛋一同加水煮汤。吃鱼、蛋饮汤。具有催乳的功效。适用于产后缺乳。

◎偏方10：黄芪20克，熟地15克，漏芦、当归、王不留行各10克，猪蹄1个。上药煎后去渣及浮油，再放入猪蹄浓煎，分3次早、中、晚喝汤及吃猪蹄。具有益气化郁通乳的功效。适用于产后缺乳。

◎偏方11：蜂窝1个（约10克左右，以枣树上者为佳），丝瓜络10克，豆腐250克。将蜂窝洗净后，入豆腐、丝瓜络，兑水适量煎煮，煮后食豆腐喝汤，1日2次，3日为1疗程。具有健脾和胃通乳的功效。适用于产后缺乳。

❀ 外用偏方 ·

◎偏方1：淘米水一脸盆，煎沸待温，将乳头放在温热的淘米水中浸泡片刻，再用手慢慢擦洗，若发现乳头中有白丝，或将其拉出，并挤出淡黄色的液体少许，一般洗后乳汁即可通畅。适用于产后缺乳。

◎偏方2：取天宗、膏肓、乳根、足三里穴。采用综合罐法，即指压按揉穴位10分钟后再拔罐10～20分钟。每日1次，5次为1疗程，疗程间隔3～5天。

产后血晕

内用偏方

偏方1：高良姜15克，米醋150克，鸡蛋2个。将高良姜研粉，鸡蛋打入调匀，炒之将熟时用米醋炙之即成。顿服。具有温养气血，生津醒神的功效。适用于产后血晕。

偏方2：猪蹄2只，当归30克，精盐适量。将猪蹄刮毛洗净，当归装入纱布袋中，一同入锅，加适量的水，小火清炖至肉烂，加精盐调味即成。吃肉喝汤。具有养血通乳的功效。适用于产后血晕。

偏方3：茶末6克，菊花、当归（酒洗）、旋覆花（去梗叶）、荆芥穗各3克，葱白10厘米。水煎服。具有疏风解表，消痰降逆，养血止晕的功效。适用于产后血晕。

偏方4：细茶1克，荆芥穗（研末）10克，红糖25克，食盐少许。以开水冲泡，温服。每日1剂。具有疏风热，止血晕的功效。适用于产后血晕。

偏方5：花生、芡实各30克，红枣10枚。将以上3味洗净入锅，加适量水，用大火烧开，再转用小火熬煮成稀粥。经常食用。具有益气血，补脾胃的功效。适用于产后血晕。

偏方6：干山楂50克。微炒，水煎服。具有活血散瘀，行气开郁的功效。适用于产后血晕。

外用偏方

偏方1：净白石1块，醋90克。先将醋盛碗内，再将净白石烧红后投入碗内即成。以所淬之热气熏产妇鼻孔2分钟。具有散血解毒的功效。适用于产后血晕。

偏方2：韭菜100克，醋适量。将韭菜洗净切碎，放入壶中，再将醋加热后倒入壶中，盖严壶口，将壶嘴对产妇鼻孔熏之。具有温中行气，散血解毒的功效。适用于产后血晕。

偏方3：醋适量。将醋煮沸，倒入茶缸内即成。将茶缸置产妇鼻下，令其吸醋气，苏醒后应急用药物止血。具有散血解毒的功效。适用于产后血晕。

产后脱肛

内用偏方

偏方1：生黄芪30克，党参15克，白术10克，枳壳12克，升麻5克，柴胡4克，当归、炙甘草各6克，红枣5枚。水煎服，每日1剂。具有补中益气，升陷固脱的功效。适用于产后脱肛。

偏方2：鸡蛋1个，明矾适量。鸡蛋开1小孔，放入7粒米粒大小的明矾，放在锅内煮熟，每日空腹服1枚鸡蛋，连服7日。具有益气固脱的功效。适用于产后脱肛。

偏方3：制何首乌15克，老母鸡1只，盐少许。老母鸡宰杀去毛及内脏，洗净，将制何首乌装鸡腹内，加适量水煮至肉烂，喝汤吃肉。具有益气固脱的功效。适用于产后脱肛。

外用偏方

偏方1：党参、黄芪、茯苓、白术、当归、熟地、升麻、山茱萸肉、菟丝子饼、肉桂、附子、黑豆各等份。上药以煨姜捣贴或熬膏，临用时贴百会穴。具有益气固脱的功效。适用于产后脱肛。

偏方2：五倍子15克，明矾10克。共研末，加1碗半水，煎汤洗患处，洗后可用荷叶将脱肛部位轻轻揉上。具有益气固脱的功效。适用于产后脱肛。

偏方3：升麻9克，乌梅6克，浮萍4.5克。升麻、乌梅炒炭，和浮萍共研末，脱肛时敷患处。具有益气固脱的功效。适用于产后脱肛。

偏方4：泽兰叶30克。水煎，趁热熏洗。具有固脱的功效。适用于产后脱肛。

偏方5：葱50克，炙五倍子9克，冰片0.3克。用葱煎汤熏洗肛门，再将炙五倍子、冰片共研而成的粉末，搽患处。具有益气固脱的功效。适用于产后脱肛。

偏方6：猪油（炼去渣）60克，蒲黄末30克。调匀后涂于局部。具有益气固脱的功效。适用于产后脱肛。

产后子宫复旧不全

❋ 内用偏方 ·

❀偏方1：甘草、生地、熟地各10克，黄芩、黄柏、白芍各15克，山药、川续断各12克。水煎服，每日1剂。具有养阴清热、凉血止血的功效。适用于产后子宫复旧不全。脾胃虚寒者不宜使用。

❀偏方2：当归、川芎、生蒲黄、生五灵脂、枳壳各10克，党参20克，益母草15克。冷水浸泡后小火煎2次，取300克汁，分2次服。具有缩宫逐瘀的功效。适用于产后子宫复旧不全。

❀偏方3：当归、川芎各6克，益母草、泽兰、北山楂、百草霜（布包）各9克。水煎2次分早晚服，每日1剂。具有活血化瘀，引血归经的功效。适用于产后子宫复旧不全。

❀偏方4：木瓜、醋各500克，生姜30克。将以上3味一同放入砂锅内，用小火炖熟即成。1剂分3次服用，每日1次，连续服用3~4剂。具有健脾化瘀，平肝和胃，祛湿舒筋，散寒解毒，通乳的功效。适用于产后子宫复旧不全。

❀偏方5：山楂、益母草各50克，红糖100克。将山楂去核，切片，同益母草同入锅中，加500克水同煮，去渣加红糖收膏。每次服20克，每日2次。具有活血祛瘀，缩宫生血的功效。适用于产后子宫复旧不全。

❀偏方6：当归15克，焦山楂、生蒲黄各12克，川芎、炙甘草各6克，赤芍9克，益母草18克。上药水煎服。每日1剂，分2次服。具有收缩子宫，行血祛瘀，行气导滞的功效。适用于产后子宫复旧不全。

❀偏方7：党参20克，白术、益母草各15克，炙甘草、艾叶、血余炭各9克，桑寄生、制何首乌各12克。水煎服。具有养血益气，收涩止血的功效。适用于产后子宫复旧不全。

❀偏方8：黄芪、煅龙骨、熟地各20克，党参、炒荆芥、当归各10克，川芎5克。每日1剂，水煎3次，餐前温服。具有补气养血，止恶露的功效。适用于产后子宫复旧不全。

❀偏方9：山楂片15克。山楂片炒后水煎服。每日1剂，分2次服。具有活血化瘀的功效。适用于产后子宫复旧不全。

◎偏方10：薏苡仁30克，山楂15克，车前草9克，红糖适量。上药水煎服。每日1剂，分2次服，连服4～5日。具有清热凉血，活血祛瘀，燥湿健脾的功效。适用于产后子宫复旧不全。

乳房湿疹

❀ 外用偏方

◎偏方1：霜打小茄子适量，麻油少许。将霜打小茄子洗净，焙干研末，加入麻油调匀成糊状，涂敷于患处，每日数次。具有清热祛风的功效。适用于乳房湿疹。

◎偏方2：荸荠5个，冰片少许。将荸荠洗净，捣烂绞汁，加入少许冰片，涂敷于患处，每日数次。具有清热祛风的功效。适用于乳房湿疹。

◎偏方3：地锦花15克，鸡蛋清适量。将地锦花洗净，晒干研为细末，加入鸡蛋清调匀成糊状，涂敷于患处，每日数次。具有祛风利湿，清热解毒的功效。适用于乳房湿疹。

◎偏方4：莲房适量，麻油少许。将莲房洗净，烧成炭，研为细末，加入麻油调匀成糊状，涂敷于患处，每日数次。具有清热解毒的功效。适用于乳房湿疹。

乳头皲裂

❀ 外用偏方

◎偏方1：白芷15克，蒲公英、苦参、硼砂、生甘草各9克。以上5味加适量水煎汤，去渣，趁药液温热时用消毒纱布蘸药液洗患部，每日2～3次，每日1剂。具有清热解毒，消肿止痛，燥湿收敛的功效。适用于乳头皲裂。

◎偏方2：生石膏30克，冰片5克，

麻油15克。将生石膏、冰片分别研为细末，再将麻油放入锅内煮沸，离火后加入石膏粉，冷至50℃时缓缓加入冰片，冷却成膏，敷于皲裂处，每日用药3次。具有消炎解毒，润肤止裂的功效。适用于乳头皲裂。

◎**偏方3**：黑芝麻、白芝麻各20克，川贝10克。将芝麻炒香研细，川贝母研细，二者混和后过筛，备存。同时视患处大小，取药物适量与麻油调成泥糊状，涂敷患处，每日2次，出血渗液者，先用药末撒于创面，待脓水收敛后，再涂用。具有止裂的功效。适用于乳头皲裂症。

◎**偏方4**：青黛、制乳香各20克，煅石膏、煅龙骨、血竭各15克，黄连10克，冰片5克。上药分别研成极细末，混匀，再加入冰片研匀即成，贮瓶备用。治疗时，疮面湿烂者用棉球将药末扑于患处；疮面干燥者，可用麻油调成糊状外敷包扎。每日换药2次。具有清热解毒，凉血消肿的功效。适用于乳头皲裂。

◎**偏方5**：炙龟甲9克，冰片1.5克，麻油适量。将炙龟甲、冰片共研细末，再加入麻油调成膏状，敷于皲裂处，每日用药3次，小儿吸乳时应洗去。具有消炎解毒，养阴润燥的功效。适用于乳头皲裂。

◎**偏方6**：硼砂末、蜂蜜各30克。将硼砂研细，再加入蜂蜜调匀，使成糊状，外用时先清洗局部，再用消毒棉签蘸药糊涂敷患处，每日换药3～4次。一般用药3～5天即愈。本方具有燥湿解毒，消炎生肌的功效。适用于乳头皲裂。

◎**偏方7**：红糖50克，白酒30克。红糖与白酒同入瓷器中，煎煮成糊状贮存待用。将红糖酒糊敷在乳头上，每日3次。具有润肤，和血止痛的功效。适用于乳头皲裂。

◎**偏方8**：五倍子、五味子各等份，冰片少许，麻油适量。上药共研细末，麻油拌和糊状外敷乳头。具有止裂的功效。适用于乳头皲裂症。

乳腺增生

❋ 内用偏方

◎**偏方1**：菊花、玫瑰花各10克，青皮6克。上药用开水冲泡代茶饮。具有清热散结的功效。适用于乳腺增生。

◈偏方2：柴胡、当归、赤芍、白芍各12克，川楝子、延胡索、姜半夏各9克，茯苓、白术、仙茅、淫羊藿各10克，青皮、陈皮、生甘草各6克。每日1剂，水煎分2次温服，3个月为1疗程。具有疏肝止痛，活血行气的功效。适用于乳腺增生。

◈偏方3：香附15克，莪术、柴胡、赤芍、橘叶、郁金各10克。水煎2次分服，每日1剂。具有解郁止痛的功效。适用于乳腺增生。

◈偏方4：柴胡、瓜蒌皮、当归尾、香附、白术、王不留行各10克，穿山甲珠、甘草各6克，郁金、赤芍各15克。水煎服，每日1剂。具有疏肝解郁，行气消瘀的功效。适用于乳房囊性增生。

◈偏方5：柴胡、当归、丹参、赤芍、仙茅、淫羊藿、郁金、白芥子各12克，枸杞子9克，陈皮6克，生山楂30克，炙甘草5克。每日1剂，水煎分2次服，连续用药2个月。具有疏肝理气，活血化瘀，软坚散结的功效。适用于乳腺增生。本方中白芥子辛温走散，耗气伤阴，久咳肺虚及阴虚火旺者忌用；消化道溃疡、出血者忌用。用量不宜过大。

◈偏方6：山慈菇250克（打细末），核桃仁500克（砸成粗末）。和

匀后炼成蜜丸，每丸6克重，每日早晚各服1丸。具有软坚散结的功效。适用于乳腺增生。

◈偏方7：炒柴胡、制香附、郁金、苁蓉、炒当归、王不留行、海藻各10克，淫羊藿20克，仙茅15克，益母草30克。每日1剂，水煎2次服。具有疏肝补肾，活血止痛，化瘀散结的功效。适用于乳腺增生。

◈偏方8：白芍10克，当归、制香附各9克，青皮6克，柴胡、枳壳各5克。分2次煎服，每日1剂。具有疏肝散结的功效。适用于乳腺增生。

❀ 外用偏方 ·

◈偏方1：芒硝50克。纱布内均匀地撒一层芒硝，缝成药垫，敷乳房硬结处。具有软坚散结的功效。适用于乳腺增生。

◈偏方2：大黄、黄柏、乳香、没药各等份，冰片少量。上药共研细末，以鸡蛋清调好，敷于患处，外盖纱布，用胶布固定。2天换药1次。具有清热散结的功效。适用于乳腺增生。

更年期综合征

❀ 内用偏方 ·

❖**偏方1**：山楂15克，荷叶12克。上药水煎服，代茶饮。具有活血散瘀，消积止痛，清热安神的功效。适用于更年期综合征。

❖**偏方2**：山茱萸肉、红糖各15克，糯米50克。将山茱萸与淘洗干净的糯米一同入锅，加500克水，用大火烧开后转用小火熬煮成稀粥，调入红糖稍煮即成。日服1剂，空腹食用。具有补肝益肾，收敛固涩的功效。适用于更年期综合征。

❖**偏方3**：绿茶2克，佛手花5克。将佛手花、绿茶一同放入茶杯中，以沸水冲泡，加盖浸泡10分钟即成。代茶频饮，可反复泡3～4次。具有疏肝理气，解郁散结的功效。适用于更年期综合征。

❖**偏方4**：郁金、三棱、莪术、大黄、肉苁蓉、巴戟天各10克，丹参30克。水煎服，每周服6剂，一般服用1个月可明显见效。具有开郁散结，消肿除胀的功效。适用于更年期综合征。

❖**偏方5**：黄连3克，麦冬、白芍、白薇、枣仁、丹参各9克，龙骨15克。上药加水煎2次，早晚温服，连续用1个月为一个疗程。具有安心平肝的功效。适用于更年期综合征。

❖**偏方6**：百合、红枣各15克，地黄18克，炙甘草9克，麦芽30克，糯稻根20克。水煎，分2次服，每日1剂。具有养心安神，缓急和中，调补阴阳的功效。适用于更年期综合征。

❖**偏方7**：黄芪30克，首乌藤15克，当归、桑叶各12克，三七6克，核桃仁10克。水煎服，每日1剂。具有益气补血，活血通脉，养心安神的功效。适用于更年期综合征。

❖**偏方8**：酸枣仁30克，粳米50克。先将酸枣仁捣碎，加适量水煮出药汁，再用药汁同粳米一同煮粥吃，每日一次。本粥能宁心安神，对处于更年期，常感觉心情不好、易失眠者有一定改善作用。

⊛偏方9：柴胡、夏枯草各12克，白芍、川芎各15克，当归、远志、郁金各10克。水煎，分3次服，每日1剂。具有疏肝养血，行气解郁的功效。适用于更年期综合征。

子宫脱垂

⊛ 内用偏方 ·

⊛偏方1：黄芪30克，金樱子、煅牡蛎各20克，五味子10克，升麻、当归、党参各12克，炒白芍15克，炙甘草5克。水煎内服，每日1剂。具有益气升提，固涩收敛的功效。适用于子宫脱垂。

⊛偏方2：丝瓜络60克，白酒500克。将丝瓜络烧存性，研细，分成14包，备用。每日早晚饭前各服1包药，7天为1疗程。间隔5天再行第2个疗程，也可连续服用，不间隔。具有升陷止脱的功效。适用于子宫脱垂。

⊛偏方3：黄芪25克，红茶1克。将黄芪加500克水煮沸5分钟，再加入红茶即可。每日3~4次分服。每日1剂。具有补气升阳，益气固表的功效。适用于子宫脱垂。

⊛偏方4：升麻4克，鸡蛋1个。将鸡蛋打一小孔，再将升麻研末装入鸡蛋内，密封小孔，隔水蒸熟。每日1剂，连服10天为1疗程，休息2天再进行第二个疗程。具有解毒，升提的功效。适用于子宫脱垂。

⊛偏方5：鲜荔枝肉（连核）500克，陈米酒1000克。将鲜荔枝肉置容器中，加入陈米酒，放于阴凉处，浸泡7天后即成。日服2次，每服20~30克。忌多饮，小儿禁用。具有益气健脾，养血益肝的功效。适用于子宫脱垂。

⊛ 外用偏方 ·

⊛偏方1：生枳壳、蛇床子、益母草、川黄柏、金银花各15克，紫草根9克。以上6味加3000克水，浓煎，去渣后到入盆中，趁热先熏后洗再坐浴，每晚1次。具有清热燥湿，解毒杀虫，收敛固脱的功效。适用于子宫脱垂、子宫糜烂等。

◈**偏方2**：五倍子12克，胡椒3克，人工麝香0.1克，蓖麻仁12克，生姜汁少许。以上前5味共研细末，用生姜汁调成糊状，将药糊敷于脐部，再用艾条灸之。具有温肾散寒，收敛固脱的功效。适用于子宫脱垂。

◈**偏方3**：枳壳、诃子、五倍子、明矾各适量。以上4味加水煎煮，去渣，先趁热熏局部，待温度适宜时再用药液洗患部。具有收敛固脱的功效。适用于子宫脱垂。

◈**偏方4**：拔罐法。取大椎、气冲、子宫、命门、关元、中极穴。气虚加气海、足三里、三阴交穴；肾虚加肾俞、交信穴。将穴位分成两组交替轮流使用，采用单罐或针罐。用闪火法拔罐20分钟左右，或针刺后拔罐15分钟左右。隔日1次，10次为1个疗程，疗程间隔3～5天。

◈**偏方5**：刮痧法。患者取坐位，施术者以较轻力度先刮头顶百会穴5～10分钟，继在腹部、腰部涂以刮痧介质，以中等力度刮之，腹部从气海刮至关元区域、子宫穴；腰部从脾俞刮至气海俞。腹部刮至潮红为宜，腰部刮至痧痕显现为佳。每5日刮治1次，5次为1疗程。不愈者，再刮1～2个疗程。患者应注意休息，避免劳累。

不 孕 症

❀ 内用偏方 ·

◈**偏方1**：党参、熟地、淫羊藿各15克，黄芪30克，当归6克，白术、茯苓、远志、枣仁、木香、桂圆肉、甘草各9克。经后服用，水煎服，每日1剂。具有理气养血，温补胞宫的功效。适用于不孕症。

◈**偏方2**：菟丝子、枸杞子、淫羊藿、金银花、紫花地丁、车前、牡丹皮、泽泻、牛膝各10克，薏苡仁20克，黄柏5克，生甘草9克。每日1剂，水煎分2次服用。具有补肾泻浊的功效。适用于不孕症。

◈**偏方3**：柴胡6克，益母草、淮牛膝、菟丝子、赤芍、泽兰、生蒲黄、枸杞子、白芍、苏木、女贞子、鸡血藤、刘寄奴、覆盆子各10克。水煎服。具有温阳疏肝助孕的功效。适用于不孕症。

⊗偏方4：锁阳、桑椹各1000克，蜂蜜200克。将锁阳和桑椹共煎2次，合并煎液，入锅中用小火浓缩，加入蜂蜜，熬成膏状备用。每日10克，用开水冲泡代茶饮。具有补肾阳，益精血，润肠通便的功效。适用于不孕症。

⊗偏方5：路路通、威灵仙、炮山甲各10克，皂刺15克，全蝎5克，蜈蚣1条。每日1剂，水煎分2次服。具有助孕的功效。适用于不孕症。本方中全蝎与蜈蚣有毒，用量不宜过大。

⊗偏方6：粳米适量，精盐少许。将淘洗干净的粳米入锅，加水煮粥，粥将好时撇出1碗浮面的粥油，加少许精盐调味食用。每日服1次。具有补虚、生液、填精的功效。适用于不孕症。

⊗偏方7：肉苁蓉15克，羊肉、粳米各100克。将肉苁蓉加水煎汁，去渣后与淘洗干净的粳米和羊肉一同煮粥，肉熟粥稠时加入葱、生姜、盐等，稍煮片刻即成。寒冬食用，5～7天为1疗程。具有补肾助阳，益精血的功效。适用于不孕症。

⊗偏方8：生黄芪、鸡血藤各30克，透骨草、当归各15克，川芎10克。水煎服。于经期连服数剂。具有益气活血助孕的功效。适用于不孕症。

⊗偏方9：当归、白芍各10克，山药30克，菟丝子12克，熟地15克，炒柴胡6克。水煎服。3个月为1疗程，经期停服。具有温阳疏肝助孕的功效。适用于不孕症。

⊗偏方10：菟丝子30克，桑寄生、熟地各25克，淫羊藿、金狗脊、艾叶各10克，党参20克，白术、补骨脂各15克，炙甘草9克，覆盆子、当归各12克。水煎服，每日1剂。具有温肾健脾，补血调经的功效。适用于不孕症。

⊗偏方11：草苁蓉60克，白酒500克。草苁蓉洗净切碎，入布袋，置容器中，加入白酒，密封，浸泡10天后去渣即成。日服2次，每次10克。具有滋服补阳，强心的功效。适用于不孕症。

⊗偏方12：当归、熟地、淫羊藿、桑寄生各10克，白芍、桑椹、女贞子、阳起石各15克，蛇床子5克。水煎服，每日1剂。具有调补冲任，补肝肾的功效。适用于不孕症。

⊗偏方13：红花、桃仁、当归、丹参各15克，生地、熟地、川芎、赤芍、白芍、制香附、怀牛膝各9克。上药在月经第4～5天后开始服用至排卵期。每日1剂。15剂为1疗程。具有活血化瘀，理气养血的功效。适用于不孕症。

⊗偏方14：益母草30克，当归15克，鸡蛋2个。以上前2味洗净，加400

克水煎至200克，用纱布滤渣，鸡蛋煮熟，冷却去壳，插小孔数个，用药汁煮片刻即成。饮药汁吃鸡蛋，每周吃2~3次，30为天一个疗程。

◈**偏方**15：淫羊藿、肉苁蓉各100克，白酒1500克。以上前2味切碎，置容器中，加入白酒，密封浸泡10天后去渣即成。空腹服用，日服3次，每次服10克。具有补肾壮阳，滋阴润燥的功效。适用于不孕症。

◈**偏方**16：猪蹄甲90克，路路通30克，赤芍15克，牛膝、香附各10克。水煎服。服药时可加适量黄酒。本方在排卵期前一星期开始连服7天。

具有养血活血，理气通络的功效。适用于不孕症。

❀ 小知识·

女性的月经周期有的长有的短，个体间有一定差异。但排卵日与下次月经第一天间的间隔时间比较固定，一般为14天。利用这个固定的间隔时间，女性可以按月经周期来推算排卵期。推算方法是从下次月经来潮的第1天算起，倒数14天或减去14天就是排卵日，排卵日及其前5天和后4天加在一起就是排卵期。

第四章
男科保健偏方

NANKE BAOJIAN

PIANFANG

前列腺炎

❀ 内用偏方 ·

◈偏方1： 龙胆草、山栀、泽泻、瞿麦各10克，生地、车前子（包煎）、萆薢、蒲公英、败酱草、金银花、萹蓄各15克，碧玉散10克（包煎）。水煎服，每日1剂。适用于湿热下注型急性前列腺炎。本方中多味药苦寒，脾胃虚弱者慎用。

◈偏方2： 黄连、黄芩、黄柏、山栀、龙胆草各10克，蒲公英、紫花地丁、萹蓄、红藤各15克，碧玉散20克（包煎）。水煎服，每日1剂。适用于热毒壅盛型急性前列腺炎。本方中多味药苦寒，脾胃虚弱者慎用。

◈偏方3： 黄柏、大黄（后下）、黄芩、山栀子、瞿麦、木通、萆薢各10克，土茯苓、车前子（包煎），金银花、萹蓄、虎杖各15克，碧玉散10克（包煎）。水煎服，每日1剂。适用于湿热下注型急性前列腺炎。本方中多味药苦寒，脾胃虚弱者慎用。

◈偏方4： 龙胆草、泽泻、山栀子各10克，黄芩、柴胡、黄柏、甘草各6克，车前草15克，生地12克，大黄4克。水煎服，每日1剂。适用于热毒蕴盛型急性前列腺炎。本方中多味药苦寒，脾胃虚弱者慎用。

◈偏方5： 金樱子、菟丝子各15克，五倍子12克，生地、熟地、山药、茯苓、川续断、益智仁、杜仲、枸杞子、当归各10克，肉桂4克。水煎服，每日1剂。适用于肾虚阳衰型慢性前列腺炎。

◈偏方6： 丹参20克，桃仁、红花、赤芍、泽兰、王不留行、延胡索、牛膝、当归各10克，穿山甲5克。水煎服，每日1剂。适用于气滞血瘀型慢性前列腺炎。

◈偏方7： 龙胆草、栀子、柴胡、车前子、泽泻、甘草各10克，黄芩、木通各6克，生地15克，当归5克。水煎服，每日1剂，早晚各服1次。适用于慢性前列腺炎。

❀ 外用偏方 ·

◈偏方1： 鱼腥草、丹参、野菊花各20克，马齿苋、赤芍、紫草、白花蛇舌草各10克。上方水煎取汁1500克，每日坐浴1～2次，注意水温不要超过40℃，每次坐浴30分钟。适用于慢性前列腺炎。

◈**偏方2**：白胡椒7粒，人工麝香0.15克。将白胡椒研为细末，脐部用温水洗净，然后将人工麝香粉倒入脐孔中，再将白胡椒粉盖在上面，最后用胶布固定，每隔7天换药1次，连用10次为一疗程。适用于慢性前列腺炎。

◈**偏方3**：白芷、萆薢各30克，甘草5克，加水煎煮，去渣，坐盆内水渍至小腹，用手按摩小腹至外阴部，以有温热感为度，水凉复温，每次坐浴30分钟，每日1次，30天为一疗程。适用于挟有湿热的前列腺炎。

◈**偏方4**：龙胆草15克，鲜车前子30克，冰片1.5克，共捣烂成泥，敷于脐部，外用消毒纱布覆盖，再用胶布固定，每日换药1次，以愈为度。适用于急性前列腺炎。

◈**偏方5**：针刺法。取腰骶椎两侧、腹股沟部、水道穴。采用刺罐，梅花针轻叩刺后，闪罐至皮肤潮红，微渗血。每日1次。10次为1疗程，疗程间隔3～5天。此法有一定难度，请在专业人士指导下操作。

◈**偏方6**：患者取仰卧位，施术者先用右手掌根，在下腹部反复揉按3～5分钟。紧接上法，施术者用右手拇指指压气海、关元、中极三穴3～5分钟。施术者用双手拇指指压涌泉穴，用力由轻渐重，反复施术3～5分钟。患者俯卧位，施术者用掌根在尾骶部用揉法反复施术3～5分钟。

前列腺增生

❀ 内用偏方·

◈**偏方1**：柴胡、郁金、桔梗、穿山甲、三棱、莪术、昆布、石菖蒲各10克，漏芦、半枝莲、王不留行、泽兰、泽泻各15克，肉桂（后下）6克。水煎服，每日1剂。适用于前列腺增生。

◈**偏方2**：木通、牛膝、车前草、冬葵子、瞿麦、萹蓄、石苇各10克，滑石20克，大黄4克。水煎服，每日1剂。适用于湿热蕴结型前列腺增生。本方中多味药苦寒，脾胃虚弱者慎用。

◈**偏方3**：生地、熟地、山茱萸

肉、云茯苓、牛膝、知母、泽泻、海藻、昆布、牡丹皮各10克，黄柏9克，车前草15克。水煎服，每日1剂。适用于阴虚火旺型前列腺增生。

◎偏方4：黄芪50克，海蛤壳、炮山甲、皂角刺、川牛膝各10克，海藻、王不留行各15克，木通9克，马鞭草30克，水蛭6克。水煎服，每日1剂，病情好转后每周服5剂，并用芒硝、大黄、桂枝、虎杖、归尾、路路通、地龙各等份，煎汤熏洗会阴部并坐浴，每日2次。适用于前列腺增生。

外用偏方

◎偏方1：生山栀3枚，芒硝3克，大蒜头3瓣。将生山栀研末，加入大蒜头一同捣烂成泥，再加入芒硝同捣，和匀，敷于脐部，外用消毒纱布覆盖，再用胶布固定，小便通后去膏药。适用于前列腺增生有小便淋漓症状者。

◎偏方2：大葱白5根，明矾9克。

明矾研为细末，加入葱白捣烂成泥，敷于脐部，外用医用纱布覆盖，再用胶布固定，1小时后小便即通，去膏药。适用于前列腺增生有小便淋漓症状者。

◎偏方3：大田螺1个，鲜车前草1棵，冰片1克。将鲜车前草洗净捣烂，加入大田螺肉和冰片一同捣烂，敷于脐部，外用消毒纱布覆盖，再用胶布固定，小便通后去膏药。适用于前列腺增生。

小知识

前列腺增生在老年男性中很常见，一般男性35岁以后前列腺会有不同程度的增生，到50岁以后会出现临床症状，表现为尿频、尿急、夜间尿次增加和排尿费力等，并能导致泌尿系统感染、膀胱结石和血尿等并发症，对老年男性的生活质量产生严重影响，因此需要积极治疗。

遗　精

内用偏方

◎偏方1：鲜韭菜100～150克，鸡

蛋2个，精盐、植物油各适量。将韭菜洗净切成小段，再将鸡蛋打破搅匀，将植物油入锅烧热，放入韭菜与鸡蛋炒熟。每日服1剂。适用于肾虚遗精等。

❀**偏方2**：生白果仁2枚，鸡蛋1个。将生白果仁研碎，鸡蛋打一小孔，再将碎白果塞入，用纸糊封，然后放入碟中，上笼蒸熟或隔水蒸熟。每日早晚各吃1个鸡蛋，可连续服用至病愈。适用于遗精等。本方中白果生品有毒，食用量不宜过大。

❀**偏方3**：制何首乌12克，鸡蛋2个。将制何首乌和鸡蛋分别洗净，加水同煮至蛋熟，剥去壳再煮片刻即成。吃蛋喝汤，每日1次，佐餐食用。适用于遗精。

❀**偏方4**：茴香、葫芦巴、补骨脂、白龙骨、木香各30克，核桃仁30个（研碎），羊腰3对（切开盐擦，炙熟捣膏）。前5味研细末，后2味同研成膏，和酒浸蒸饼，熟后制成黄豆大小的小丸，每服20～30丸。适用于肾气不足引起的梦中遗精，腰膝酸软。

❀ 外用偏方 ·

❀**偏方1**：五倍子20克，煨后研为细末，取药末1克用温开水调成糊状，敷于神阙穴、关元穴，然后用消毒纱布覆盖，再用胶布固定。适用于精关不固引起的遗精。

❀**偏方2**：韭菜子10克，五倍子、小茴香各3克，共研细末，敷于脐部，外用消毒纱布覆盖，再用胶布固定。适用于精关不固引起的遗精。

❀**偏方3**：五倍子、煅龙骨、煅文蛤各20克，研为细末，用水调成糊状，临睡前敷于脐部，然后用消毒纱布覆盖，再用胶布固定，每晚换药1次，10天为一疗程。适用于精关不固引起的遗精。

❀**偏方4**：女贞子、五倍子各30克，食醋适量。前2味共研细末，用醋调成饼，敷于脐部，外用消毒纱布覆盖，再用胶布固定，每日换药1次，连用3～5次。适用于精关不固引起的遗精。

❀**偏方5**：菟丝子、茯苓、韭菜子、龙骨各30克。共研细末，每次取药末12克用温开水调成糊状，敷于脐部，外用消毒纱布覆盖，再用胶布固定，每日换药1次，连用10天为一疗程。适用于遗精。

❀**偏方6**：五倍子3克，蜂蜜适量。五倍子研为细末，用蜂蜜调成糊状，敷于神阙穴或四满穴（脐下），然后用消毒纱布覆盖，再用胶布固定，每日早晚各1次。适用于肾阴亏虚引起的遗精，症见形体虚弱、眩晕耳鸣、健忘失眠、腰酸腿软、遗精、口干、舌红少苔、脉细。

❀**偏方7**：刮痧法。患者取坐位，术者在刮痧部位涂适量的刮痧介质，然后以较重力度刮背部及腹部，背部从肾俞刮至关元俞，腹部从气海刮至中极穴。刮至局部出现痧痕为好。3～5日刮痧1次，5次为1疗程。治疗期间少食辛辣煎炒食物。

◎偏方8：按摩法。取坐位，两手掌指着力，紧贴皮肤，从腰部至骶部反复重力擦摩约3分钟。取站立位，每晚睡觉前，深吸气，将臀部及大腿用力夹紧，上提会阴部，同时收缩肛门，呼气时全身放松.反复进行约2分钟。能增强体质，调节性神经生理功能，对治疗遗精有良一定的效果。

阳　痿

❀ 内用偏方 ·

◎偏方1：白石英150克，阳起石90克，磁石120克，白酒1500克。以上前3味捣成碎粒，用水淘洗干净，装入布袋，置容器中，加入白酒，每日摇动数下，密封浸泡7天后去渣即成。日服3次，每次10克温服。适用于阳痿等。

◎偏方2：淫羊藿25克，熟地黄15克，白酒500克。以上前2味碎细，入布袋，置容器中，加入白酒，密封，浸泡5天即成。温服，每次15～30克，每日1次。适用于阳痿。

◎偏方3：莲子（带心）20克，生甘草10克，瘦猪肉50克。猪瘦肉切丁，加适量水煨熟，再加入莲子、甘草，小火煮烂熟，调味食之。每日1剂，以10天为一疗程。猪肉多食可助热生痰、动风，因此，外感、肝病初期或慢性肝病活动期不宜多食。适用于饮食停滞、湿热下注型阳痿。

◎偏方4：土茯苓30克，鲜鲫鱼1条（250～500克）。鲜鲫鱼去脏留鳞，加适量水，与土茯苓同煮，调味，食鱼饮汤。每日1剂，以7天为一疗程。适用于肾阳亏虚所致的阳痿。

◎偏方5：杜仲160克（盐炒），补骨脂80克（酒炒），核桃仁50克，大蒜40克。研细末，制成丸，每服9克，空腹温酒送服。适用于阳痿。

◎偏方6：熟地黄9克，山药、枸杞子、杜仲、肉桂、制附子各6克，山茱萸、甘草各3克。水煎服，每日1剂，分2次服。适用于肾阳虚衰之阳痿。

❀ 外用偏方 ·

◎偏方1：陈艾叶、蛇床子各30

克，木鳖子（带壳生用）2个，共研细末，用消毒纱布包裹，置于脐上，再用热水袋熨之。适用于湿热引起的阳痿。

⊛**偏方2**：蛇床子、菟丝子各15克，共研细末，水调为糊状，贴敷于曲骨穴，每日5次。适用于湿热引起的阳痿。

⊛**偏方3**：生姜100克，艾叶50克，加水适量，煎取汤汁，擦洗腰部及小腹部，每日2次，每次30分钟。适用于脾肾阳虚引起的阳痿。

⊛**偏方4**：牡蛎粉、蛇床子、干荷叶、浮萍草各30克，共研细末，每次取20克，加水1000克煎煮3～5沸，去渣，温洗阴茎，每日2次，每次20分钟。适用于脾肾阳虚引起的阳痿。

⊛**偏方5**：刮痧法。患者取坐位，术者在刮部位涂上适宜介质，然后以较重力度刮背腰部，以脾俞为上线、肾俞为下线，刮整个区域，刮至局部出现痧痕为好。继则以中等力度刮腹部与足部穴位，腹部主要刮任脉穴位，从气海穴刮至中极穴，足部刮足三里、三阴交穴，刮至局部潮红。若湿热下注者，加刮阴陵泉穴。每3～5日刮1次，5次为一疗程。

⊛**偏方6**：按摩法。患者通常取仰卧位，施术者先用掌根揉法在腹部，自神厥穴向下揉至气海、关元、中极穴3～5分钟。用拇指点按法在中极穴，反复施术3～5分钟，用力要轻。用双手拇指指压双侧涌泉穴，反复施术3～5分钟。患者俯卧位，施术者用掌根揉法。在八髎穴反复施术3～5分钟。

早　泄

❀ 内用偏方 ·

⊛**偏方1**：黄芪、远志、人参、当归各10克，泽泻、白芍、炙甘草、龙骨各5克。水煎服，每日1剂。适用于早泄。

⊛**偏方2**：狗肉500克，大茴香、小茴香、桂皮、生姜、大蒜、胡椒粉、

精盐各适量。将狗肉入水中净洗几遍，切成小块，用开水烫一下，入热油锅中炸至金黄捞出。另取1只砂锅，倒入狗肉及大茴香、小茴香、桂皮、大蒜、生姜，加水浸没，大火烧沸，转小火烧2小时，调入精盐、胡椒粉，稍焖即成。

适用于早泄。

◈**偏方3**：远志肉15克，煅阳起石、沉香、五味子、嫩鹿茸、酸枣仁、炒桑螵蛸、白龙骨、白茯苓、钟乳粉各30克，菟丝子60克。研细末，炼蜜为丸，每服9克，用炒茴香、茯苓煎汤送服。适用于早泄。

◈**偏方4**：五味子500克，蜂蜜2000克。五味子煎取浓汁，炭火慢熬成膏，每服10~20克，空腹时用白开水调服。适用于早泄。

◈**偏方5**：补骨脂240克（盐水炒），云茯苓120克，韭菜子60克。将上药浸入陈醋内，醋高过药面一指，加热煮沸，取渣令干为末，再做成丸，每服10克，早晚各1次。适用于早泄。

◈**偏方6**：党参、远志、白术、木香各10克，黄芪、当归、茯神、酸枣仁、桂圆肉各15克，甘草6克。水煎服，每日1剂。适用于心脾两虚而引起的早泄。

◈**偏方7**：焦黄柏、生地、天冬、茯苓各10克，煅牡蛎20克，炒山药15克。水煎服，每日1剂，分2次服。适用于早泄。

◈**偏方8**：炒韭菜子、菟丝子各120克，牡蛎、煅龙骨各60克。研细末，荷叶煎汤为丸，每服9克，空腹盐汤送下。适用于早泄。

◈**偏方9**：人参、龙骨、白茯苓、络石藤各90克。上药共研细末，每服9克，空腹用米汤送服。适用于早泄。

◈**偏方10**：沙苑子10克。洗净捣碎，放入茶杯中，沸水冲泡代茶饮。适用于早泄。

◈**偏方11**：山药20克，西洋参2克，云茯苓、白术、酸枣仁、五味子、合欢皮、莲子肉各15克，豆蔻仁、远志各10克。水煎服，每日1剂。适用于心脾两虚引起的早泄。

◈**偏方12**：生地、煅龙骨、煅牡蛎、金樱子各15克，山茱萸、茯苓、泽泻、知母、黄柏、牡丹皮各10克，山药20克。水煎服，每日1剂。适用于阴虚火旺引起的早泄遗精。

❀ 外用偏方 ·

◈**偏方1**：菟丝子、莲须各30克，远志20克，精盐2克。将以上前3味药同入锅中，加水适量，煎煮30分钟，去渣取汁，调入精盐，待药汁转温后清洗阴茎，然后倒入泡足桶中，浸泡双足30分钟，每晚1次。15天为一个疗程。适用于早泄伴乏力、腰酸、失眠者。

◈**偏方2**：细辛、丁香各20克，75%酒精100毫升。将细辛、丁香置酒精中浸泡1周备用，每次取10~20毫升置于温水中做足浴，每日1次。每次房事前，用棉签蘸取辛香酊涂擦于阴茎龟头部位，待2～3分钟后即可行房事（不行房事时，可不必涂搽）。适用于肾阳不足引起的早泄。

⊗**偏方3**：蛇床子、细辛、石榴皮各10克，菊花5克。上方水煎取汁坐浴，每天1次，每次15～30分钟，10天为1疗程。适用于湿热引起的早泄。

⊗**偏方4**：按摩法。取坐位，右足放在左膝上，用右手拇指端点按右腿三阴交穴。然后换左足，方法亦然。取坐位，两手握拳，用拇指指间关节屈曲之突出处分别按揉腰部肾俞穴约2分钟。取站位或坐位，做呼吸运动，吸气时收提阴囊、阴茎和肛门；呼气时放松，如此反复进行约3分钟。

阴囊湿疹

内用偏方

⊗**偏方1**：乌蛇、防风、当归各15克，荆芥、黄芩、赤芍、柴胡各12克，白芍10克，黄连6克，甘草9克。水煎服，每日1剂。适用于阴囊湿疹。

⊗**偏方2**：吴茱萸、山茱萸、马兰花、延胡索、川楝子、小茴香、海藻、橘皮、青皮、桂皮各30克，桃仁、白蒺藜、木香各15克。加工成细末，酒煮稀糊为丸，如梧桐子大，每服40丸，用淡盐水送下。适用于阴囊湿疹。本方中吴茱萸辛热燥烈，易耗气动火，不宜多用、久服；阴虚有热者忌用；素有湿热而致小便淋涩者，不宜应用。

⊗**偏方3**：黄连、甘草各6克，栀子、通草、黄芩、柴胡、龙胆草各10克，生地、当归、车前子（另）各15克。水煎服，每日1剂。适用于阴囊湿疹。

外用偏方

⊗**偏方1**：五倍子、孩儿茶各等份。研末和匀，湿性者干撒上，干性者以醋调搽于患处。适用于阴囊湿疹。

⊗**偏方2**：蛇床子、地肤子、苦参、黄柏、川椒各30克。上5味药加2500克水，煎煮至沸，去渣，趁热先熏后洗患部，每次30分钟，每日2～3次。适用于阴囊湿疹。

❂偏方3：生地、苦参、乌梢蛇各20克，地肤子、刺蒺藜各12克。以上5味加水煎煮取浓汁，去渣，直接将药液涂擦于阴囊，每日数次。适用于阴囊湿疹。

❂偏方4：柴胡5克，山栀子、龙胆草、白鲜皮各10克，赤茯苓、地肤子各12克，车前子30克。水煎服，每日1剂。适用于阴囊湿疹。

❂偏方5：马齿苋、蛇床子、苦参各30克，威灵仙20克，土茯苓24克，大黄15克。以上6味加水煎汤，去渣待温，用4～6层消毒纱布蘸药液洗敷患处。适用于急性阴囊湿疹，症见阴囊部潮红、糜烂、渗液，瘙痒明显。

❂偏方6：黄柏、黄丹、冰片各6克，麻油适量。以上前3味共研细末，

再用麻油调成糊状，涂敷于患处，每日3次。适用于干燥型阴囊湿疹。

❂偏方7：蛇床子、苍耳子、五倍子、黄药子、地肤子各30克，加水1500克，煎煮至沸，去渣，熏洗患部，每日早晚各1次，连用7天为一疗程。适用于湿热型阴囊湿疹。

❂偏方8：黄柏、苍术各100克，盐3～5克，醋250克。先将黄柏和苍术研成细末，与精盐混匀，再与醋调成糊状，敷于患处。适用于湿热型阴囊湿疹。

偏方9：青黛30克，蛤粉90克，生石膏60克，芦荟、黄连、黄柏各6克，冰片5克，共研细末，每次取药末30克，用消毒纱布包成1袋，擦敷患处，每日2～3次。适用于湿热型阴囊湿疹。

睾 丸 炎

❂ 内用偏方 ·

❂偏方1：红花6克，延胡索12克，川楝子15克，桃仁、荜茇、橘核、木香、木通、高良姜各9克，小茴香4克。水煎服，每日1剂，分2次服。适用于睾丸炎。

❂偏方2：青黛（分3次冲服）3克，栀子、黄柏、柴胡、川楝子、木通、赤芍各12克，甘草6克，蒲公英30克。水煎服，每日1剂，分2次服。适用于湿热内郁之睾丸炎。

❂偏方3：夏枯草、紫草、牡丹

皮、红花、桃仁各9克，赤芍、白芍各12克，泽兰叶、三棱、莪术各9克，木通、小茴香各6克。水煎服，每日1剂，分2次服。适用于湿热下注、气血壅滞之化脓性睾丸炎。

◎偏方4：小茴香4.5克，荔枝核、川楝子各15克，橘核、荜芨、高良姜、延胡索、木通各9克。水煎服，每日1剂，分2次服。适用于急性睾丸炎。

◎偏方5：大黄30克，昆布、海藻各15克，芒硝3克。水煎服，每日1剂，分2次服。适用于火毒内郁之睾丸炎。

◎偏方6：当归12克，川芎、白芷、红花、连翘各10克，防风、甘草、细辛、乳香、没药各6克。加适量水煎取200克药汁，每日1剂，分3次服。适用于气血瘀滞之睾丸炎。

◎偏方7：橘核、荔枝核、山楂核、乌药、葫芦巴各10克，小茴香、吴茱萸各5克。水煎服，每日1剂，连用5~12日。适用于睾丸炎。

◎偏方8：柴胡、黄芩、枳壳各9克，白芍12克，乌药、桃仁、小茴香、橘核、败酱草各10克，炙甘草6克。水煎服，每日1剂，7日为1疗程。适用于急、慢性睾丸炎。

◎偏方9：龙胆草、柴胡、黄芩、当归、泽泻、木通、苦参各10克，生地、车前子各15克，甘草6克。水煎服，每日1剂。适用于睾丸肿大疼痛。

❀ 外用偏方 ·

◎偏方1：龙胆草、荔枝核（打碎）、川楝子、地龙各15克，车前子、海藻各30克，生地、昆布各20克，柴胡、橘核、枳实、五灵脂、桃仁、广藿香各12克，蒲草60克，大黄（后下）9克。每日1剂，水煎取500克汁，分3次服，冷敷患部，用阴囊托悬吊。适用于睾丸炎。

◎偏方2：鱼腥草60克，加水煎煮，去渣，趁温热淋洗阴囊，每日1~2次。适用于急性睾丸炎。

◎偏方3：制附片、干姜、白芍、甘草各30克，大黄、桂枝、细辛、路路通、橘核、当归各10克，加水煎煮，去渣，熏洗患部，睾丸肿甚者可用丁字带托敷阴囊，疗程3~5天。适用于急性睾丸炎。

◎偏方4：生大黄、红枣、鲜生姜（去皮）各60克，共捣烂如泥，贴敷于阴囊，用消毒纱布包扎固定，每日换药1次。适用于急性睾丸炎。

◎偏方5：当归、川芎、乳香、没药、橘核、乌药各9克，赤芍、落得打各15克，红花、青皮、陈皮各6克，地鳖虫10克，荔枝核12克，小茴香3克。上药加水煎煮，去渣，熏洗患部，每日1~2次。适用于阴囊挫伤引起的睾丸炎。

小便不利

外用偏方

◈偏方1：桃枝、柳枝、木通、花椒、明矾、葱白、灯芯草各30克，加水5000克煎汤。先熏后洗腹部，冷后加热后再用，每次40～60分钟，每日2～3次。

◈偏方2：皂角、王不留行、葱头各90克，切碎，加水3000克，煎汤至2000克，待水温降至40℃时坐浴盆中，熏洗小腹和肛周，每次30～40分钟，药浴液冷了可加热再行坐浴。适用于膀胱肌麻痹引起的小便不利。

◈偏方3：鲜生姜2片，捣烂，敷于脐中，然后用消毒纱布覆盖，再用胶布固定。适用于寒凝气滞之小便不通。

◈偏方4：莴苣子50克，捣烂做成药饼，贴敷于脐部，然后用热水袋熨之。适用于湿热蕴结型小便不通。

◈偏方5：鲜生姜250克。将生姜连皮捣碎，炒烫，装入布袋，趁温热适宜时热熨脐部及下腹部，冷则更换，至尿通为度。适用于寒凝气滞之小便不通。

◈偏方6：葱白300克，人工麝香少许。将葱白捣烂，加入人工麝香拌匀，分为2包，蒸热。布包置于脐上，热熨10分钟，两包交替使用，直至小便排出为度。适用于寒凝气滞之小便不通。

◈偏方7：小茴香、大葱、食盐各15克。将大葱、食盐和小茴香分别炒热，放在脐上，食盐和小茴香放在脐周，热熨之。适用于寒凝气滞之小便不通。

◈偏方8：生黄芪200克，宣木瓜30克，葱白10根。加水2000克煎至1500克，连渣倒入盆内，熏洗15分钟，6小时后再熏洗1次。适用于气虚之小便不通、排尿无力。

◈偏方9：大田螺1个，人工麝香0.3克。大田螺捣烂，加入人工麝香拌匀。贴敷于脐下的石门穴，用消毒纱布覆盖，再用胶布固定。适用于热结小便不通。

◈偏方10：高良姜、紫苏叶、葱白各等份，加水适量，煎煮至沸，倒入盆中。趁热熏洗小腹、肛周，待温时用消毒棉球蘸药水洗之。适用于寒凝气滞型小便不通。

⊗偏方11：葱500克，捣烂，用消毒纱布包裹，制成坐垫。让患者坐于葱坐垫上。适用于寒凝气滞型小便不通。

不 育 症

内用偏方

⊗偏方1：枸杞子、桂圆肉、核桃仁、白糖各250克，白酒7000克，糯米酒500克。以上前3味入布袋，置容器中，加入白糖、白酒、糯米酒，密封浸泡21天后去渣即成。日服2次，每服30~50克。适用于脾肾两虚之不育症。

⊗偏方2：杭白芍20克，炙甘草、当归各10克，黄芪、枸杞子、淫羊藿各15克，麦芽30克。水煎服，每日1剂。适用于男性不育症。

⊗偏方3：益智仁9克，核桃仁30克，车前子12克。水煎服，每日1剂。适用于不育症。

⊗偏方4：白术、陈皮各15克，白芥子6克，苍术、甘松、郁金各12克，茯苓20克，半夏、厚朴各10克。水煎服，每日1剂，2个月为一疗程。适用于痰湿阻滞型不育症。本方中白芥子辛温走散，耗气伤阴，久咳肺虚及阴虚火旺者忌用；消化道溃疡、出血者及皮肤过敏者忌用。白芥子用量不宜过大。白术、苍术、半夏、厚朴性温燥，阴虚燥咳、气虚津亏、血证、热痰、燥痰应慎用。

⊗偏方5：海狗肾1具，生晒参15克，山药30克，白酒1000克。以上前3味加工使碎，置于容器中，加入白酒，密封，浸泡7天即成。日服2次，每服20克。适用于不育症。

⊗偏方6：女贞子、丹参、赤芍、玄参、牡丹皮、枸杞子、五味子、麦冬、栀子各10克，旱莲草15克，生地50克，大青叶20克。水煎服，每日1剂，30日为一疗程。适用于阴虚血热型不育症。

⊗偏方7：五味子、覆盆子、制何首乌、巴戟天、桃仁、红花、川芎、王不留行各10克，菟丝子20克，枸杞子、淫羊藿、熟地、丹参、川续断各15克，桑椹12克。水煎

119

服，每日1剂，30日为一疗程。适用于不育症。

◈**偏方8**：鹿角片、菟丝子、山茱萸、巴戟天、泽泻、山药各15克，熟地、枸杞、淫羊藿、茯苓、党参、白术各20克。水煎服，每日1剂，2个月为一疗程。适用于脾肾阳虚型不育症。

◈**偏方9**：桃仁、红花、川芎、赤芍、牡丹皮、丹参、三棱、莪术各10克。水煎服，每日1剂。适用于瘀血阻滞型不育症。

◈**偏方10**：生山药50克，枸杞子、白茯苓、杜仲炭、牛膝、炙鱼鳔各10克，淫羊藿、菟丝子各12克，黑附子、蛇床子各9克。水煎服，每日1剂。适用于肾阳虚型不育症。

第 五 章

儿科保健偏方

ERKE BAOJIAN

PIANFANG

小儿感冒

❋ 内用偏方 ·

◈偏方1： 绿豆30克，茶叶10克。将茶叶与磨碎后的绿豆一同装入茶袋，加水一大碗，煎至半碗去茶袋，加适量红糖调味。具有清热解表的功效。适用于小儿风热感冒。

◈偏方2： 马兰头、金银花各12克，甘草10克。上药加水一大碗，煎汁，日服3次。具有清热解毒的功效。适用于小儿风热感冒。

◈偏方3： 大蒜、生姜各15克。将大蒜、生姜洗净切片，加1碗水，煎至半碗，加适量红糖，睡前一次服下。具有疏风散寒的功效。适用于小儿风寒感冒。

◈偏方4： 板蓝根、菊花各12克，荆芥穗、藿香各6克。以上4味加水煎煮，去渣后趁热饮服，每日2次。具有辛温解表的功效。适用于小儿风寒感冒。

❋ 外用偏方 ·

◈偏方1： 绿豆粉100克，鸡蛋清1个。将绿豆粉炒热与鸡蛋清调匀制成饼，敷胸部。3～4岁小儿敷30分钟取下，不满周岁小儿敷15分钟。适用于小儿感冒，尤其适用于小儿感冒高热者。

◈偏方2： 生姜、葱白各30克，食盐6克，白酒15克。以上前3味共捣如糊状，再将白酒调入，用消毒纱布包好，涂擦前胸、后背、手心、脚心、腋下、肘窝，涂擦一遍后让小儿静卧。适用于小儿风寒感冒。

◈偏方3： 明矾12克，面粉少许，烧酒适量。将明矾用烧酒浸化，然后与面粉拌匀，制成饼状，敷于脚心处，每日换药1～2次，连用2～3日。适用于小儿风痰壅塞之感冒。

◈偏方4： 按摩法。大人抱着小儿或让其俯卧，操作者手掌上涂抹一些生姜汁，沿着脊柱两侧膀胱经（脊柱两侧1.5寸和3寸），用手掌大鱼际部位从背部推向腰部，反复做几次，以小儿背部红热为度。适用于小儿感冒初起。

◈偏方5： 鲜菖蒲、鲜葱白各20

克，共捣碎，装入布袋，挂于患儿胸前。

◎偏方6：葱白适量。切细丝，用开水泡汤，趁热熏口鼻。具有疏风散寒的功效。适用于小儿感冒鼻塞。

小儿发热

❀ 内用偏方 ·

◎偏方1：粳米、荷叶各适量。粳米煮粥，粥好放荷叶微煮即食。具有清热解毒的功效。适用于小儿发热。

◎偏方2：绿豆25克，粳米15克，白糖适量。煮绿豆和粳米成粥，煮好后放糖食用。具有清热解毒的功效。适用于小儿发热。

◎偏方3：金银花10克。金银花加水煎汤，加糖服用。具有清热解毒的功效。适用于小儿发热。

◎偏方4：鲜芦根15克，粳米25克。芦根加水煎至一半，纳粳米于汁中，煮粥食用。具有清热解毒的功效。适用于小儿发热。

◎偏方5：梨汁、荸荠汁、鲜芦根汁、麦冬汁、藕汁各等量。五汁调匀凉服，也可炖温服。具有清热解毒的功效。适用于小儿发热。

❀ 外用偏方 ·

◎偏方1：吴茱萸、山栀各20克，醋适量。以上前2味研细末，用醋调成膏状，敷贴于涌泉穴，用纱布包扎固定。每4小时换药1次，连用2~3日。具有清热解毒的功效。适用于小儿发热。

◎偏方2：绿豆粉、鸡蛋清各适量。将绿豆粉用鸡蛋清调成糊状，敷于剑突下及两足涌泉穴、两手劳宫穴等处。具有清热解毒的功效。适用于小儿发热。

◎偏方3：苦地胆鲜叶5张。以上1味洗净捣烂，擦手心。每日3~5次，连擦3~5日。具有清热解毒的功效。适用于小儿发热。

◎偏方4：金银花20克，薄荷15克，白酒25克，加水煎取药液75克，去渣加入白酒。可全身擦浴，重点擦浴擦洗患儿曲池、大椎、风池、风腑及腋下等处。适用于小儿感冒发热、惊厥。

◈偏方5：白丁香1.5克，麻油、生姜汁各适量。白丁香研细末，用麻油、生姜汁各半调和成糊状，外擦患儿食指、小指、掌面，每次以15分钟为度，每日3次，至愈为止。适用于小儿感冒。

◈偏方6：麻黄3克，杏仁5克，生石膏4.5克，甘草3.5克，竹沥汁适量。以上前4味共研细末，首先用竹沥汁调成膏状，敷于脐部，然后用消毒纱布覆盖，最后用胶布固定，12小时换药1次。适用于小儿感冒痰多者。

◈偏方7：按摩法。施术者先用两拇指指腹从眉间（印堂穴）交叉向两眉内上方（攒竹穴至鱼腰穴）推按各50～100下；然后从攒竹穴向上按揉至神庭穴，各20～30次；最后以顺时针方向按揉两太阳穴50～100下。必要时每日做2～3次。

小儿消化不良

❀ 内用偏方 ·

◈偏方1：番石榴2～3个，蜂蜜少许。番石榴去外皮，取果肉，加水一碗半，煎至大半碗，去渣，加蜂蜜少许调味，一天内分2～3次饮用。具有调理脾胃，收敛止泻的功效。适用于小儿消化不良。

◈偏方2：玉米500克，石榴皮125克。以上2味共炒黄，研成细末，每服5～10克，每日3次。具有健脾消食止泻的功效。适用于小儿消化不良。

◈偏方3：薏苡仁、大麦芽各15克。以上2味炒焦后水煎。每日分2～3次服用。具有健脾消食，涩肠止泻的功效。适用于小儿消化不良。

◈偏方4：干莲子肉10克，红枣10枚，粳米50克。将莲子肉、红枣、粳米分别洗净，莲子去心用温水泡3小时，与红枣一同加水煮20分钟，再加入粳米煮成粥。日服1剂，分2次食用，连服数日。适用于小儿消化不良。

◈偏方5：薏苡仁、大麦芽各15克。以上2味炒焦后水煎。每日分2～3次服用。适用于小儿消化不良。

◈偏方6：红枣10枚，糯米或粳米100克。将红枣洗净剖开，加200克水煮沸10分钟，加入已淘洗干净的米，煮至米烂汤稠。将红枣肉捣成泥状，与米汤混匀，用纱布滤渣即成。用米汤代替奶水喂患儿，连服数天。适用于小儿消化不良。

❀ 外用偏方 ·

◎**偏方1**：按摩法。患儿可仰卧在治疗床上，施术者先用拇指或中指揉胸腹部中脘、神厥穴1~3分钟。紧接着用指按压下肢足三里、三阴交穴1~3分钟，用力稍重。再将患儿俯卧，施术者用食指和中指揉脊柱或脊柱两侧3~5分钟。适用于小儿消化不良。

小儿厌食症

❀ 内用偏方 ·

◎**偏方1**：炒扁豆、党参、玉竹、出楂、乌梅各等份，白糖适量。上述前5味加水同煮，至豆熟时取汁，加白糖饮服。具有益气健脾，益胃生津的功效。适用于脾胃虚弱所致的厌食症。

◎**偏方2**：山楂片20克，红枣10枚，鸡内金2个，白糖少许。将山楂片及红枣烤焦呈黑黄色，加入鸡内金、白糖及适量水煎煮，温服。每日2~3次，连服2天。具有调脾助运的功效。适用于小儿厌食症。

◎**偏方3**：鲜白萝卜500克，蜂蜜150克。将萝卜洗净切小块，放沸水内煮沸即捞出，晾晒半天，再回锅，加蜂蜜以大火煮沸，调匀，待冷。每次饭后食用数块，连服数天。具有调脾助运的功效。适用于小儿厌食症。

◎**偏方4**：莱菔子10克，橘子皮7克，扁豆20克。将扁豆放锅内炒黄，打碎，然后与莱菔子、橘子皮混合，加适量水，共煮取浓汁。每日1剂，分1~2次饮服，连服5~7天。2岁以下小儿酌减。具有调脾助运的功效。适用于小儿厌食症。

◎**偏方5**：谷芽30克，麦芽24克，焦锅巴50克。以上3味混合共放锅内，加适量水煮，取浓汁。每日1剂，分1~2次饮服，连服3~5天。1岁以下小儿酌减。具有调脾助运的功效。适用于小儿厌食症。

◎**偏方6**：芝麻（炒）30克，牵牛子（炒）30克。以上2味共为末，1岁每次1.5克，每增1岁加1克，混在饭中吃。具有调脾助运的功效。适用于小儿厌食症。

❖偏方7：大麦芽30克，鸡内金30克。以上2味各炒，共研末，1岁左右每服2～3克，每日3次，大者酌加。具有调脾助运的功效。适用于小儿厌食症。

❀ 外用偏方

❖偏方1：砂仁、肉豆蔻各3克，山柰、甘松各15克，藿香、苍术各10克，冰片5克。以上前6味共研细末，加入冰片研匀，装入布袋，日间佩戴在胸前，夜间放在枕边，15～30日换药1次。具有燥湿健脾，助运开胃的功效。适用于小儿厌食症。本方中冰片性寒，不宜长期服用。

❖偏方2：鸡内金20克，焦三仙（焦麦芽、焦山楂、焦神曲）15克，莱菔子100克，厚朴、藿香、佩兰各50克。以上6味分别烘干，共研细末，装入枕芯，制成药枕，令患儿枕之。具有健脾开胃的功效。适用于小儿厌食症。

❖偏方3：麦冬、沙参、葛根各500克，石斛、砂仁、太子参、天花粉各20克，沉香100克。以上8味分别烘干，共研细末，装入枕芯，制成药枕，令患儿侧卧枕之。具有健脾滋阴的功效。适用于胃阴不足型小儿厌食症。

❖偏方4：乳香、炮姜、制附子各500克，硫黄400克，高良姜、沉香、香附各200克。以上7味分别烘干，共研细末，装入枕心，制成药枕，令患儿枕之。具有健脾温胃的功效。适用于脾胃虚寒型小儿厌食症。本方中硫黄有毒，外用不宜大面积涂擦及长期持续使用。

❖偏方5：取足三里、神阙、中脘穴。选择小号负压罐，对准穴位将罐内空气挤出或抽出，罐内形成负压（负压不宜太大），留罐10分钟左右，至皮肤出现红色瘀血或潮红现象为止。每日或隔日治疗1次，10次为1疗程。

❖偏方6：患儿仰卧位，施术者先用掌揉法在患儿腹部自上而下按摩，施术3～5分钟，再用拇指指腹压上脘、中脘、下脘，反复施术3～5分钟。患儿俯卧位，施术者先用双手捏脊3～5遍，自下而上，再用双手食、中指并拢，自上而下抹脊3～5遍。

小儿自汗、盗汗

内用偏方

偏方1：黑豆、红枣各30克，桂圆肉10克。以上3味洗净后放在砂锅内，加适量的水，用小火煨1小时左右，一天内分2次食完，连吃15天为一疗程。具有止汗的功效。适用于小儿自汗、盗汗。

偏方2：小麦仁60克，糯米30克，红枣15枚，白糖适量。以上前3味共煮成粥，食用时加糖调味。日服1剂，温热食用。具有强健脾胃，敛汗宁神的功效。适用于小儿自汗、盗汗。

偏方3：桑叶、山茱萸肉各12克，山毛桃、红枣各10克。水煎服，每日3次。具有益气养肺，固表敛汗的功效。适用于小儿自汗。

偏方4：羊肚1具，黄芪30克，黑豆50克。将羊肚洗净，切成数片，与黄芪、黑豆同煮，羊肚熟后分次饮汤食肚。具有益气强身，固表止汗的功效。适用于小儿自汗、盗汗。

偏方5：马齿苋15克，梧桐子6克，山药12克，谷芽10克。水煎服，每日3次。具有益气养肺，固表敛汗的功效。适用于小儿自汗。

偏方6：甘草10克，小麦30克，红枣5枚。以上3味，加2碗水煎到1碗，去渣饮汤。具有益气养心的功效。适用于小儿自汗、盗汗。

偏方7：浮小麦15克，红枣若干。将浮小麦、红枣加适量水熬成汤，温热食用。具有滋阴敛汗的功效。适用于小儿盗汗症状较轻者。

偏方8：麻黄根9克，桑树根6克，白及4克，车前草10克。以上4味加水煎服，每日3次。具有滋阴敛汗的功效。适用于小儿盗汗。

偏方9：木耳15克，红枣15克，冰糖适量。上药加1碗半水，煎至大半碗，每日1剂，分2~3次服。具有滋阴敛汗的功效。适用于小儿盗汗。

外用偏方

偏方1：牡蛎粉、龙骨各30克，大麦芽50克。以上3味共研细末，每次取5克药末，调和敷于患儿脐部，用胶布固定，每天换药2次。具有养心敛汗的功效。适用于小儿汗症。

◈偏方2：五倍子、煅龙骨各等份，醋适量。将五倍子、煅龙骨共研细末，装瓶备用。用时取5克药末，用醋调制成药饼，每晚临睡前置脐部，用胶布封贴，日间除去，连用3日。具有止汗的功效。适用于小儿盗汗。

◈偏方3：广郁金10克，蜂蜜适量。广郁金研细末，分成3包，每次取1包，用蜂蜜调成糊状，临睡前涂敷于两乳头上，用胶布封贴，次日除去，连用3晚。具有止汗的功效。适用于小儿自汗、盗汗。

小儿哮喘

❀ 内用偏方 ·

◈偏方1：蛤蚧1对，乌贼骨24克。上药焙黄后研末，加白糖适量，装瓶备用。每次服9克，空腹白开水送服。具有温肺散寒，化痰平喘的功效。适用于小儿哮喘缓解期。

◈偏方2：白果6个，冬瓜子30克，杏仁10克。以上3味水煎去渣，加冰糖调匀，每日饮2～3次，每次1小杯。具有清肺化痰，止咳平喘的功效。适用于小儿热喘。本方中白果有毒，不可多用，小儿尤当注意。过食白果可致中毒，出现腹痛、吐泻、发绀以及昏迷、抽搐，严重者可因呼吸麻痹而死亡。

◈偏方3：罗汉果1/2个，柿饼2～3个，冰糖少许。将罗汉果洗净，与柿饼一并加二碗半水煎至一碗半，加少许冰

糖调味，去渣，分3次饮用，每日1剂。具有清热祛痰，止咳平喘的功效。适用于小儿哮喘。

◈偏方4：杏仁、旋覆花、款冬花各10克，粳米50克。前3味煎水去渣，入米煮粥，空腹食。具有止咳平喘的功效。适用于咳喘偏寒者。

◈偏方5：马蹄草、散寒草、旋覆花各10克，陈皮、白前各5克，紫菀6克，清明菜15克，甘草2克。以上8味加水煎服。具有温肺散寒，化痰平喘的功效。适用于小儿寒喘。

◈偏方6：麻绒、甘草、陈皮各3克，桔梗8克，杏仁6克，前胡5克。以上6味加水煎服。具有温肺散寒，化痰平喘的功效。适用于小儿寒喘。

◈偏方7：莱菔子15克，甜杏仁10

克。莱菔子用小火炒至微黄，轻轻砸几下使其表面微微裂开。甜杏仁用清水浸泡30分钟。两者一同放入砂锅中，倒入一碗水煎至剩半碗，将汤滤出来，让小儿趁热喝。每天1次，连用3~5天。这道汤能止咳平喘，在小儿哮喘发作，出现气促、喉中痰鸣时喝。

❀ 外用偏方 ·

◈偏方1：生白矾10克，面粉适量，米醋50克。将生白矾研为细末，与米醋、面粉调和，敷于两足心涌泉穴，用布包过夜。具有平喘，消食化积的功效。适用于小儿痰咳喘急。

◈偏方2：核桃仁1~2枚，生姜1~2片。以上2味加水煎服，每日2~3次。具有温肺散寒，化痰平喘的功效。适用于小儿哮喘。

◈偏方3：麻黄、杏仁、甘草各等份，葱白3根。以上前3味共研细末，再与葱白共捣如泥，贴敷脐部，外用塑料布覆盖，胶布固定，保持12小时，次日早晨洗去，每天换药2次。具有解表散寒，止咳平喘的功效。适用于小儿哮喘。

◈偏方4：吴茱萸、胆南星、白芥子、桃仁、醋各适量。以上前4味研细末，用醋调成膏状，每次取12克，敷于涌泉穴，每日1次。具有化痰平喘的功效。适用于小儿咳喘。本方中白芥子油对皮肤黏膜有刺激作用，能引起充血、灼痛，甚至发疱，初次使用应酌情减量。

小儿呕吐

❀ 内用偏方 ·

◈偏方1：生姜、炙甘草各3克，陈皮25克。上药共研细末，分6次以温枣汤调服。具有温中散寒的功效。适用于小儿呕吐。

◈偏方2：陈皮、半夏（姜制）、麦冬（去心）、枳实（麸炒）、生甘草、竹茹各7克，黄连（姜炒）1克，茯苓12克。水煎服。具有清热温胆的功效。适用于小儿呕吐。本方中半夏有毒，不宜久服。

◈偏方3：竹茹、芦根各20克，生姜3片。水煎、取汁，代茶饮。具有清胃热的功效。适用于胃热呃逆、呕吐等。

◈偏方4：白芝麻12克。将白芝麻煎水服。具有导滞和胃的功效。适用于小儿呕吐不止。

◈偏方5：生姜、醋、红糖各适量。生姜洗净切片，用醋浸腌24小时。用时取3片姜，加适量红糖，以沸水冲泡片刻，代茶饮。具有和胃止呕的功效。适用于小儿呕吐。

◈偏方6：炒麦芽10克，炒山楂片3克，红糖适量。水煎，糖调饮。具有导滞和胃的功效。适用于小儿伤食呕吐。

◈偏方7：砂仁1.5克，木香1克，藕粉、白糖各适量。砂仁、木香研末，与藕粉、白糖加适量开水调服。具有疏肝理气的功效。适用于肝气犯胃之小儿呕吐。

◈偏方8：藿香6克，山楂、谷麦芽各10克。先煎山楂、谷麦芽，沸后入藿香，取汁饮。具有导滞和胃的功效。适用于小儿伤食呕吐。

◈偏方9：鸡内金10克，神曲15克。先取鸡内金放锅内，加适量的水，煎取100克浓汁，放入打碎的神曲，加盖焖片刻，关火，取出用纱布滤去渣。每日1剂，趁热饮服，疗程不限，以愈为度。具有导滞和胃的功效。适用于小儿伤食呕吐。

❀ 外用偏方 ·

◈偏方1：吴茱萸、精盐各60克，同炒，用布包，熨脐腹部。冷则加热水袋熨1~2小时。具有温胃止呕的功效。适用于小儿寒性呕吐、腹痛、疝气。

◈偏方2：陈醋、面粉各30克，生姜10克，白酒20克。将生姜捣烂后调诸药为糊。外敷足心，每日1次。具有温中止呕的功效。适用于腹部喜暖畏寒呕吐者。

◈偏方3：天南星10克，醋适量。将天南星研为细末，与醋调匀，敷于涌泉穴，男左女右，用纱布包好固定，12小时后去除。具有祛风定惊，化痰散结的功效。适用于小儿流涎、小儿呕吐等。本方中天南星对皮肤黏膜有强刺激性，可致过敏瘙痒，宜从小剂量开始试用。皮肤中毒时，可用水或稀醋、鞣酸洗涤。

◈偏方4：按摩法。患儿取仰卧位，施术者先用四指并拢，顺时针方向摩推腹部3~5分钟。紧接上法，指压气海、关元、中极穴3~5分钟。指压内、外劳宫及内关穴3~5分钟。患儿俯卧位，施术者自下而上捏脊3~5遍和自上而下抹脊3~5遍。

小儿腹泻

内用偏方

偏方1：莲子肉、山药、白糖各100克，麦芽、茯苓各50克。以上5味共磨成粉，每次取50克冲调食用。日服2次，10天为一疗程。具有健脾和胃，收涩止泻的功效。适用于小儿秋季腹泻。

偏方2：山楂、神曲各15克。以上2味水煎取汁，日服1剂，分2次服。具有消食导滞的功效。适用于饮食积滞所致的脘腹胀满疼痛、恶食、大便泻泄。

偏方3：大麦芽10克，生姜2片，加水煎服，每日1~2次。具有疏风散寒的功效。适用于小儿风寒泻。

偏方4：山药12克，车前子、红枣各10克，苹果1个。以上4味加适量的水煎煮，沥去残渣后饮服，每日3次。具有补脾益气的功效。适用于小儿脾虚泻。

偏方5：炒谷子10克，莲子3克，陈皮6克。以上3味加水煎服，每日2~3次。具有补脾益气的功效。适用于小儿脾虚泻。

偏方6：炒谷芽、炒麦芽各10克。以上2味加适量的水，煎煮去渣。每日1剂。具有消食导滞的功效。适用于小儿伤食腹泻。

偏方7：鸡内金30克。新瓦焙黄研细末，每服2克（饭前1小时服用），每日服3次。具有消食导滞的功效。适用于小儿伤食腹泻。

偏方8：苹果100克。苹果加水煎浓汁。代茶频饮，不拘时，每日1剂。忌食生冷及肉类。具有健脾益胃，生津止渴的功效。适用于小儿泄泻。

偏方9：绿豆皮15克，白糖15克。将绿豆皮加适量水、白糖共煎，去渣凉后即可饮用。具有清热利湿的功效。适用于小儿麻疹腹泻。

偏方10：茯苓、白术、党参、神曲、红枣各3克。山药、薏苡仁各6克。以上7味水煎服，每日1剂，分2次服。本方剂量可随年龄加减。具有补脾益气的功效。适用于小儿脾虚泻。

外用偏方

偏方1：桃仁、杏仁、生栀子

仁、白胡椒、糯米各9克，面粉1小碗，鸡蛋清适量。以上前6味共研细末，用鸡蛋清调匀，敷于手心、足心。具有健脾、和胃、镇惊的功效。适用于小儿吐泻。

◎**偏方2**：大蒜12克，鸡蛋清适量。将大蒜捣烂，用鸡蛋清调成糊膏状，敷于两足涌泉穴。具有清热、解毒、止泻的功效。适用于小儿腹泻。

◎**偏方3**：川椒2份，肉豆蔻1份。以上2味共研细末，填入脐窝，外贴暖脐膏或伤湿止痛膏。每日换药1次。具有温中止泻的功效。适用于小儿寒泻、伤食泻。

◎**偏方4**：苦参1~2克研为细末，温开水调成糊状，敷于脐部，外用伤湿止痛膏贴紧，24小时换药1次。具有解毒、除湿、止泻的功效。适用于小儿泄泻。

◎**偏方5**：绿豆粉9克，鸡蛋清1个。将绿豆粉、鸡蛋清共调和为饼，呕者贴于囟门，腹泻者贴于足心即可。具有清热利湿的功效。适用于小儿吐泻。

◎**偏方6**：按摩法。施术者用拇指来回按揉患儿左手手心部位（脾区、大肠区、小肠区），各5~10遍；然后以两拇指、食指配合，同时按揉左手劳宫穴、二人上马穴（在掌背，半握拳时，当第四、第五掌骨小头后方凹陷处）100下；最后扣掐各手指关节，每节5~7下。一般第一天治疗2次，以后每日1次。

小儿便秘

❀ 内用偏方·

◎**偏方1**：紫苏子6克，火麻仁10克，粳米30克。以上前2味加水煎，去渣取汁，入粳米煮粥吃。具有益气补血润肠的功效。适用于小儿肠燥便秘。

◎**偏方2**：黄豆皮200克。水煎后分2次服，每日1剂，连服数剂。具有理气通便的功效。适用于小儿便秘。

◎**偏方3**：香蕉1~2个，冰糖适量。香蕉去皮，加适量冰糖，隔水炖服。日服1~2次，连服数日。具有滋润滑肠通便的功效。适用于小儿津枯肠燥之便秘。

偏方4：黑芝麻、蜂蜜各60克，黄芪18克。芝麻捣烂，磨糊，煮熟后调蜜，用黄芪煎出液冲服，分2次服完，每天1剂，连服数剂。具有益气补血润肠的功效。适用于小儿气虚便秘。

偏方5：蜂蜜30克，金银花15克。将金银花煎水，去渣放凉，分次加入蜂蜜溶化后饮用。煎时不要太浓，一般煎成两碗银花汁，分两瓶盛装，喝时冲蜜糖服。具有清热通便的功效。适用于小儿热结之便秘。

偏方6：土豆不拘量。将土豆洗净、压碎、挤汁、纱布过滤。每早空腹及午饭前各服半杯。具有通便的功效。适用于小儿便秘。

偏方7：鲜桑椹15克。鲜桑椹绞汁，温开水送服，早晚各1次，连服数天。具有益气补血润肠的功效。适用于小儿气虚便秘。

偏方8：全瓜蒌9克，甘草3克，蜂蜜60克。水煎前2药，取汁去渣调入蜂蜜，分2次服，每日1剂。具有益气补血润肠的功效。适用于肠燥便秘。

偏方9：黑芝麻30克，核桃仁60克。以上2味加水煎汤。代茶饮服，每日3次。具有润燥滑肠的功效。适用于小儿气虚便秘、习惯性便秘。

外用偏方

偏方1：葱白2根，酒糟10克。以上2味共捣烂炒热，趁温热敷于脐部，外用消毒纱布固定。具有温里通便的功效。适用于小儿便秘。

偏方2：蜂蜜50克。将蜂蜜用微火煎热，加辅料候冷，捏作锭如小儿指大。每次1锭，纳入肛门内。具有润肠通便的功效。适用于小儿便秘。

偏方3：葱白（如小指粗）1根，蜂蜜适量。用葱白蘸蜂蜜，徐徐插入肛门内4.5厘米左右，再来回拉动2～3次后拔出。15～30分钟即可通便，无效再用。适用于小儿便秘。

偏方4：猪牙皂30克，蜂蜜120克。将猪牙皂研细末，蜂蜜煎熬浓缩，与猪牙皂末混合，制成栓剂5个备用。每次1个塞入肛门内，待10～15分钟药物溶解，即可起到通便作用。适用于小儿便秘。

偏方5：猪胆1个，醋少许。将猪胆汁和醋酌加开水稀释后灌入肛门内。具有通便的功效。适用于小儿便秘。

小儿腹胀

外用偏方

偏方1：鲜橘叶100克，小茴香、麸皮各30克，精盐50克。以上前2味研为粗末，加入后2味炒热，装入布袋内，将温热的药袋敷于脐上3~4小时。具有消积除胀的功效。适用于小儿肠炎、小儿中毒性菌痢所致的肠麻痹之腹胀。

偏方2：紫苏、山楂、生姜各60克。以上前2味共研细末，生姜捣烂，一起入锅炒热，用布包裹，热熨脐部，并作顺时针按摩。具有消食理气，散寒止痛的功效。适用于小儿寒食积滞呕吐。

偏方3：木香6克，陈皮、鸡内金各3克。以上3味共研细末，装入消毒纱布袋中，晚上临睡前将药袋置于小儿脐部，然后用绷带固定，次日早晨除去。具有消食除胀的功效。适用于小儿腹胀。

偏方4：公丁香30个，肉桂1克，白胡椒40粒，白豆蔻30粒。以上4味共研细末，过筛备用。取药末1~1.5克填敷于脐中，然后外贴万应膏，3天后除

去，或换药1次。具有温中散寒，行气除胀的功效。适用于小儿腹胀。

偏方5：芒硝3克，胡椒粉0.5克。以上2味共研细末，调匀，将药末置于脐中，然后用消毒纱布覆盖，再用胶布固定，每日换药1次。具有通积导滞，止痛的功效。适用于小儿腹胀。

偏方6：生山楂9克，陈皮、白术各6克。以上3味共研细末，填于脐孔中，然后用消毒纱布覆盖，再用胶布固定。每日换药2次，连续用药3~5天。具有健脾消食的功效。适用于小儿腹胀。

偏方7：生杏仁、栀子、红枣各适量。以上3味共捣成膏状，敷于脐部，然后用消毒纱布覆盖，再用胶布固定。具有和中消食的功效。适用于小儿腹胀。

偏方8：芒硝15克，小茴香3克。以上2味共研细末，装入布袋内备用。将药袋敷于脐上，然后用绷带固定，12小时后去药，如不愈可再敷药。具有消积除胀的功效。适用于小儿腹胀。

◎偏方9：冰片0.2～0.5克，松节油适量。冰片研为细末，将药末填敷于脐内，然后用胶布固定，再用松节油热敷，每天换药1次。具有通利积清滞，清心开窍的功效。适用于小儿腹胀。

小儿惊风

❀ 内用偏方 ·

◎偏方1：车前草、车前子各半，蜂蜜适量。将车前草、车前子捣烂滤汁，加入适量蜂蜜，混合调匀，开水冲服。具有益气健脾，固本填精，温肾回阳的功效。适用于小儿慢惊风。

◎偏方2：桂圆肉10克，合欢花3克，炙甘草2克。以上3味加水煎服，每日1～2次。具有清热豁痰，镇惊熄风的功效。适用于小儿急惊风。

◎偏方3：鱼腥草、黄荆条各50克，钩藤10克。以上3味加适量水煎煮，沥去残渣后饮服，幼儿酌减。具有清热豁痰，镇惊熄风的功效。适用于小儿急惊风。

❀ 外用偏方 ·

◎偏方1：胡椒6克，地龙、肉桂各20克，栀子12克，麻油适量。以上前4味捣烂，用麻油调拌，敷贴于大椎穴和涌泉穴。具有镇惊的功效。适用于小儿惊风。

◎偏方2：全蝎5条，蜈蚣1条，蝉蜕头7个。以上3味共研细末，敷于脐孔内，外用胶布固定，热水袋熨之。具有熄风止痉，泄热定惊的功效。适用于小儿惊风。

◎偏方3：乳香、炮姜、附子各500克，硫黄400克，高良姜、沉香、香附各200克。以上7味分别烘干，共研细末和匀，装入枕芯，制成药枕，令患儿枕之。具有补肾，镇惊的功效。适用于小儿慢惊风。本方中硫黄有毒，外用不宜大面积涂擦及长期持续使用。

◎偏方4：皂荚、童便、乳汁各适量。将皂荚浸入童便中，然后捞出烘干，研为细末，过筛，用乳汁调成膏状，盖贴于囟会穴。具有清热解毒，熄风通络的功效。适用于小儿急惊风。

◎偏方5：生附子5克，吴茱萸10

克，面粉30克，醋适量。以上前2味共捣烂如泥，敷于两手心、两足心。每日换药1次，3～5日为1个疗程。具有散寒止痛的功效。适用于小儿惊风。

◈**偏方6**：生吴茱萸2.1克，白芥子1克，醋适量。以上前2味共研细末，用醋调成膏状，敷于两足涌泉穴。具有消疮肿，除痹痛的功效。适用于小儿惊风。本方中白芥子油对皮肤黏膜有刺激作用，能引起充血、灼痛，甚至发疱，初次使用应酌情减量。

◈**偏方7**：取太阳、涌泉、人中、十宣穴。将太阳、涌泉穴常规消毒，每穴用三棱针点刺2～3下，用小号拔火罐立即吸拔于所点刺的穴位，留罐5～10分钟，拔出恶血1～5毫升，起罐后擦净皮肤上的血迹。然后将人中、十宣穴常规消毒，用三棱针点刺，挤出恶血数滴。每日治疗1～2次，2～3天为1疗程。本法应在专业医生指导下操作。

◈**偏方8**：施术者一手拇指叩掐人中穴，另一手食指或拇指同时点压印堂穴30～60下，无显效的，加叩掐双侧少商穴、商阳穴。必要时可重掐1次。

小儿遗尿

❀ 内用偏方 ·

◈**偏方1**：山药250克，山萸肉5克。山药洗净去皮，捣烂如泥状，加入山萸肉用笼屉蒸熟，吃时加少许白糖，每日当点心食用。食量多少不限。具有补脾肾，止遗尿的功效。适用于小儿遗尿。

◈**偏方2**：猪小肚1个切开洗净，将糯米放入猪小肚内蒸熟，加少许精盐，分多次食用。具有补肺健脾，益气缩尿的功效。适用于脾肺气虚之小儿遗尿。

◈**偏方3**：芡实50克，金樱子20克。将金樱子煮100克汁，加入芡实和适量水，用大火烧开后转用小火熬煮成稀粥。日服2次，温热食用。具有固肾缩尿，益肾固精健脾的功效。适用于小儿肾虚遗尿、老年小便失禁等症。

◈**偏方4**：芡实、莲子适量。煮羹，作点心服。具有补肺健脾，益气缩尿的功效。适用于脾肺气虚之小儿遗尿。

❀偏方5：韭菜子3克，覆盆子5克，黑豆10克。以上3味洗净，放入锅中，加适量的水，用大火煮沸后转用小火慢炖即成。日服1~2次。具有补肾助阳，固精缩尿的功效。适用于小儿遗尿。

❀偏方6：柿蒂12克。将柿蒂用水煎服。具有补肺健脾，益气缩尿的功效。适用于小儿遗尿。

❀偏方7：西洋参10克，桂圆干10克，猪腰1副。将西洋参、桂圆干、猪腰旁边两片肉（瘦薄）一对同置一容器中蒸熟，1次食用即可。具有温补肾阳，固涩的功效。适用于下焦虚寒之小儿遗尿。

❀偏方8：新鲜鸡肠（洗净）30克，菟丝子、鸡内金、牡蛎各6克，五味子、熟附片各3克，黄芪10克，党参9克。水煎，每日1剂，每日3次，饭前服。具有补肺健脾，益气缩尿的功效。适用于脾肺气虚之小儿遗尿。

❀偏方9：核桃肉100克，蜂蜜15克。将核桃肉放在锅内干炒发黄焦，取出凉干后调蜂蜜吃。具有补肺健脾，益气缩尿的功效。适用于小儿久咳遗尿。

❀偏方10：山药、益智仁（盐炒）、乌药各10克，猪小肚1/3具。前3味共为细末，用纱布包好，与猪小肚同炖

至熟。每日分2次服，吃肉饮汤。具有温肾涩尿的功效。适用于儿童肾阳不足之夜尿、遗尿、小便清长、肢冷畏寒等。

❀偏方11：桂枝15克，白芍、甘草各10克，饴糖2匙。以上前三味水煎去渣后冲入饴糖，每天2次分服。具有补肺健脾，益气缩尿的功效。适用于脾肺气虚之小儿遗尿。

❀偏方12：车前子、黑豆各12克，锁阳3克，小茴香6克。将药物加水煎服，每日2次。具有温补肾阳，固涩的功效。适用于下焦虚寒之小儿遗尿。

❀偏方13：益智仁12克，桑螵蛸、菟丝子各10克，猪小肚1个。将药物灌入猪小肚内，然后炖服，每日1次，连服7日。具有温补肾阳，固涩的功效。适用于下焦虚寒之小儿遗尿。

❀ 外用偏方·

❀偏方1：五倍子5克，五味子2.5克，菟丝子7.5克，米醋适量。以上前3味共研细末，用醋调成糊状，将药糊敷于脐部，然后用消毒纱布包扎，再用胶布固定，次日早晨取下。具有固精缩尿的功效。适用于小儿遗尿。

❀偏方2：炮附子6克，补骨脂12克，生姜30克。以上前2味共研细末，生姜捣烂为泥，与药末调成膏状，敷于脐部，然后用消毒纱布覆盖，再用胶布

固定，5天换药1次。具有温肾壮阳，缩尿止遗的功效。适用于下焦虚寒型小儿遗尿。

◈**偏方3**：患儿俯卧位，暴露腰骶部，先在腰骶部涂适量的润滑油，选择适当大小的火罐，用闪火法将罐吸拔于腰骶部，然后在腰骶部沿着膀胱经和督脉轻轻地来回走罐，至皮肤出现红色瘀血为止。起罐后擦净皮肤上的油迹。每周治疗1次，4次为1疗程。

◈**偏方4**：患儿取仰卧位，施术者先用右手或双手摩揉小腹部3～5分钟。紧接上法，然后用右手拇指指压气海、关元、中极、涌泉穴3～5分钟，用力不宜过重。患儿取俯卧位，在脊柱两侧自上而下捏脊3～5遍，然后用双手拇指在脊柱部进行揉脊3～5分钟。尤其是尾骶部要重揉。

小儿夜啼

❀ 内用偏方 ·

◈**偏方1**：丹参3～5克，冰糖10～15克。将丹参放锅内加水煮，取药液50～100克，冲冰糖溶化。每日1剂，1次服完，连服3～5天。6个月以下婴儿酌减。具有镇惊安神的功效。适用于暴受惊恐之小儿夜啼。

◈**偏方2**：川黄连3克，乳汁100克，白糖15克。黄连水煎取汁30克，兑入乳汁中，调入白糖。具有清心泻火的功效。适用于小儿夜啼不安。

◈**偏方3**：淡竹叶15克，粳米50克，冰糖适量。淡竹叶加水煎汤，去渣后入粳米、冰糖，煮粥。早晚各1次，稍温顿服。具有镇惊安神的功效。适用于心火炽盛之小儿夜啼。

◈**偏方4**：煨熟大蒜1枚，乳香2克。以上2味共研成细末，制成药丸如黄豆大，每次7粒，用乳汁送服。具有补中益气祛寒的功效。适用于小儿脾寒夜啼。

◈**偏方5**：莲子心2～3克，生甘草3克。将莲子心、生甘草共置锅内加适量的水煮取30～50克浓汁，去渣即可饮服，每日1剂，分1～2次服完，连服3～5天。1岁以下小儿酌减。具有镇惊安神的功效。适用于暴受惊恐之小儿夜啼。

◈**偏方6**：干姜1～3克，高良姜

3~5克，粳米100克。先煎干姜、高良姜、取汁、去渣、再入粳米同煮为粥。具有温暖脾胃，散寒止痛的功效。适用于小儿夜啼。

外用偏方

偏方1：花椒15克，干姜30克，大葱5根。以上3味同捣如泥，将锅烧热，将3味同炒，边炒边浇酒，炒熟后用毛巾将药包裹，待温度适宜时，熨敷患儿腹部，每晚1次。具有温中散寒的功效。适用于小儿夜啼。

偏方2：乳香、炮姜各500克，高良姜、沉香、香附各200克。以上5味分别烘干，共研细末，装入枕芯，制成药枕，令患儿枕之。具有镇惊安神的功效。适用于脾胃虚寒型小儿夜啼。

偏方3：黄连200克，栀子500克，灯心草、磁石各100克，竹叶、木通各50克。将磁石打碎，余药一起烘干，共研细末，和匀，装入枕芯，制成药枕，令患儿枕之。具有镇惊安神的功效。适用于心经积热型小儿夜啼。

偏方4：施术者于患儿临睡时，用两拇指同时按揉一侧小天星穴（在劳宫穴下方）和另一侧劳宫穴100下，再扣掐中冲穴3~5下。每日1次。

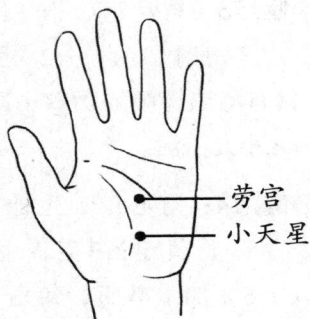

劳宫
小天星

偏方5：牛蒡子50克，珍珠粉2克。以上2味共研细末，每取1克药末敷于脐中，外用胶布固定。具有清热定惊的功效。适用于小儿夜啼。

小儿流涎

内用偏方

偏方1：益智仁25克，陈皮、茯苓各20克，甘草10克。共研细末，装瓶备用，每日早晚用适量红糖水冲服1

次，每次3～4.5克。具有温脾燥湿的功效。适用于脾胃虚寒之小儿流涎。

◈**偏方2**：益智仁、白茯苓各20克，大米30克。益智仁同白茯苓烘干后碾成细末。每次取3～5克，同粳米一起入砂锅中熬粥。每天早、晚各一次，趁热吃，连吃5天。此粥能益气健脾。适用于小儿流涎。

◈**偏方3**：竹叶7克，陈皮5克，红枣5枚。上药煎水内服，分2次服，每日1剂。具有清热燥湿的功效。适用于脾胃湿热之小儿流涎。

◈**偏方4**：灯心草、生地各6克，山栀、黄芩、黄连各3克，生石膏10克。以上6味加水煎服，每日1剂。具有清热燥湿的功效。适用于脾胃湿热之小儿流涎。本方中石膏大寒，不宜长期服用。

◈**偏方5**：生姜2片，神曲10克，白糖适量。三者共同煮汤给小儿喝。每日2次。能健脾止涎。适用于小儿流涎。

◈**偏方6**：白术30克，绵白糖50克。白术磨成粉，同绵白糖拌匀，加适量水，上屉隔水蒸熟。每日10克，分2～3次吃完。适用于小儿流涎。

❋ 外用偏方 ·

◈**偏方1**：灯心草3克。将灯心草切

细，调入鸡蛋，加少许精盐，用猪油炒熟，空腹服。具有清热燥湿的功效。适用于脾胃湿热之小儿流涎。

◈**偏方2**：焦栀子适量。上药研末，加适量糯米粉，用开水调成膏，贴神阙穴，外用纱布包扎，每天换药1次。具有清热燥湿的功效。适用于脾胃湿热之小儿流涎。

◈**偏方3**：马兰头16克，研细末，用布袋盛之，将药袋佩戴于小儿胸前。具有清热解毒，收敛燥湿的功效。适用于小儿流涎。

◈**偏方4**：吴茱萸30克，研为细末，再用适量醋调成糊状，每晚贴在两足心涌泉穴，保持12小时，次日早晨洗去，每天换药1次，连用4～5天。具有温中散寒，燥湿疏肝，解毒散瘀的功效。适用于小儿流涎。

◈**偏方5**：吴茱萸、益智仁、胆南星各适量。以上3味共研细末，用醋调成膏状，敷于两足涌泉穴。具有温中散寒，燥湿疏肝，解毒散瘀的功效。适用于小儿流涎。

◈**偏方6**：胆南星10克，吴茱萸20克，蜂蜜适量。以上2味共研细末，每次取1克药末，蜜调为膏，敷于脐部，然后用消毒纱布覆盖，再用胶布固定，每日换药1次，5天为一疗程。具有祛寒燥湿的功效。适用于小儿流涎。

◈**偏方7**：制天南星30克，生蒲黄12克，醋适量。将前两2味共研细末，与醋调成饼，敷于涌泉穴，用布包固定。具有祛风定惊，化痰散结的功效。适用于小儿流涎。

◈**偏方8**：肉桂、吴茱萸各适量。以上2味加适量水，煎煮至沸，倒入盆中，每晚睡前温洗双足，每次浸洗约30分钟。具有温脾散寒的功效。适用于小儿流涎。

❋ **小知识**·

小儿流涎很常见。一般来讲，1岁以内的婴儿口腔容积小、唾液分泌多、出牙刺激牙龈等原因都会引起流涎。如果2岁以后的幼儿还经常流口水，就可能是疾病的表现，如脑瘫、智能低下等。对正常宝宝来说，口腔溃疡或脾胃虚弱也会引起流涎不止。

鹅 口 疮

❋ **内用偏方**·

◈**偏方1**：鲜马齿苋汁3克，淡竹叶5～7克，芦根12克，蜂蜜5克。将淡竹叶及芦根加100克水。置锅内煮取20克，冲入马齿苋汁及蜂蜜调匀。分2～3次空腹时灌服。每日1剂，连服5～7天。具有清热解毒的功效。适用于心脾积热型鹅口疮。

◈**偏方2**：绿豆60克，白糖30克，茶叶2克。将绿豆打碎，与白糖、茶叶用开水浸泡，代水饮喂，每日3～5次。具有清热解毒的功效。适用于心脾积热型鹅口疮。

◈**偏方3**：白萝卜汁3～5克，生橄榄汁2～3克。白萝卜连皮捣榨取汁，与橄榄汁混合，放碗内置锅中蒸熟，凉后可用。分1～2次服完，每日3～5剂，连用3～5天。具有清热解毒的功效。适用于心脾积热型鹅口疮。

◈**偏方4**：樱桃汁3～5克。将熟透樱桃去核，榨取原汁，置杯内隔水炖熟，凉后可用，分1～2次灌服。每日1～2剂，连服3～5天。具有清热解毒的功效。适用于心脾积热型鹅口疮。

外用偏方

偏方1：吴茱萸2.5～5克。用米醋适量调匀，每晚用纱布包敷涌泉穴1次，一般连敷3次痊愈，若有疱者可停药。具有滋阴潜阳的功效。适用于虚火上浮型鹅口疮。

偏方2：乌梅炭、硼砂、五倍子、黄连各9克，儿茶6克，冰片1.5克。将乌梅放入锅内用烈火煅，使乌梅肉变成焦褐色，再与其余5味共研细末，先用淡盐水洗净口腔患处，再用消毒棉签蘸药末涂敷患处，每日早、中、晚各涂敷1次。具有清热解毒，收敛生肌的功效。适用于小儿鹅口疮。

偏方3：五倍子、青黛各等份，儿茶、冰片各适量（约1/10）。以上4味共研细末。先用棉签轻轻擦去溃疡表面的假膜，然后将药末撒涂于溃疡面上。每日4～8次。具有解毒收湿，敛疮生肌的功效。适用于小儿鹅口疮。

偏方4：青黛、乳香、没药、黄连、人中白、生石膏、硼砂各1克，冰片0.3克。以上8味共研细末，用消毒棉签蘸药末涂敷患处。具有清热解毒敛疮的功效。适用于鹅口疮。

偏方5：板蓝根10克，加适量水煎浓汁，用棉花团蘸药液反复擦洗患处。每日5～6次，10次为1个疗程。具有清热解毒的功效。适用于小儿鹅口疮。

偏方6：金银花叶、薄荷叶、菊花叶、筋骨草各适量。以上4味加水煎煮，取药液，用消毒棉签蘸药液擦洗口腔。每日3～4次。具有清热解毒的功效。适用于小儿鹅口疮。

小儿口腔溃疡

内用偏方

偏方1：生地10克，生石膏6克，粳米30克。生石膏煎煮1小时去渣取汁，与生地、粳米煮粥。日服1次。具有清心泻火的功效。适用于小儿口腔溃疡。本方中石膏大寒，不宜长期服用。

偏方2：淡竹叶6克，灯心草1.5克，牛乳100克。先煎竹叶、灯心草，取汁10克兑入乳汁中调匀。每日数次，不拘多少。具有清心火，利湿热的功效。适用于小儿口腔溃疡。

偏方3：生地9克，莲子心、甘草各6克。以上3味加水煎服，每日1剂，连服数剂。具有滋阴降火的功效。适用于小儿口腔溃疡。

偏方4：太子参、麦冬、玄参各3克，生甘草2克，金银花1.5克。以上5味泡茶饮服，以尽味为度，每日1剂。具有滋阴降火的功效。适用于小儿口腔溃疡。

偏方5：荷叶1块，冬瓜500克，精盐适量。鲜荷叶、鲜冬瓜加水煲汤，精盐调味，饮汤食冬瓜。具有清热解暑、利尿除湿、生津止渴的功效。适用于小儿口腔溃疡。

偏方6：葫芦500克，冰糖适量。葫芦洗净连皮切块，加适量的水煲汤，用冰糖调味，饮汤，瓜可吃可不吃。具有清热止渴的功效。适用于小儿口腔溃疡。

外用偏方

偏方1：柿饼霜适量。将柿饼霜敷于口疮，每日数次。具有清热解毒的功效。适用于心脾积热型小儿口疮。

偏方2：冰片1.5克，硼砂、芒硝各15克，蜂蜜少许。以上前3味共研细末，用蜂蜜调匀涂于口舌上。每日5～6次。或用蜂蜜调冰硼散涂于患处。具有清热解毒的功效。适用于小儿

口腔溃疡。

偏方3：吴茱萸6克，鸡蛋清适量。以上前1味研细末，用鸡蛋清调成糊状，敷贴于足心。具有清热解毒的功效。适用于小儿口腔溃疡。

偏方4：吴茱萸、地龙（干蚯蚓）、五倍子各等份，醋适量。以上前3味共研细末，用醋调成糊状，敷贴于涌泉穴。具有清热解毒的功效。适用于小儿口腔溃疡。

偏方5：五倍子、黄柏各等份，麻油适量。以上前2味共研细末，用麻油调成糊状，敷于患处。具有清热解毒，燥湿敛疮的功效。适用于小儿口腔溃疡。

偏方6：芒硝、明矾、磁石各500克，生大黄300克，厚朴、全瓜蒌、枳实各200克。将诸石打碎，余药烘干，共研粗末，调匀，装入枕芯，制成药枕，令患儿枕之。具有清热解毒的功效。适用于小儿口腔溃疡。

偏方7：霜后茄子1个。霜后茄子放干，研成细末，抹于口中，用1～2次即可见效。具有清热解毒的功效。适用于小儿口腔溃疡。

偏方8：小麦面烧灰2份，冰片1份。将2味混合，研成细末，将药粉吹在患儿口疮面上，每天吹敷2～3次。具有清热解毒的功效。适用于小儿口腔溃疡。

婴幼儿湿疹

内用偏方

偏方1：土茯苓15克，红枣10个。以上2味加水煎服，每日2次。具有清热利湿的功效。适用于小儿湿疹。

偏方2：绿豆30克，鱼腥草15克，白糖适量。将鱼腥草洗净，同绿豆煮熟。喝汤，吃绿豆，每2日1剂。连服5～7剂。具有清热利湿的功效。适用于小儿湿疹。

偏方3：芦苇叶6克，紫草3克。以上2味加水煎服，每日1～2次。具有疏风清热，凉血解毒的功效。适用于小儿湿疹。

偏方4：桑椹、百合各15克，红枣5枚，青果6克。以上4味，加适量的水煎汤服用，每天1剂，连服10剂。具有养血的功效。适用于小儿湿疹。

外用偏方

偏方1：浮萍50克，荆芥6克，生甘草10克。以上3味加水煎，洗患处，每日1次。具有疏风清热，凉血解毒的

功效。适用于小儿湿疹。

偏方2：蛇床子、地肤子、地榆、黄柏、野菊花、白鲜皮、苦参、百部各等份。上药加2000克水煎至1500克，连渣倒入盆内，先熏后洗患处，每次熏洗15分钟。每日熏洗3～5次。具有清热解毒的功效。适用于小儿湿疹。

偏方3：地肤子、蛇床子、苦参、川椒、黄柏、防风各10克，明矾、黄连各5克。以上8味加水煎煮，去渣。用药水温洗患部，每日2次。具有燥湿止痒的功效。适用于小儿湿疹。

偏方4：摘新鲜柿子树叶10片，洗干净后放入2000克清水中，煮沸5分钟。凉凉至室温时用柿子叶水给小儿反复擦洗，进行10分钟，用干布将身体擦干。每天洗2次，可连洗3天。适用于小儿湿疹。

偏方5：五倍子6克。将五倍子磨成细粉，撒在患处。五倍子能敛肺降火、收湿敛疮，可用于痈肿疮毒、皮肤

溃烂。本方适用于小儿湿疹。

◈**偏方6**：白鲜皮、地肤子、枯矾各3克，青黛1克，香霜100克。以上前4味研极细末，与香霜调匀，涂搽患处。每日2次，一般6～8次湿疹即可消退。具有清热解毒，燥湿止痒的功效。适用于小儿湿疹。

◈**偏方7**：滑石50克，紫草30克。

上药共研细末，撒敷患处，每日1～2次。具有疏风清热，凉血解毒的功效。适用于小儿湿疹。

◈**偏方8**：苦参60克，白鲜皮30克，冰片3克。以上3味共研细末，以消毒棉蘸药末，扑于患处。每日2～3次。具有疏风清热，凉血解毒的功效。适用于小儿湿疹。

小儿头疮

❋ 外用偏方 ·

◈**偏方1**：苦参、黄芩、黄连、大黄、黄柏、甘草、川芎各25克，蒺藜子15克，切碎，加水1500克，煎煮至1000克，去渣，温洗或湿敷患处，每日数次。适用于小儿头疮。

◈**偏方2**：露蜂房1只，蜈蚣2条，白矾12克，麻油适量。将白矾研为细末，纳入露蜂房中，然后将露蜂房和蜈蚣分别焙干，再共研细末，用麻油调成糊状，涂敷患处，每日3次。适用于小儿头疮。

◈**偏方3**：苦参300克，黄连、地榆、王不留行、独活、艾叶、竹叶各100克，切碎，加水2000克，煎煮至

1500克，去渣，温洗或湿敷患处，每日数次。适用于小儿头疮。

◈**偏方4**：黄连、黄芩、芍药各25克，大黄20克，黄柏15克，蛇床子、苦参各30克，菝葜15克。诸药切碎，加水3000克，煎煮至2000克，去渣，擦洗患处。适用于小儿头疮。

◈**偏方5**：蜈蚣5条，胆矾6克，明矾15克，露蜂房1个，棉子油适量。以上前3味共研细末，再将露蜂房仰放在新瓦上，撒上药末，焙至干枯，离火待冷后研为极细末，用棉子油调和成软膏。剃发后洗净头皮，涂上药膏，隔日去痂后再涂，通常连涂4～5次后即愈。适用于小儿头疮。

◈偏方6：马骨、醋各适量。将马骨烧成灰，再与醋调匀，敷于患处。适用于小儿头疮。

◈偏方7：独头大蒜1个。将独头大蒜剥去外皮，再切去一层。用切开的大蒜截面涂擦患处，每次反复擦15分钟，每日擦3次，10天为一疗程，停3天后再进行下一个疗程，以愈为度。适用于小儿头疮。

◈偏方8：芥菜子、醋各适量。将芥菜子炒后研为细末，再用醋调匀成糊状，敷于患处。适用于小儿头疮。

◈偏方9：木鳖子仁3克，醋10克。将木鳖子去外壳，蘸醋在粗瓷碗底磨取药汁，临睡前用盐水洗净患处，再用棉花或医用棉签蘸取药汁涂患部，每日或隔日1次。适用于小儿头疮。癣病蔓及全身者可分期分批治疗。治疗期间饮食宜清淡，忌食辛辣、鱼腥，并注意静养。木鳖子有毒，此方忌内服。

◈偏方10：川黄连、川黄柏、苦参各30克，木槿皮21克，加水适量，煎煮至沸，倒入盆中，待温后洗患处，每日早晚各1次。适用于小儿头疮。

小儿痱子

🌼 内用偏方

◈偏方1：绿豆、鲜荷叶适量。洗净，加水同煮，待绿豆熟后，加适量白糖，吃豆喝汤。具有消暑化湿的功效。适用于小儿痱子。

◈偏方2：绿豆30克，冬瓜100克。将绿豆加水煮烂，再加入冬瓜煮成汤。代茶饮服，每日3次。具有清热解毒，清凉解暑的功效。适用于小儿痱子。

◈偏方3：绿豆100克，干荷叶15克，薄荷叶、甘草各少许，白糖适量。薄荷、甘草同煎取汁，荷叶装入纱布袋，扎口，与绿豆加水同煮至豆烂，去药袋，兑入薄荷甘草汁，待凉食。具有清热解暑，祛湿的功效。适用于小儿痱子。

◈偏方4：鲜蚕豆皮适量。剥下晒干，洗净，放在铁锅内炒焦，用开水冲泡，代茶饮用。具有消暑化湿的功效。适用于预防小儿痱子。

◈偏方5：蜂蜜30克，金银花10克。将金银花煎水，去渣放凉，分次加入蜂蜜溶化后饮用。煎时不要太浓，一般煎成两碗银花汁较合适。具有清热利湿解毒的功效。适用于小儿痱子，暑疖等病。

◎**偏方6**：鲜荷叶1张，白茅根30克，粳米50克，白糖适量。将白茅根洗净，加1000克水煎煮30分钟，去渣取汁，用药汁煮粥至米烂熟时，放入洗净的鲜荷叶，略煮即成。食用时放少许白糖调味。具有清热利湿的功效。适用于小儿痱子。

❀ 外用偏方

◎**偏方1**：樟脑、薄荷各1克，硼酸、氧化锌各5克，滑石粉100克。以上5味混合涂擦患处。每日数次。具有清热解毒的功效。适用于小儿痱子。

◎**偏方2**：绿豆粉、滑石粉各等份。以上2味混匀，先洗净患处，再将药粉扑撒痱子上。具有清热解毒的功效。适用于小儿痱子。

◎**偏方3**：鲜苦瓜1个，芒硝9克，冰片15克。上药捣泥，去渣后涂搽患处，每日2～3次。具有消暑化湿的功效。适用于小儿痱子。

◎**偏方4**：藿香正气水。先用温水洗净患部，擦干后，用藿香正气水轻轻反复涂搽患处，每日1～2次。具有消暑化湿的功效。适用于小儿痱子。

◎**偏方5**：薄荷、花露油各10克，樟脑15克，95%酒精450克。以上4味混合加蒸馏水至1000克，取其液涂于患处。具有清热解毒的功效。适用于小儿痱子。新生儿忌用。

◎**偏方6**：马齿苋（鲜）30～60克。上药加120克水，煮20分钟，除渣留水，待凉备用。用时，每次倒出半酒杯，用药棉或干净纱布蘸涂患处，每日5～6次。具有消暑化湿的功效。适用于小儿痱子。

小儿风疹

❀ 内用偏方

◎**偏方1**：鲜西红柿汁15克，白糖5克。以上2味拌匀后1次服下，每日2次。具有疏风清热，凉血解毒的功效。适用于小儿风疹。

◎**偏方2**：红鸡冠花10克，绿豆6

克，生甘草1克。以上3味加水煎服，每日1～2次。具有疏风清热，凉血解毒的功效。适用于小儿风疹。

❀**偏方3**：梨皮15克，绿豆6克。以上2味加水煎服，每日2～3次。具有疏风清热，凉血解毒的功效。适用于小儿风疹。

❀**偏方4**：柳树花6克，薄荷1克。以上2味加水煎服，每日1～2次。具有疏风清热，凉血解毒的功效。适用于小儿风疹。

❀**偏方5**：连翘6克，牛蒡子5克，绿茶1克。以上3味研末，沸水冲泡。代茶饮，每日1剂。具有祛风散热，宣肺透疹，清热利湿的功效。适用于小儿风疹。

❀**偏方6**：芦根10克，紫草6克，灯心草2克。以上3味加水煎服，每日1～2次。具有疏风清热，凉血解毒的功效。适用于小儿风疹。

❀**偏方7**：冬桑叶10克，粳米50克。冬桑叶水煎取汁，将淘洗干净的粳米入锅，加500克水，用大火烧开后转用小火熬煮成稀粥，加入桑叶汁，稍煮即成。日服2～3次，温热食用。具有祛风清热的功效。适用于小儿风疹。小儿外感风寒，发热恶寒，头痛咳嗽不宜服用。

❀**偏方8**：竹叶3克，荷叶10克。以上2味加水煎服，每日2～3次。具有疏风清热，凉血解毒的功效。适用于小儿风疹。

❀**偏方9**：藕节10克，生地叶6克。以上2味加水煎服，每日1～2次。具有疏风清热，凉血解毒的功效。适用于小儿风疹。

❀**偏方10**：菊花6克，竹叶3克，生甘草1克。以上3味加水煎服，每日1～2次。具有疏风清热，凉血解毒的功效。适用于小儿风疹。

❀**偏方11**：小蓟15克，冰糖5克。以上2味加水煎服，每日1～2次。具有疏风清热，凉血解毒的功效。适用于小儿风疹。

❀**偏方12**：苦楝根皮15克，粳米50克。将鲜苦楝根皮洗净，刮去外表粗皮，用水煎，去渣取汁与淘洗干净的粳米一同煮粥。日服2次，温热食用。具有清热，燥湿，杀虫的功效。适用于小儿风疹。体弱及脾胃虚寒之小儿不宜服用。

❀**偏方13**：金银花3～6克，蝉蜕1～3克，甘草、绿茶各1克。以上4味用沸水冲泡，加盖闷10分钟，代茶饮。具有清热疏风，解毒消肿，止渴除烦的功效。适用于小儿风疹，荨麻疹，麻疹等。

❀ 外用偏方 ·

❀**偏方1**：苍耳子根叶（全

用）、苦参各24克，川椒6克，紫草10克。以上4味加水煎煮，去渣后温洗瘙痒部位，每日数次。具有清热凉血，解毒透疹的功效。适用于小儿风疹。

新生儿黄疸

内用偏方

偏方1：砂仁、陈皮各3克，乳汁100克。水煎取汁，兑入乳汁调匀，分2～4次服。具有温中化湿的功效。适用于新生儿黄疸。

偏方2：雪梨1个，醋适量。将雪梨洗净，连皮切成片状，置醋中泡浸8小时后取出晾干，然后捣烂榨取汁液。每次取3～5克灌服，每日3～5次，疗程不限，以愈为度。具有清热化湿的功效。适用于新生儿黄疸。

偏方3：茵陈、白术各3克，干姜2克，乳汁100克。前3味水煎取汁50克，兑入乳汁中调匀，每服20～30克，每日3～4次。具有温中化湿的功效。适用于新生儿黄疸。

偏方4：茵陈、党参各10克，红枣3枚，白糖适量。水煎，加入白糖调匀，频服。具有温中化湿的功效。适用

于寒湿胎黄。

偏方5：茵陈3克，干姜1克，茯苓2克。水煎取汁，兑入乳汁调匀，分2次服。具有温中化湿的功效。适用于新生儿黄疸。

偏方6：生地、瓜蒌、茵陈各3克。同煎服之。具有利湿退黄的功效。适用于新生儿黄疸。

外用偏方

偏方1：黄柏30克，水煎去渣，待水温适宜时，反复淋洗或擦洗10分钟，每日1～2次。具有清湿热，除胎黄的功效。适用于新生儿黄疸。

偏方2：大黄、芒硝、黄柏、山栀各10克。以上4味加水煎汤1000克，去渣，擦洗患儿全身，每日2次，3天为一疗程。具有泻火解毒，清热燥湿，凉血散瘀的功效。适用于新生儿黄疸。

尿布皮炎

🌼 内用偏方 ·

◈偏方1：金银花、绿豆衣各10克，甘草3克。水煎频服，每日1剂，连服3～7天。具有祛湿解毒的功效。适用于小儿尿布皮炎。

🌼 外用偏方 ·

◈偏方1：新鲜油菜叶适量。捣烂，取汁，将菜汁拌少许菜油或麻油，调匀后涂患处，每日1～2次，一般两天好转，5～6日可愈，如无好转请及时咨询医生。具有清热解毒祛湿的功效。适用于小儿尿布皮炎。

◈偏方2：芙蓉叶、滑石粉各30克，黄连10克。共研细末，扑撒患处，每日数次（适用于皮炎未溃烂者）。具有祛湿解毒的功效。适用于小儿尿布皮炎。

◈偏方3：滑石5份、青黛1份。研细末调匀，将小儿臀部用温水洗净后拭干，扑撒患处，每换尿布1次，扑撒1次。具有祛湿解毒的功效。适用于小儿尿布皮炎。

◈偏方4：苦参25克，石膏100克，樟脑、绿豆各6克，冰片20克。共研为细末，扑撒患处，每日3次。具有祛湿解毒的功效。适用于小儿尿布皮炎。

◈偏方5：苍术3份，青黛2份，黄柏、金银花（炭）各1份，冰片少许。以上5味共研极细末，用棉球直接扑于患处。每日2～3次，至愈为止。具有清热解毒的功效。适用于小儿尿布皮炎。

◈偏方6：生地榆、紫草各10克，冰片1克，植物油适量。以上前3味共入植物油中炸至黄色后去渣，冷却后用药油涂擦患处。每日数次。具有清热解毒敛疮的功效。适用于小儿尿布皮炎。

◈偏方7：野菊花、金银花、蒲公英、黄连、黄芩、黄柏各10～15克。以上各味任选2～3味，加水煎汤取汁，湿敷患处。具有清热解毒的功效。适用于小儿尿布皮炎有糜烂破溃。

◈偏方8：紫草、黄柏各等量，植物油适量。以上前2味切碎，浸于加热后的植物油中，密封浸泡3日后备用。用棉签蘸药油涂擦患处。每日1次。具有清热解毒的功效。适用于小儿尿布皮炎。

◈偏方9：炉甘石（粉）20克，石蜡油10克。混合调匀，加凡士林至100克，外涂患处，每日2次。具有祛湿解毒的功效。适用于小儿尿布皮炎。

◈偏方10：青黛3克，硼砂10克，冰片1克。上药共研为细末，生油调，每次便后洗净患处，蘸上药涂敷。

具有祛湿解毒的功效。适用于小儿尿布皮炎。

◈偏方11：黄柏、蒲公英、甘草各30克。水煎，外洗患处，每日2次，每剂可用2天。具有清热利湿解毒的功效。适用于小儿尿布皮炎。

小儿腮腺炎

❀ 内用偏方 ·

◈偏方1：大青叶、野菊花各6克，生蒲黄2克。以上3味加水煎服，每日1~2次。具有疏风清热，解毒散结的功效。适用于流行性腮腺炎。

◈偏方2：金银花10克，薄荷6克，黄芩3克，冰糖15克。前3味水煎取汁，加入冰糖溶化服。具有辛凉解表，清热解毒的功效。适用于痄腮初起的发热恶寒、腮部肿胀等症。

◈偏方3：金银花10克，赤小豆30克。金银花装入纱布袋，扎口；赤小豆淘净，加水先煮至熟烂，入金银花袋，再煮3~15分钟，去药袋，食豆饮汤。具有辛凉解表，清热散结的功效。适用于痄腮初起有发热恶寒、身痛、头痛等症者。

◈偏方4：板蓝根15克，金银花10克，薄荷5克。以上前3味加水煎汤，薄荷后下，去渣取汁。代茶频饮。具有疏风解表，清热解毒的功效。适用于流行性腮腺炎之发热、两腮疼痛者。

◈偏方5：板蓝根12克。将板蓝根煎成汤，一次服下。具有疏风清热，解毒散结的功效。适用于流行性腮腺炎初起。

◈偏方6：丝瓜30克，冬瓜子3克。以上2味加水煎服，每日1~2次。具有疏风清热，解毒散结的功效。适用于流行性腮腺炎。

◈偏方7：金银花、土茯苓各10克。以上2味加水煎服，每日1~2次。具有疏风清热，解毒散结的功效。适用于流行性腮腺炎。

外用偏方

偏方1：青黛15克，研细末，每次取少许药末，用鸡蛋清调成膏状，涂腮部，每日1次。具有疏风清热，解毒散结的功效。适用于流行性腮腺炎。

偏方2：葱白2根，生大黄30克。葱白捣烂，大黄研末，调成膏状，涂患处，每日1次。具有疏风清热，解毒散结的功效。适用于流行性腮腺炎。

偏方3：仙人掌60克，芒硝6克。以上2味加共捣成糊状，涂患处，每日1~2次。具有疏风清热，解毒散结的功效。适用于流行性腮腺炎。

偏方4：生绿豆粉、醋各适量。将生绿豆粉用醋调匀，涂敷患处，每隔2天换1次药，用药1周为一疗程。具有清热解毒，散瘀消肿的功效。适用于流行性腮腺炎。

偏方5：鲜蒲公英100克。将鲜蒲公英捣烂如泥，敷患处，每日换3~5次。具有疏风清热，解毒散结的功效。适用于流行性腮腺炎。

偏方6：韭菜500克。将韭菜捣烂，拧取汁加入盐，调合均匀，分成3份，抹在患处，干后再换，轻症者一般1~2日可痊愈，如无效，请及时去医院诊治。具有疏风清热，解毒散结的功效。适用于流行性腮腺炎。

偏方7：马齿苋适量。将马齿苋捣烂敷患处。具有疏风清热，解毒散结的功效。适用于流行性腮腺炎。

偏方8：鲜野菊花叶。取鲜野菊叶捣烂，外敷贴患处。具有疏风清热，解毒散结的功效。适用于流行性腮腺炎。

小儿佝偻病

内用偏方

偏方1：虾皮10克，鸡蛋1个。将鸡蛋打花与虾皮搅拌均匀，放入蒸锅中蒸熟，佐餐食用。具有补钙的功效。适用于小儿佝偻病。

偏方2：鸡蛋壳适量。将鸡蛋壳烤干，研极细粉。日服2次，6个月~1岁的小儿每次服用蛋壳粉0.5克，1~2

岁的小儿每次服用蛋壳粉1克。具有消食化积，增强营养，补钙的功效。适用于小儿佝偻病。

◎偏方3：猪骨、乌鱼骨各250克，精盐适量。将猪骨、乌鱼骨洗净，砸碎，加适量水，炖至汤呈白色质稠时，加少许精盐调味，弃渣饮汤。每日喝汤1～2次，经常食用。具有补虚益肾，补钙的功效。适用于小儿佝偻病。

◎偏方4：田螺、酱油、醋各适量。将田螺漂洗干净，放于沸水锅中煮熟，挑取螺肉蘸醋和酱油等调料食用。经常食用具有补钙的功效。适用于小儿佝偻病。

◎偏方5：猪棒骨适量，醋少许。将猪棒骨洗净砸碎，加少许醋，加适量的水，以浸没骨为度，加少许葱、生姜、味精、精盐，熬煮约3小时，至汤浓即成。每次饮1碗汤，日服2～3次。具有补钙的功效。适用于小儿佝偻病。

外用偏方·

◎偏方1：苦参、茯苓皮、苍术、桑白皮各15克，葱白少许。以上前5味加工使碎，每次取药末30克，同捣碎的葱白加水5000克，煎煮去渣，温洗患儿全身。具有清热利湿，祛风辟秽，健脾补中的功效。适用于小儿佝偻病。

◎偏方2：海马6克，王不留行12克，威灵仙、核桃各20克，白酒或凡士林适量。以上前4味共研细末，用白酒或凡士林调拌，或熬炼成膏，敷贴大椎、命门、足三里穴。具有补肾壮骨的功效。适用于小儿佝偻病。

◎偏方3：防风、白及、柏子仁各12克，人乳汁适量。以上前3味共研细末，用人乳汁调拌，敷贴百会穴。具有补钙壮骨的功效。适用于小儿佝偻病。

◎偏方4：干姜、细辛、鸡蛋各6克，肉桂12克，麻油适量。以上前4味共研细末，用麻油调拌，敷贴膝关节、印堂、大椎穴等处。具有补钙壮骨的功效。适用于小儿佝偻病。

◎偏方5：按摩法。患儿仰卧，施术者先用双手在双侧胸部，反复施术3～5分钟。然后用右手在腹部反复施术3～5分钟。最后用拇指在足三里、三阴交穴反复施术3～5分钟。患儿俯卧位，施术者用右手掌根或手指，在患儿背部和脊柱，反复施术3～5分钟。

小儿脐患

❈ 外用偏方 ·

◈偏方1： 隔蒜灸法。将蒜片置于脐上，再将艾条点燃灸之，口中有蒜气即止。适用于小儿脐风。

◈偏方2： 猪脊髓10克，杏仁15克。将杏仁研成脂状，再与猪脊髓调和成糊状，敷于脐疮肿痛处。适用于小儿脐疮、肿痛不愈者。

◈偏方3： 萝卜子、田螺、生葱各等量，共捣烂，敷于脐周一指厚，怀抱小儿一会儿，见排气则愈。适用于小儿脐风。

◈偏方4： 取云南白药1克，撒于脐中，隔日1次。适用于小儿胎毒内盛或断脐不善引起的脐窝出血。

◈偏方5： 露蜂房10克，蜂蜜适量。将露蜂房烤黄研末，每次取药末少许，用蜂蜜适量调匀成糊，敷于脐部，每日1~2次。适用于新生儿脐部微红、肿痛、糜烂。

◈偏方6： 鲜丁香花3克，捣烂，敷于脐部，每日2次。适用于新生儿脐炎、红肿疼痛。

◈偏方7： 鲜桑叶6克，白芷2克，共捣烂，敷于脐部，每日2次。适用于小儿脐中糜烂、溢脓血水者。

◈偏方8： 鲜野菊花15克，捣烂，敷于脐部，每日2次。适用于小儿脐炎、红肿疼痛者。

◈偏方9： 南瓜瓤10克，白糖5克，两者共捣烂，敷于脐部，每日2次。适用于小儿脐炎、糜烂湿润、久治不愈者。

◈偏方10： 当归30克，人工麝香少许，共研细末敷于脐部。适用于小儿脐湿。

◈偏方11： 龙骨60克，研为细末，敷于脐部。适用于小儿脐疮、小儿遗尿症。

◈偏方12： 苍耳子30克，共研细末，敷于脐部。适用于小儿脐疮。

◈偏方13： 炒黄柏30克，锅底灰1.5克，共捣和为散，敷于脐部。适用于小儿脐湿出水、湿邪为患、日久不愈。

◎偏方14：炙甘草1克，炒蝼蛄1克，一同捣研成细末，敷于脐部。适用于小儿脐疮。

◎偏方15：杏仁适量，捣烂。敷于脐部。适用于小儿脐赤肿痛。

◎偏方16：灶心土30克，共研细末敷于脐部。适用于小儿脐疮肿痛。

◎偏方17：炒黄柏15克，研为细末敷于脐部。适用于小儿脐疮。

小 儿 疝 气

外用偏方

◎偏方1：老姜25克，淡豆豉30克，白术、精盐各15克，橘叶20克，茶叶10克。以上6味加适量水，煎煮至沸后倒入盆中，趁热先熏后洗患部20～30分钟，每日早、晚各1次。具有温经健脾，散寒止痛的功效。适用于小儿虚寒性疝气。

◎偏方2：花椒30克，葱7根，全瓜蒌15克，醋250克。以上前3味用醋调匀，白布包裹加水煎熬，熏洗患处。具有温经散寒，理气止痛的功效。适用于小儿疝气偏坠。

◎偏方3：鲜生姜汁1小杯。用热水洗澡，待全身汗出时再将阴囊浸泡于生姜汁中。阴囊因受到刺激，10分钟后缩小如常。具有温经散结止痛的功效。适用于小儿疝气。

◎偏方4：乌梅肉适量，捣烂，敷于脐部。具有涩肠敛疮的功效。适用于先天性脐不闭合症。

◎偏方5：黄芪、红枣各15克，升麻3克。以上3味加水煎服。具有益气升提，理气散结的功效。适用于小儿疝气。

◎偏方6：艾绒适量。将艾绒装入小布袋中，以袋兜阴囊。兜至治愈为止。具有温经散结的功效。适用于小儿疝气。

◎偏方7：苏叶、橘叶、香附、木瓜各10克。以上4味加适量水，将药液倒入盆内，温洗患部10分钟，再用浸有药液后拧干的毛巾热敷，每日早晚各1次。具有散寒祛湿，理气止痛的功效。适用于小儿疝气。

◎偏方8：大、小茴香各3克，荔枝

核5个，橘核10克。上药共研末，每用红糖开水调服6克，每日2次。具有理气散结的功效。适用于小儿疝气。

⊗**偏方9**：白胡椒3克。以上1味分为3份，贴于肚脐部和两足心，上盖纱布，胶布固定。15日换药1次。具有温中散结的功效。适用于小儿疝气。

⊗**偏方10**：母丁香适量。研为极细末，装瓶密封。取适量药末填满脐窝，敷料固定，2天换药一次。一般4～6次见效。具有理气散结的功效。适用于小儿疝气。敷药同时，要积极消除容易引起腹压增高的致病因素，如咳嗽、便

秘、排尿困难等。注意休息，减少活动量。

⊗**偏方11**：生香附、木瓜、苏叶、橘叶各10克。以上4味加水煮沸，药液倒入盆内，待温后用毛巾浸药液先擦洗患处10分钟左右，再浸透稍拧，热敷患处，冷则除去。每日早、晚各1次。具有理气散结的功效。适用于小儿疝气。

⊗**偏方12**：取好醋适量，先用醋涂于阴囊肿大处，然后用温水洗去，连用2～3次。具有散瘀解毒的功效。适用于小儿疝气阴囊肿大。

第六章

五官科保健偏方

WUGUANKE BAOJIAN

PIANFANG

沙　眼

外用偏方·

◈偏方1：木贼草、石决明各30克，青葙子、桑叶、菊花各15克，桔梗10克，薄荷6克，加水1000克，煎煮30分钟，去渣，洗浴眼部，每日2次，每日1剂。适用于各期沙眼。

◈偏方2：菊花60克，龙胆草9克，乌梅5个，杏仁7个，芒硝、炉甘石各6克，加水煎汤，去渣取汁。温洗患眼，每日5～6次。适用于各期沙眼。

◈偏方3：桑叶、菊花、金银花各15克，防风、当归尾、赤芍各9克，加水适量煎汤，去渣，趁热熏洗患眼。适用于各期沙眼。

◈偏方4：晚蚕砂30克，加水煎汤，去渣，用温药液洗眼部，每日2～3次。适用于各期沙眼。

◈偏方5：桑叶15克，加水煎煮5分钟，去渣澄清。温洗患眼，每日2次。适用于各期沙眼。

◈偏方6：鲜石榴叶90克，鲜竹叶、鲜木贼草各60克，加水浓煎，去渣，熏洗患眼，每日2次。适用于各期沙眼。

◈偏方7：鱼腥草、小蓟各30克，加水煎汤，去渣取汁。洗浴眼部，每日2～3次。适用于各期沙眼。

◈偏方8：秦皮30克，黄柏、决明子各15克，黄芩、黄连、栀子各9克，加水煎取药液。趁热熏患眼。适用于各期沙眼。

◈偏方9：六月雪30克，夏枯草20克，加水同煎，去渣澄清。用温药液洗眼部，每日2～3次。适用于各期沙眼。

偏方10：黄连、赤小豆各10克，冰片2克，共研细末。取药末少许点眼角内，每日2～3次。适用于各期沙眼。

◈偏方11：黄连3克，冰片1克，青鱼胆1个，灯心草适量。以上前2味分别研为极细末，装入青鱼胆中，扎口风干后取出研为细末。用灯心草蘸冷开水后粘取药末少许，点涂患眼内眦角，闭目片刻，微有刺痛感，连用7～10天为一疗程。适用于各期沙眼。

❉偏方12：野菊花10克，加水煎

汤，去渣取汁。洗浴眼部，每日1～2次。适用于各期沙眼。

急性结膜炎

外用偏方

❉偏方1：大青叶、薄荷各15克，加水煎煮，去渣，温洗眼部。适用于急性结膜炎。

❉偏方2：秦皮30克，黄柏、决明子各15克，黄芩、黄连、栀子各9克，加水煎取药液，趁热熏患眼。适用于急性结膜炎。

❉偏方3：桑叶、菊花、金银花各15克，防风、当归尾、赤芍各9克，加水适量煎汤，去渣，趁热熏洗患眼。适用于急性结膜炎。

❉偏方4：蒲公英100克（干品30～50克），加水煎煮，去渣，温洗眼部。适用于急性结膜炎。

❉偏方5：黄连、黄芩、秦皮、防风各10克，研末为散，加水煎汤，去渣，频频洗眼。适用于急性结膜炎。

❉偏方6：鲜嫩槐树条150克，绿茶叶10克，加水煎汤，去渣取汁，熏洗眼部。适用于急性结膜炎。

❉偏方7：秦皮、苦竹叶各30克，黄连（去须）45克，加工研碎，加水2000克煎煮至1000克，去渣，温洗眼部。适用于急性结膜炎。

❉偏方8：杭菊花3克，川黄连15克，加水500克，浓煎至300克，去渣，倒入洗眼杯中。温洗眼部，每日4～6次，2～3天为一疗程。适用于急性结膜炎。

❉偏方9：菊花60克，加水煎汤，去渣，温洗双眼，每日4次，每次15～20分钟。适用于急性结膜炎。

❉偏方10：胆汁、精盐、蜂蜜各少许，加凉开水少许，调匀，消毒。每日滴眼数次。适用于急性结膜炎。

❉偏方11：决明子（炒研）不拘量，茶叶6克。将茶叶煎汁，再与决明子末调和。将决明茶调散涂敷于两侧太阳穴，药干则再敷，每日数次。适用于急性结膜炎。

◈偏方12：熟地黄适量。取洗净切好的厚约2厘米的熟地黄4片。将熟地片敷在眼皮上，约2分钟1次，轮流重复使用。适用于急性结膜炎。

◈偏方13：胡黄连、绿茶各适量。将胡黄连研为细末，用茶叶煎汁，调和药末如厚糊敷于患部。适用于急性结膜炎。

◈偏方14：芙蓉叶60克，研为细末，用水调和成糊状，贴敷于太阳穴。适用于急性结膜炎。

◈偏方15：生地黄15克，红花10克，当归尾8克，一同捣烂敷于患眼，每日用药1次。适用于急性结膜炎。

◈偏方16：取大椎、心俞、肝俞穴为第一组，身柱、膈俞、肝俞穴为第二组。采用刺罐。留罐15~20分钟。每日治疗1次，每次交替选穴，直至症状消失。本法有难度，请在专业医生指导下操作。

◈偏方17：施术者用拇指依次按压患侧攒竹穴、丝竹空穴或太阳穴、四白穴，各50~100下，合谷穴30下。如红退，眼睑肿胀未减者，点按四白穴、合谷穴，各20~30下。每日1~2次。

慢性结膜炎

✿ 外用偏方

◈偏方1：黄连、菊花各适量，加水适量煎煮，去渣，温洗患眼。适用于慢性结膜炎。

◈偏方2：当归、明矾各6克，菊花、芒硝各10克，大黄15克，花椒9克，加水煎煮2次，去渣取汁，混匀，趁热用热蒸汽熏患眼，每日3次。适用于慢性结膜炎。

◈偏方3：茶叶20克，加沸水冲泡，去渣，熏洗患眼，每日2次。适用于慢性结膜炎。

◈偏方4：苍术、桑叶、木瓜、牛膝各15克，防己12克，甘菊、黄柏、甘草各9克。上药混合，加水2000毫升，煮沸，再用文火煎20分钟，滤出药液注入搪瓷盆中，待水温适度时浸泡双足并保持水温20分钟。每日午、晚各1次。适用于慢性结膜炎。

◈偏方5：黄柏、大黄、生地黄各20克，红花、白芷各15克，薄荷叶8克，冰片2克。将生地黄切片晒干研粉，再将红花、大黄、黄柏、白芷、薄荷叶共研极细末，混匀后加入冰片，同研调匀。临用时以冷开水调和成糊状，涂敷患处，每日3次；或将药糊摊于消毒纱布上，再贴敷于患处。适用于慢性结膜炎。

麦 粒 肿

❀ 外用偏方·

❀偏方1：桑叶、菊花、连翘、生地黄各15克，黄连10克，加水1000克，煎煮去渣，先熏后洗患处，每日2次，每日1剂。适用于麦粒肿。

❀偏方2：蒲公英、金银花各15克，白芷、赤芍各10克，加水煎煮，去渣，先熏后洗患处，每日2次。适用于麦粒肿。

❀偏方3：桑叶、野菊花、金银花各15克，赤芍10克，加水适量煎汤，去渣，趁热熏洗患部。适用于麦粒肿。

❀偏方4：食盐适量，加开水溶化。先熏后洗患眼，每日2次。适用于麦粒肿。

❀偏方5：枸杞叶、白菊花、芙蓉花各12克，桑叶10克，蜂蜜适量。以上前4味一同捣烂，调入蜂蜜令匀。敷于患处。适用于麦粒肿。

❀偏方6：白菊花15克，水煎2次。第一煎约100毫升内服，第二煎约100毫升外用洗眼。每天2次。适用于麦粒肿初起。

❀偏方7：取25粒六神丸，用少量香油调成糊状，再将调匀的六神丸糊外敷在患处，用纱布覆盖，再用医用胶布固定。每日换药1次，一般用药3~5天。六神丸能清凉解毒，消炎止痛。本方适用于麦粒肿。

❀偏方8：鲜生地黄20克，醋适量。将鲜生地黄捣烂取汁，与等量的醋调匀。搽患处，每日3~4次。适用于麦粒肿。

❀偏方9：完整蛇蜕数条，食醋适量。将完整蛇蜕数条置于食醋中浸泡，数日后取出剪成约3毫米×8毫米大小的蛇蜕块。敷于患处，上盖有浸过醋的纱布，固定，每日换药1次，至愈为度。适用于麦粒肿。

◈偏方10：天花粉、生地黄、蒲公英各等份，液体石蜡、醋各适量。将以上前3味共研细末，加入食醋和液体石蜡，调成膏状，取药膏适量，置于消毒纱布上，敷于患处，每日换药1次。适用于麦粒肿。

◈偏方11：芙蓉花、薄荷叶各5克，一起捣烂，敷在患处，每天2次。适用于麦粒肿初起。

◈偏方12：玉枢丹10克，醋适量。将玉枢丹研为细末，再与醋调匀。涂于患处。适用于麦粒肿。

◈偏方13：拇、食指指腹同时分别轻轻揉按两侧风池穴2～3分钟，直至局部出现酸胀感为止。拇指指腹用较重力量捏按合谷穴，每隔20秒钟放松1次，反复捏按2～3分钟，直至局部出现明显胀重感为止。曲池穴的治疗方法与合谷穴相同。拇指指尖用较重力量切按太冲穴，每隔10秒钟放松1次，反复切按1～2分钟，直至局部出现酸胀感为止。拇指指腹用重力扪按阴陵泉穴，每隔20秒钟放松1次，反复扪按2～3分钟，直至局部出现明显酸胀感为止。

青光眼

内用偏方·

◈偏方1：槟榔9克，水煎服，以服后轻泻为度，若不泻可稍加大用量。适用于青光眼。

◈偏方2：猪肝1具，苍术15克，粟米适量。共煮粥服食。适用于青光眼。阴虚内热、气虚多汗者忌用本方。

◈偏方3：羊肝100克，谷精草、白菊花各15克。煮服，每日1剂。适用于青光眼。

◈偏方4：向日葵3～4朵。水煎，一半内服，一半熏洗眼部。适用于青光眼。

◈偏方5：菊花、夏枯草各15克，黄芩10克。水煎服，每日2次。适用于青光眼。

◈偏方6：羌活15～25克，加粟米适量，共煮粥服食。适用于青光眼。

◈偏方7：水牛角30克，白菊花15克。水煎服，每日2～3次。适用于青光眼。

◎偏方8：决明子10克研末，米汤饮服。适用于青光眼。

❀ 外用偏方 ·

◎偏方1：鸡苦胆1个，蜂蜜适量。将半匙蜂蜜灌入鸡苦胆，缝合后放入猪胆内，吊置屋檐下不见日光照射处，21天后取下，取鸡胆汁点眼，或用人乳先点患处，搽净，再点鸡胆汁。每日1次，连用3次。适用于青光眼。

◎偏方2：土豆汁、藕汁各等份，点眼。每次1~2滴，每日2~3次。适用于青光眼。

白 内 障

❀ 内用偏方 ·

◎偏方1：枸杞子、菊花、山茱萸肉、泽泻、茯苓、菟丝子、当归、白芍、楮实子各10克，熟地15克。水煎取汁，每日1剂，分2次服用。适用于肝肾阴虚之白内障患者。

◎偏方2：生地、熟地、茯苓、黄芪各15克，白术、党参、白芍、当归各9克，制附子、甘草、肉桂各6克。水煎取汁，每日1剂，分2次服用。适用于脾肾阳虚之白内障患者。

◎偏方3：黄芪、葛根、枸杞子各15克，党参、蔓荆子、当归各9克，炙甘草6克。水煎取汁，每日1剂，分2次服用。适用于气血不足之白内障患者。

◎偏方4：石决明、决明子、赤芍、青葙子、木贼、荆芥、麦冬各12克，栀子、羌活各9克，大黄6克。水煎取汁，每日1剂，分2次服用。适用于肝热上扰之白内障患者。

◎偏方5：生地、熟地、茵陈各15克，麦冬、枳壳、枇杷叶、石斛、黄芩各9克，甘草6克。水煎取汁，每日1剂，分2次服用。适用于阴虚夹湿热之白内障患者。

◎偏方6：水发银耳25克，鸡肝100克，枸杞子15克。鸡肝洗净切片，加料酒、姜、盐、味精拌匀，与银耳、枸杞同煮汤，佐餐食用。具有补益肝肾的功效。适用于肝肾两亏之白内障患者。

◎偏方7：决明子100克炒香，分成每包10克，纱布袋装好。每日1包，沸水冲泡，量不宜多，代茶饮用。具有清热平肝的功效。适用于肝热上扰之白内障患者。

◎偏方8：莲子心10克，薏苡仁30克，粳米100克，加水500毫升，煮粥，早晚食用。具有滋阴清热，宽中利湿的功效。适用于阴虚夹湿热之白内障患者。

◎偏方9：黑豆、枸杞子各500克。黑豆洗净后煮熟，放入枸杞子，一起捣碎。每次吃10克，一日2次。本方能养肾明目，促进黑色素生长。对白内障防治有益。

❊ 外用偏方 ·

◎偏方1：薄荷脑25克，每次取少许，放入小酒杯中，以温开水溶化为液体，用脱脂药棉蘸药液涂擦印堂穴和双侧太阳穴，然后将刚蘸过药的棉球放在鼻孔下嗅其气，每日3次。适用于早期白内障的辅助治疗。

视 物 模 糊

❊ 内用偏方 ·

◎偏方1：枸杞子30克，粳米100克，加水适量，同煮成粥食用。具有滋补肝肾、明目补虚等作用。适用于中老年人视物模糊。

◎偏方2：黑芝麻6克，粳米50克，桑叶、蜂蜜适量，加水煮成粥。具有润肠通便、益五脏、壮筋骨的作用。适用于中老年人视物模糊。

◎偏方3：麦冬15～30克，粳米100~200克。冰糖适量。先将麦冬用水煎，去渣留汁，再将粳米放入汁中。煮成粥，加适量冰糖食用。具有养阴润肺、益胃生津、清心除烦的功效。适用于中老年人视物模糊。

❊ 外用偏方 ·

◎偏方1：桑叶、甘菊花、茺蔚子、僵蚕（炒）各6克，赤芍10克，薄荷3克。加水煎煮，去渣后熏洗患处。适用于视物模糊不清。

◎偏方2：茺蔚子、秦皮、青皮、蕤仁各6克，赤芍4.5克，芒硝、木贼各3克，加水煎煮，去渣，熏洗眼目。适用于视物模糊不清。

◎偏方3：桑叶3克，菊花、赤芍各6克，防风4.5克，薄荷2.5克，加水煎煮，去渣，熏洗患眼。适用于视物模糊不清。

◎偏方4：珍珠母、煅磁石各18克，五味子、甘菊花、冬桑叶各6克，煅赭石10克，食醋适量。以上前6味加醋煎煮，去渣后熏洗患处。适用于视物模糊不清。

中 耳 炎

❀外用偏方・

◎偏方1：蜂蜜适量。取蜂蜜适量，用脱脂药棉蘸后滴入耳内。适用于化脓性中耳炎。

◎偏方2：金银花、生大黄各15克，黄连6克，半枝莲20克，加水300克，煎煮至100克，去渣澄清。用吸管吸取药液滴入耳内，待药液灌满时侧耳倾出，并用消毒药棉卷干耳内余液，如法连续灌洗3次，每日早、中、晚各灌洗1次。适用于化脓性中耳炎。

◎偏方3：菖蒲根适量，加水煎煮，去渣，用消毒药棉卷干耳内脓液，然后用菖蒲药液灌耳洗净。适用于化脓性中耳炎。

◎偏方4：郁金末3克，加水调成稀混悬液。注入耳内适量，倾出，再注入，再倾出，反复多次。适用于化脓性中耳炎。

◎偏方5：新鲜芦荟500克，去皮榨汁，放入冰箱中冷藏保存。每次用3~5毫升芦荟汁滴耳，每日1次，一般1周左右有明显效果。适用于中耳炎。

◎偏方6：白矾末6克，鸡蛋1个。将鸡蛋打一小孔，将白矾末纳入鸡蛋内，湿纸封口，置火炉上煅焦存性，研为极细末。将耳底脓汁擦净，吹入药末。治疗期间忌食酸辣刺激性食物。适用于化脓性中耳炎。

◎偏方7：核桃仁适量，冰片0.3克。将核桃仁研烂拧油去渣，取核桃油3克，兑入冰片0.3克，混匀。将耳内脓液拭净，每次滴油少许于耳内。适用于化脓性中耳炎。

◎**偏方8**：冰片粉2克，熟鸡蛋黄3个。将蛋黄放入铁锅中，以文火煎熬令蛋黄出油，用油与冰片粉调匀，拭于耳内脓水，滴入冰片蛋黄油。每日3～4次，3～4天可愈。适用于化脓性中耳炎。

◎**偏方9**：五倍子30克，枯矾6克。将五倍子烧存性，与枯矾共研细末。取少许药末用纸卷或竹管吹入耳内。适用于化脓性中耳炎。

◎**偏方10**：芒硝、硼砂、冰片各1克，分别研为细末，混合均匀后，用前将耳内脓液清洗干净，再将药末均匀地吹入耳内，每日1次。适用于化脓性中耳炎。

◎**偏方11**：麻油、鸡蛋清各适量，充分混匀。用前将耳内脓液清洗干净，滴入麻油鸡蛋清2～3滴，每日1次。适用于化脓性中耳炎。

耳鸣耳聋

❀ 外用偏方 ·

◎**偏方1**：明天麻、防风、白芷、炒僵蚕、藁本各6克，全当归10克，南薄荷4.5克，加水煎汤，去渣待温洗浴头部。适用于耳鸣。

◎**偏方2**：全蝎14个，薄荷叶14张，人工麝香1.5克。用薄荷叶包全蝎及人工麝香于瓦上焙干，共研为细末，用水调和，捏成药栓塞入耳内。适用于耳鸣。

◎**偏方3**：柴胡、龙胆草、黄芩、青皮、胆南星、芦荟、黄连、青黛、大黄、木通、菖蒲、皂角、细辛各30克，全蝎3个，陈小米（炒黑）150克，青鱼胆汁、姜汁、竹沥汁各50克。以上前15味炒干研细末，加入青鱼胆汁、姜汁、竹沥汁，拌匀，晒干，打碎，装入枕芯，做成药枕。适用于神经性耳聋。

◎**偏方4**：磁石5克，葛根2根，石菖蒲、首乌藤各12克，蜂蜜适量。以上前4味共研细末，调入蜂蜜适量，制成棰形药锭。塞内耳内。适用于神经性耳聋。

◎偏方5：耳部刮耳门、听宫、听会、翳风穴；手部刮液门、中渚穴。手少阳三焦经耳部支脉入耳中，故取液门、中渚，合用耳部穴位耳门、听宫，以疏通耳部经络气血、利窍复聪。若属肝火引致者，加刮太冲穴；外邪导致者，加刮外关、大椎穴；肾虚者，加刮肾俞、太溪穴。患者取坐位，施术者以较轻力度刮耳部穴位5分钟左右。然后以较轻力度刮手部液门与中渚穴，刮至局部潮红为宜。每日刮治1次，10次为1疗程。不应者，继刮1疗程。本法对神经性耳鸣、耳聋效果较好。

◎偏方6：患者可自行用一手食指和拇指端分别点压患侧风池穴和翳风穴，另一手拇指同时按揉患侧三阴交穴，各200~300下，每日1~2次。适用于耳鸣。双侧耳鸣者，可先左后右点穴治疗。

◎偏方7：患者取坐位，施术者先用多指反复指压耳周的诸穴，反复施术5~10分钟，以患侧耳部为重点。然后，施术者用右手拇指指压风池、风府穴3~5分钟。患者俯卧位，施术者先指压肾俞、肝俞穴，反复施术3~5分钟。再指压涌泉穴3~5分钟。适用于耳聋。

耳部湿疹

❀ 外用偏方 ·

◎偏方1：苦参60克，蛇床子、百部、益母草各30克，加水煎取药液1000克，去渣，温洗患部，每日2次。适用于外耳湿疹。

◎偏方2：青黛6克，松香9克，枯矾15克，菜油适量，共研细末，用菜油调成糊状，将患部用盐水洗净，再涂敷一薄层药膏，每日换药1次，直至痊愈。适用于耳部湿疹。

◎偏方3：花椒叶、桉树叶、桃树叶各适量，加水煎煮，去渣，冲洗外耳道，每日3~4次，7~10天为一疗程。适用于耳部湿疹。

◎偏方4：槐花30~60克，地榆20克，冰片少许，麻油适量。以上前2味共研细末，再加入冰片同研细末，用麻油调成糊状，涂敷患处，每日1~2次。适用于耳部湿疹。

◎偏方5：槐米20克，用小火炒

至微黄，研为细末，再用香油调成糊状，敷于耳部患处。适用于耳部湿疹。

偏方6：煅石膏30克，血竭、乳香各15克，冰片3克，共研细末。将患部用盐水洗净，再取适量药末撒于创面，每日换药1次。适用于耳部湿疹。

偏方7：吴茱萸100克，研细末，加肤轻松软膏调糊状，外敷湿疹处，1日3次，一般用1次痒止，用6～15天可愈。适用于耳部湿疹。

偏方8：用氯霉素眼药水外敷患处，1日3次。适用于耳部湿疹。

耳内异物

❋ 外用偏方 ·

偏方1：非动物性异物进入耳朵，可试着单脚跳动几次，并将患侧向低处，也可能将异物跳出来。

偏方2：水进入耳朵，可按上法跳动或以棉签轻轻探入耳中，将水分吸干。

偏方3：细小的异物进入耳朵时，一般可用镊子取出；遇水后膨胀的豆类可先用高度数白酒滴耳，使其脱水缩小后再取出；对于圆形的小玻璃球可用特制的器械取出，不能用镊子，以防将异物推向深处。

偏方4：小虫误入耳内，把手电放到耳边，或点燃香烟，慢慢把烟吹入耳朵，虫子有可能爬出来。

偏方5：小虫误入耳内，可往耳朵里滴几滴麻油、豆油或花生油，虫子就会被闷死，然后将耳倾斜一边，让杀死的小虫掉出来。

偏方6：小虫误入耳内，胡椒粉10克，米醋100克，调匀。药液滴入耳内，虫即出。适用于小昆虫混入耳中。

偏方7：麻油、面粉各适量。将麻油于锅内烧热，面粉加水调湿，煎面粉糊为饼。晒干，打碎，装入枕芯，做成药枕。让患者头枕油饼之上，昆虫闻香则出。适用于小昆虫混入耳中。

鼻窦炎

内用偏方

偏方1：川芎、荆芥、防风、白芷各9克，苍耳子15克，薄荷（后入）3克，辛夷、甘草各10克。水煎取药汁。每日1剂，早、晚各服1次。具有疏风止痛的功效。适用于急性鼻窦炎。本方辛香温燥，阴血亏虚，热病动风者不宜使用。

偏方2：川芎、荆芥、白芷、辛夷、甘草各10克，防风、薄荷各5克，细辛3克，苍耳子15克。水煎取药汁。每日1剂，早、晚各服1次。具有祛风散寒，芳香通窍的功效。适用于急性鼻窦炎。本方中细辛有毒，不宜长期或大剂量服用，且煎煮时间不宜过短。

偏方3：柴胡、川芎、黄芩、辛夷各10克，薄荷4克，夏枯草、连翘各12克，苍耳子15克，白芷6克。水煎取药汁。每日1剂，分2次服用。10日为1疗程。具有疏风散热、祛邪通窍的功效。适用于慢性鼻窦炎。本方中细辛有毒，不宜长期或大剂量服用，且煎煮时间不宜过短。

偏方4：桔梗、黄芩、苍耳子散（苍耳子、辛夷、白芷、薄荷）、天花粉各10克，甘草3克。水煎取药汁口服，每日1剂。3周为1疗程。具有清热通窍的功效。适用于小儿慢性鼻窦炎。

偏方5：生姜、大枣各9克，红糖72克，用水煎服，每日1剂，分3次饮用。本方能疏散风寒，对鼻炎、鼻窦炎有益。

外用偏方

偏方1：龙井茶30克，川黄柏6克。以上2味共研细末。用吹管将其少许吹入两侧鼻腔内，或嗅入鼻腔内。具有清热燥湿，解毒排脓，宣通鼻窍的功效。适用于慢性鼻窦炎。

偏方2：辛夷、白芷各1000克，共研细末，装入枕芯，做成药枕。让患者睡眠时头枕药枕之上。适用于鼻窦炎。

偏方3：黄芩、白芷各20克，苍耳子、鹅不食草各10克，甘草6克。置锅内，放水煮液，倒入浴足盆内，浴足

25分钟，每日1～2次。每剂中药可连续使用2～3次，10剂中药为1个疗程。适用于鼻窦炎。

◈**偏方4**：辛夷花60克，金银花50克，桂枝10克。置锅内，放水煮液，倒入浴足盆内，浴足25分钟，每日1～2次。每剂中药可连续使用2～3次，10剂中药为1个疗程。适用于鼻窦炎。

◈**偏方5**：鹅不食草60克，麻黄10克，川芎8克，生姜15克。置锅内，放水煮液，倒入浴足盆内，浴足25分钟，每日1～2次。每剂中药可连续使用2～3次，10剂中药为1个疗程。适用于鼻窦炎。

◈**偏方6**：紫皮独头蒜1个（3～5克），去外衣，切片或捣烂，将大蒜片或蒜泥适量贴敷双足底涌泉穴，并包扎固定，每日或隔3日1次，直至病愈。适用于鼻窦炎。

◈**偏方7**：分别用中、重手法按揉刺激涌泉穴和足部的头（大脑）、鼻反射区（足大趾下），每穴按揉5～10分钟，每日1～2次。也可配合浴足。适用于鼻窦炎。

过敏性鼻炎

❀ 外用偏方 ·

◈**偏方1**：防风、党参、茯苓各20克，砂仁、蔓荆子各10克，川芎、白芷各6克，甘草3克。置锅内，放水煮液，倒入浴足盆内，浴足25分钟，每日1～2次。每剂中药可连续使用2～3次，10剂中药为1个疗程。适用于过敏性鼻炎。

◈**偏方2**：黄芪、白术、防风各20克，苍耳子15克，泽泻、猪苓各10克，细辛5克。置锅内，放水煮液，倒入浴足盆内，浴足25分钟，每日1～2次。每剂中药可连续使用2～3次，10剂中药为1个疗程。适用于过敏性鼻炎。

◈**偏方3**：黄芪、党参、紫车河、紫苏子各20克，当归、秦艽各10克，香附、地龙各6克。置锅内，放水煮液，倒入浴足盆内，浴足25分钟，每日1～2次。每剂中药可连续使用2～3次，10剂中药为1个疗程。适用于过敏性鼻炎。

◈**偏方4**：黄芪30克，白芍、桂枝各10克，辛夷花、蝉蜕、乌梅各6克，炙甘草5克，大枣6枚，生姜3克。置锅内，放水煮液，倒入浴足盆内，浴足25分钟，每日1~2次。每剂中药可连续使用2~3次，10剂中药为1个疗程。适用于过敏性鼻炎。

◈**偏方5**：取黄柏10克，生地黄12克，共研细末，用黄酒适量，调成糊状，外敷双足涌泉穴，外盖敷料，用胶布固定。适用于过敏性鼻炎。

◈**偏方6**：取黄芪、辛夷花、丝瓜络、鹅不食草各30克，川黄柏15克，蝉蜕、葶苈子各10克，生姜（另用）6克，共研细末，每次取细末30克，加生姜捣烂，再加食醋适量调匀成糊状，敷于双足涌泉穴和肚脐上，外用敷料胶布固定，每日换药1次。适用于过敏性鼻炎。

◈**偏方7**：荆芥、防风、羌活、川芎、白芷、菊花、薄荷、藁本各60克，辛夷花、细辛各30克，山柰、檀香各15克，共研细末，装入枕芯，做成药枕。让患者睡眠时头枕药枕之上。适用于过敏性鼻炎。

◈**偏方8**：先分别用中、重度手法按揉涌泉穴5~10分钟，每日1次。再用食指单勾法以中、重度点压足部肾上腺反射区（在足心）、鼻反射区（在足大趾内侧缘）5~10分钟，每日按摩1次，按摩时以患者出现得气感为宜，2组交替治疗，10~12次为1个疗程。

◈**偏方9**：大蒜2头，生姜5片，米醋适量。大蒜去皮洗净，同生姜一起放入米醋中加盖浸泡10天。每天取一些泡过生姜和蒜的米醋，熏鼻20~30分钟，可连用10~30天。适用于过敏性鼻炎。

◈**偏方10**：苍耳子30个，分别敲破，加入适量香油，用小火煮开，去掉苍耳子，放凉后放到小瓶中备用。用棉签蘸药油涂抹鼻腔，每日2~3次，可连用2周，适用于过敏性鼻炎。

鼻 出 血

✿ 外用偏方 ·

✿**偏方1**：麻黄（去根节）、石膏（杵碎）各90克，芫花30克，川大黄60克，加水10000克，煎煮至4600克，去渣，用药液淋洗头部。适用于轻度鼻出血。

✿**偏方2**：黄芩、桑白皮、生地黄、玄参、侧柏叶各15克，共研细末。用时取药末适量，用凉开水调和成膏状，敷于脐部，然后用消毒纱布覆盖，再用胶布固定，每3天换药1次。适用于轻度鼻出血。

✿**偏方3**：生石膏30克，知母、麦冬各15克，黄芩、牛膝各12克，共研细末。用时取药末适量，用凉开水调和成糊状，敷于脐部，然后用消毒纱布覆盖，再用胶布固定，隔天换药1次。适用于轻度鼻出血。

✿**偏方4**：精盐、维生素C片各适量，鸡蛋壳6克。将鸡蛋壳研极细粉，维生素C片研细，以上3味混匀。用棉球蘸药粉塞鼻，每日1剂，分3次服用。适用于轻度鼻出血。

✿**偏方5**：大蒜适量。将大蒜捣烂成泥，敷于足心涌泉穴，左侧鼻出血敷右侧足心，右侧鼻出血敷左侧足心，以布包扎，每次用药3～4小时，每日用药1次。适用于轻度鼻出血。

✿**偏方6**：青黛粉30克。取青黛粉适量放于棉球上。将药棉球塞入鼻腔，压迫止血，敷药时应暂停呼吸，以防青黛吸入引起咳嗽。适用于轻度鼻出血。

✿**偏方7**：龙胆草、柴胡各15克，栀子、黄芩各12克，生地黄、白茅根各18克，木通9克，共研细末。用时取药末适量，用凉开水调和成糊状，敷于脐部，然后用消毒纱布覆盖，再用胶布固定。隔天换药1次。适用于轻度鼻衄。

✿**偏方8**：龙骨、牡蛎各适量，共研细末。让患者仰头，以药末少许吹入鼻腔内。适用于轻度鼻出血。

✿**偏方9**：大黄适量。将大黄研为细末，取药末适量放于棉球上。将药棉球塞入鼻腔局部外敷，6小时左右更换1

次。适用于轻度鼻出血。

⊗**偏方10**：用药棉蘸醋，塞入出血的鼻孔内。适用于轻度鼻出血。

⊗**偏方11**：可将云南白药适量直接吹入鼻中，也可将云南白药适量放于纱布上，填于出血处。适用于轻度鼻出血。

⊗**偏方12**：刮痧法。患者取坐位，施术者以较重力度先刮大椎穴，刮至局部出现痧痕为宜。继则以中等力度刮上星穴3分钟，或刮至局部潮红。然后以中等力度刮合谷穴，刮至局部潮红即可。鼻出血可见于多种疾病，如血液病、鼻咽部肿瘤等，应注意原发病的诊断与治疗。

牙 龈 炎

❀ 内用偏方 ·

⊗**偏方1**：先用热姜水清洗牙石，然后用热姜水代茶饮用，每日1~2次。适用于牙龈炎。

⊗**偏方2**：鲜车前草30克，鲜薄荷15克，绿皮鸭蛋1个。先将前2味药煎煮后滤去药渣，鸭蛋去壳入药液煮熟，加少许盐后吃蛋饮汤。每天1次，对牙龈炎红、肿、热、痛有效。

⊗**偏方3**：黄连、升麻各7克，生地6克，牡丹皮、当归各12克，生石膏35克。大便干结者加生大黄12克。水煎取汁，分2次服，每日1剂。具有清热利湿，泻火解毒的功效。适用于胃火炽盛之牙龈炎。本方中石膏大寒，不宜长期服用。

⊗**偏方4**：熟地、淮山药、牡丹皮、枸杞子各16克，制何首乌、茯苓、泽泻、山茱萸各12克，肉桂4克。水煎取汁，分2次服，每日1剂。具有滋补肾阴的功效。适用于肾阴亏虚之牙龈炎。

⊗**偏方5**：党参16克，白术、茯苓、炙甘草、当归、熟地、川芎、白芍、木香各12克，陈皮7克。水煎取汁，分2次服，每日1剂。具有补益气血的功效。适用于气血亏虚之牙龈炎。

❀ 外用偏方 ·

⊗**偏方1**：米醋30克，加冷开水60克，频频含漱。适用于牙龈炎、牙周炎。

⊗**偏方2**：用1只鸡蛋清加等量白

酒搅匀喝一口，含5分钟后吐掉，每日2次，2~3天消炎止痛。适用于牙龈炎。

◎**偏方3**：黄连3克，生蜜4克，黄连蜜炙7~8次，研末，搽患处。适用于牙龈炎。

◎**偏方4**：金银花20克水煎，取汁反复漱口。适用于牙龈炎。

◎**偏方5**：大黄、紫荆皮各2克，苦参、甘草各1克，蜂蜜少许。以上前4味共研为末，调合凉开水、蜂蜜各适量。涂敷患处，每日早晚各1次。适用于牙龈炎红肿疼痛。

◎**偏方6**：苦参100克，僵蚕40克，共研细末，吹入患处及齿缝，每日3次；姜黄5克，蒜1瓣，共捣烂和匀，敷双足心涌泉穴。适用于牙龈炎。

牙 周 炎

内用偏方

◎**偏方1**：生石膏15~30克，知母9克，谷精草18克，金银花12克，蝉蜕6克，甘草3克。水煎服，轻者日服1剂，重者日服2剂。适用于牙周炎。本方中石膏大寒，不宜长期服用。

◎**偏方2**：银耳20克，制何首乌12克，花生衣3克，粳米60克，加水同煮成粥，每天1剂。具有补肾养阴止血的功效，适用于牙周炎、肾精亏损者。

◎**偏方3**：鲜菊花叶一把，洗净捣烂，绞汁服下，连服2~3次。适用于牙周炎。

◎**偏方4**：白酒100毫升，鸡蛋1个，将白酒倒入瓷碗内，用火点燃白酒后将鸡蛋打入酒中，不搅拌和不加任何调料，待火熄灭后放冷，1次服下，每日服2次。适用于牙周炎。

◎**偏方5**：核桃2个，白酒适量，将核桃去皮取仁，浸于白酒中24小时，取出后嚼服。可止牙痛。适用于牙周炎。

外用偏方

◎**偏方1**：桃树皮、柳树皮各4克，白酒适量。砂锅中放入白酒，以文火煎煮桃柳树皮，趁热含酒液漱口。当酒液含在口中凉后即吐出，日漱数次。具有清热止痛，祛风散肿的功效。适用于牙周炎。

❀偏方2：天花粉、蒲公英各12克。水煎取汁，含漱，每日2～3次。适用于牙周炎。

❀偏方3：骨碎补30克，黑桑椹子15克，食盐15克炒，胡桃24克去皮去油。上药共研细末，搽敷牙龈，每日早、晚各1次。具有益肾固齿、凉血泻火的功效。适用于牙周炎。

❀偏方4：乌贼骨粉50克，槐花炭、地榆炭、儿茶各5克，薄荷脑0.6克。上药兑匀，装瓷瓶备用，每用时取少许刷牙，每日3次。适用于牙周炎。

❀偏方5：甘草3克，大黄10克，滑石粉18克，分别研为极细末，再混合均匀。刷牙后用牙刷蘸药粉刷患处，并可取药末15克用蜂蜜调成糊状，涂敷于患处，每日早晚各1次。适用于牙周炎。

❀偏方6：五倍子、干地龙各15克，微炒。共研细末，用时先用生姜擦牙根，后撒上药末，每晚1次。适用于牙周炎。

牙龈出血

❀ 内用偏方 ·

❀偏方1：栀子10克，藕节、生石膏各15克，粳米100克。将生石膏加水先煎30分钟，加入栀子、藕节一同煎汁，去渣后与淘洗干净的粳米共煮成粥。日服1剂，连服7天。具有清热解毒，凉血止血的功效。适用于肠胃积热型牙龈出血，症见牙龈红肿，出血血色鲜红。

❀偏方2：制何首乌12克，花生衣3克，粳米80克。将制何首乌加水煎取汁液，取药汁与淘洗干净的粳米、花生衣一同入锅，加水适量，先用旺火烧开，再转小火熬煮粥。日服1剂，连服数剂。具有补肝肾，凉血止血的功效。适用于肾阴亏损，虚火上浮，阴不敛阳导致的牙龈出血。

❀偏方3：雪耳、制何首乌各12克，花生衣3克，粳米60克。将前2味加水煎取汁液，取药汁与淘洗干净的粳米、花生衣一同入锅，加水适量，先用旺火烧开，再转小火熬煮粥。日服1剂，连服数剂。具有补肝肾，凉血止血的功效。适用于肾虚火旺导致的牙龈出血。

❀ 外用偏方 ·

◈**偏方1**：用适量麦冬煎汤漱口。适用于气血亏虚之牙龈出血。

◈**偏方2**：生石膏30克，冰片1.5克。将生石膏研细末，过100目筛，再将冰片细末加入调匀，装瓶。用盐开水漱口，再将药末撒在患处。适用于肝胃火热上升引起的口舌生疮、牙齿疼痛、牙龈出血等。

◈**偏方3**：用苦参30克，枯矾5克，共研为末。一天擦齿3次。适用于牙龈出血。

口 臭

❀ 外用偏方 ·

◈**偏方1**：野蔷薇、石榴皮、大青叶各12克，茅根10克，加水煎煮，去渣，取药液擦洗口腔，每日3次。适用于口臭。

◈**偏方2**：取食醋10~20毫升，含在口腔中漱口2~3分钟，吐出后用清水漱口。适用于脾胃火盛型口臭、口腔溃疡。

◈**偏方3**：大黄、生地黄各适量，切片。用大黄片和生地黄片轮换贴于口内出血处，每日换药1次，至症状消失为止。适用于脾胃火盛引起的口臭、齿衄者。

◈**偏方4**：大黄适量，煅烧后研为细末。用大黄炭末擦牙，每日2~3次，7~14天为一疗程。适用于脾胃火盛引起的口臭，症见口中出气腐臭、口干欲饮、身热烦躁、齿龈红肿、便秘、舌红苔黄厚、脉滑数等。

◈**偏方5**：藿香20克，用沸水闷泡10分钟。用温热的藿香水频频漱口，每天1剂，可连续用。适用于口臭。

◈**偏方6**：连翘、清茶各等份。将连翘研为细末，再与清茶混合。取少许药末放入口内时时咀嚼。适用于实热证引起的口臭。

◈**偏方7**：甜瓜子、蜂蜜各适量。甜瓜子研为细末，炼蜜为丸如枣核大，每日空腹洗漱后含1丸。适用于口臭。

◈偏方8：母丁香1粒，洗净后含于口中。适用于温热或秽浊之气舌苔黄腻或白腻苔之口臭、龋齿食渣腐烂之口臭等。

◈偏方9：黑枣1～2枚，白豆蔻1～2枚。将白豆蔻研为细末，再用枣泥为丸。时时咀嚼，至口臭消除为止。适用于口臭。

牙 痛

❀ 外用偏方 ·

◈偏方1：地骨皮、生石膏各60克，牡丹皮10克，菊花30克，防风15克，加水煎煮2次，混合药液，待温洗双足，每日2～3次，每次30～60分钟。适用于牙痛。忌食辛辣油腻的食物。

◈偏方2：生石膏15克，牡丹皮4克，黄连5克，升麻、大黄各3克，生地黄6克，共研细末，每次取药末6克，用水调成糊，敷于脐部，然后用消毒纱布覆盖，再用胶布固定，每日换药1次。适用于牙痛。

◈偏方3：细辛、大黄各6克，荜菝3克，生石膏9克，共研细末，用水调成糊。敷于脐部，然后用消毒纱布覆盖，再用胶布固定，每日换药1次。适用于牙痛。

◈偏方4：川椒、冰片各等份，共研细末，用薄棉花裹好。将药棉球置于牙痛处。适用于牙痛。

◈偏方5：荜菝、细辛、白芷、防风各5克，高良姜4克，焙黄，研为极细末，调匀，装瓶。用脱脂棉蘸取药末少许，塞入鼻孔，左侧牙痛塞右鼻，右侧牙痛塞左鼻，塞好后做深呼吸2分钟，每日早晚各用药1次。适用于牙痛。

◈偏方6：云南白药1克，用少许开水将其调成糊状。用药棉蘸药糊塞入患牙处，或外搽红肿疼痛处，每日1次。适用于牙痛。

◈偏方7：六神丸1～2粒。取玻璃棒1根，蘸上患者唾液，放上六神丸1～2粒，置于痛牙之齿龈上，再用玻璃棒拨动药丸，使之与唾液混合，稍加压力，待药丸溶化，平涂于牙龈表面上，经5～10分钟，局部出现麻木感，牙痛阿随之减轻或消失。每日用药1次。亦可将药丸用温开水3～4滴研成糊状后涂敷患处。适用于牙痛。

◈偏方8：空心菜根200克，醋250克。将以上2味加水250克，一同煎汤。待水凉后频频含漱多次。适用于牙痛。

◈偏方9：荜菝、细辛、白芷各等份，共研细末。取药末涂擦牙痛处。适用于牙痛。

◈偏方10：花椒15克，醋60克。将以上2味共煎10分钟，去渣取汁，待温含漱。适用于牙痛。

◈偏方11：花椒7粒，细辛0.2克，共研细末，用薄棉花裹好，塞入牙洞中。适用于牙痛。

◈偏方12：用湿棉球蘸取大黄末少许塞入鼻孔，左侧牙痛塞右鼻，右侧牙痛塞左鼻，双侧牙痛应左右鼻交替使用。适用于牙痛。

◈偏方13：细辛、薄荷、樟脑各等量，置于盘子中，加水适量，上置1个碗密封，文火加热20分钟，取下冷却后将碗上的白霜收集保存。取如绿豆大小的药霜，用脱脂棉裹好，置于牙痛处，闭口30分钟后吐出。适用于牙痛。

◈偏方14：茶叶3克，醋10克。将茶叶用开水冲泡5分钟，取茶汁加入食醋，混匀。每日含漱2~3次。适用于牙痛。

◈偏方15：1%碘酒棉球1个。将1%碘酒棉球捏至半干，做成圆锥形。将棉球塞满痛侧耳孔，一般用药后3~5分钟牙痛减缓。适用于牙痛。

◈偏方16：龙胆草、升麻、防风、甘草各10克，细辛5克，加水煎煮取汁，待冷。含漱约10多分钟，待冷药液变热后再换冷药液含漱之。适用于牙痛。

◈偏方17：露蜂房、野菊花、薄荷叶各9克，白芷6克，川花椒2克，加清水300克煎至200克，过滤取汁，待温。取微温药汁适量含漱，每隔1小时1次，通常含漱后牙痛即止。适用于牙痛。

◈偏方18：细辛、川芎各3克，茶叶、花椒各5克，生石膏45克，75%酒精300克。以上前5味共研粗末，放入瓶中，加入酒精浸泡7天，再隔水煮沸30分钟，取汁。将药用棉球在药液中浸过，然后塞入牙痛处，用上下牙咬紧，痛止后5~10分钟去药棉球。适用于牙痛。

口疮

外用偏方

◈偏方1：云南白药适量。用棉签蘸取少量云南白药涂在溃疡创面上。每日2次，可连用2~3天。适用于口疮。

◈偏方2：细辛、延胡索、胆矾、冰片各10克，甘草、川芎各5克，共研极细末。用棉签蘸药末涂敷患处，每日1~2次。适用于复发性口疮的辅助治疗。

◈偏方3：滑石10克，冰片1克，共研细末，敷于脐部，然后用消毒纱布覆盖，再用胶布固定。适用于复发性口疮的辅助治疗。

◈偏方4：黄连、儿茶、青黛、干姜各10克，共研极细末，用棉签蘸药末涂敷患处，每日3次。适用于复发性口疮的辅助治疗。

◈偏方5：五倍子30克，黄柏（炙）、滑石（飞）各15克，共研细末，敷于脐部。适用于口疮。

◈偏方6：细辛、陈醋各适量。以上前1味烘干研为细末，用醋调成膏状，敷于脐部，然后用消毒纱布覆盖，再用胶布固定，每日换药1次。适用于口疮、小儿鹅口疮。

◈偏方7：黄连、桂心各等量，共研细末，敷于脐部，再用胶布固定。适用于虚火上炎之口舌生疮。

◈偏方8：黄柏、青黛各15克，桂心30克，共研细末，敷于脐部，再用胶布固定。适用于口疮。

◈偏方9：黄连、鸡内金各3克，炮姜1.5克，青黛、儿茶各2.5克，共研细末，敷于脐部，然后用消毒纱布覆盖，再用胶布固定。适用于心脾蕴热，口疮常发，色红而干之症。

◈偏方10：细辛1克，吴茱萸6克，米醋适量，共研细末，分成5份，每次取1份，用米醋调成糊，敷于脐部，然后用消毒纱布覆盖，再用胶布固定，每日换药1次，连用4~5天。适用于口疮。

◈偏方11：黄连、细辛各等量。两药烘干后共研细末，用水调成糊状，敷于脐部，然后用消毒纱布覆盖，再用胶布固定，每日换药1次。适用于口疮。

◈偏方12：青黛、冰片各等量，共研细末，过80目筛，装瓶。用盐开水漱口，再将药末撒在患处，闭口10分钟，每日用药3～5次，连用2～5天。适用于口疮。

◈偏方13：可可粉、蜂蜜各适量，共调匀成稀糊状，频频含漱。适用于口腔发炎、溃疡。

◈偏方14：吴茱萸6克，黄连、栀子各10克，醋适量。将上药研末，分2次用醋调成糊状，做成饼，贴在两足心，每剂用2次，每次6小时。适用于口疮。

◈偏方15：山豆根、大黄各30克，儿茶、黄连、枯矾、没药各15克，人中白2克，青黛20克，砂仁10克，冰片3克，共研细末，过100目筛，装瓶消毒。用盐开水漱口，再将药末撒在患处。适用于口疮。

口 角 炎

内用偏方

◈偏方1：绿豆30克，放入冷水中，水烧开5分钟立即关火，鸡蛋打开冲入烧好的水，喝蛋花水，早晚各1次，连服3～4天。具有清热泻火的功效。适用于口角炎。

◈偏方2：板蓝根20克，黄芩、麦冬、当归、玄参、赤芍各12克，木通、黄连各10克，甘草6克，生地15克，肉桂2克。水煎取汁，每日1剂，分2次服用。具有清热泻火的功效。适用于口角炎。

◈偏方3：干葛根10克，升麻、赤芍、黄芩各9克，麻黄3克，肉桂1.5克，甘草5克，生石膏15克，生姜2克，葱白1茎。水煎取汁，每日1剂，分2次服用。具有清脾泻热的功效。适用于口角炎。本方中石膏大寒，不宜久服。

◈偏方4：白术15克，青皮9克，炮姜6克，木香3克，水煎取汁，每日1剂，分2次服用。具有健脾祛湿的功效。适用于口角炎。

外用偏方

◈偏方1：霜后茄子1个，麻油适

量。将茄子晾干，研成细末，调入麻油拌匀，用棉签蘸取涂于患处，每日1～2次，连用3～4日。具有清热除湿的功效。适用于口角炎。

❂偏方2：鲜山药适量洗净切开，用其粘液涂于患处，每日1～2次，连用数日。具有润燥、消炎的功效。适用于口角炎。

❂偏方3：干姜2克，白矾10克，冰片1克，共研成细末，用凉开水调拌涂于患处，每日1～2次。具有解毒、消炎、敛疮的功效。适用于口角炎。

❂偏方4：干姜3克，黄连10克，蜂蜜适量。将干姜、黄连共研为细末，调入蜂蜜用棉扦蘸取涂于患处，每日2次，连用3～5日。具有清热解毒的功效。适用于口角炎。

❂偏方5：石榴皮1个，乌梅2个，焙干，共研为细末，用棉签蘸药末涂于患处，每日1～2次，连用数日。具有清热解毒功效。适用于口角炎。

❂偏方6：柿霜适量，涂于患处，每日3～4次，连用3～5日。具有清热、除湿、消炎的功效。适用于口角炎。

❂偏方7：柿叶、生石膏各10克，凡士林适量。将柿叶、生石膏共研为细末，调入凡士林拌成膏状，用棉签蘸取涂于患处，每日1～2次，连用3～5日。具有清热、润燥、敛疮的功效。适

用于口角炎。

❂偏方8：茶叶、蜂蜜各10克。将茶叶焙干，研为细末，调入蜂蜜拌匀成糊状，用棉签蘸取涂于患处，每日1～2次，连用3～4次。具有润燥、消炎、敛疮的功效。适用于口角炎。

❂偏方9：鲜桑树枝适量。用小刀划开桑树枝皮，取其汁液涂于患处，每日2～3次。具有清热、润燥的功效。适用于口角炎。

❂偏方10：槐花6克，小茴香2克，麻油适量。将槐花、小茴香焙干，研为细末，调入麻油拌匀，用棉签蘸取涂于患处，每日1～2次，连用3～5日。具有除湿、润燥、消炎的功效。适用于口角炎。

❂偏方11：生蒲黄6克，鸡蛋壳5克，麻油适量。将生蒲黄、鸡蛋壳焙干，共研细末，调入麻油拌匀，用棉签蘸取涂于患处，每日1～2次，连用3～4日。具有清热、解毒、润燥的功效。适用于口角炎。

❂偏方12：硼砂末30克，蜂蜜30克。将硼砂研细，再加入蜂蜜调匀，使成糊状，用时先清洗局部，再用消毒棉签蘸药糊涂敷患处，每日3～4次。一般用药3～5天即愈。适用于口角炎。

舌疮

✿ 外用偏方 ·

✿偏方1：牛膝、白酒各30克。将牛膝浸酒内，取药酒，频频含漱，每日数次。具有清心泻火，温补心阳的功效。适用于阳虚型舌疮。

✿偏方2：五倍子、陈醋各适量。五倍子焙干，研成细末，以醋调糊，涂于舌疮患处，半小时后吐出。具有敛疮、止血、解毒的功效。适用于舌疮。

✿偏方3：血竭2克、人工麝香0.5克。两药共研末，与大枣2枚（去核，烤焦黄后研末）混匀。用时加入温水调糊，敷于舌疮患处，10分钟后吐出。具有散瘀定痛，止血生肌，抗菌消炎的功效。适用于舌疮。

✿偏方4：取鲜西瓜汁适量，含在口中，每次含2~3分钟后咽下，每次3~5次。适用于舌疮。

咽喉炎

✿ 内用偏方 ·

✿偏方1：胖大海、玄参各30克。将胖大海洗净，与玄参同煎，水煎取汁200毫升。每天1剂，早晚分服。适用于阴虚之咽喉炎。

✿偏方2：麦冬、玄参、牡丹皮各10克，生甘草6克，生地12克，川贝母、郁金各8克。水煎服，每日1剂。适

用于肺阴虚之咽喉炎。

✿偏方3：熟地、生地各10克，山药8克，山萸肉、牡丹皮、茯苓、泽泻、玄参、黄柏各6克。水煎服，每日1剂。适用于肾阴虚之咽喉炎。

✿偏方4：柴胡、生地各15克，枳壳、赤芍、桃花、当归、桔梗、玄参各9克，生甘草6克。水煎服，每日1剂。

适用于血瘀之咽喉炎。

偏方5：玄参12克，藏青果、桔梗各4克，生甘草3克，开水冲泡代茶。适用于咽喉炎。

偏方6：黑木耳50克，炒干研成细末，每次取10克，拌1勺蜂蜜服下。每天2次，连吃5天。适用于咽喉炎。

✹ 外用偏方 ·

偏方1：鲜芝麻叶适量。将鲜芝麻叶适量洗干净，嚼烂吞咽。每日3次。适用于咽喉炎。

偏方2：大青叶、芦根各30克。将大青叶、芦根用水煎煮取汁，用其汁含漱。每日1次。适用于咽喉炎。

偏方3：金银花20克，连翘15克，薄荷10克，甘草6克，煎汤漱口。具有清热解毒的功效。适用于咽喉炎。

偏方4：防风、甘草、荆芥各6克，金银花、薄荷各3克，连翘5克，加水3碗，煎成1碗。含漱。适用于咽喉炎。

偏方5：生地10克，玄参、大青叶各15克。上药煎水，放冷，喝一口含在口中，停半分钟漱口吐出，再含第二口，如此反复数次，可连续应用，直至痊愈。适用于咽喉炎。

偏方6：老蒜1瓣（独头者佳）。捣如泥，取豌豆大小的蒜泥，敷经渠穴，约5~6小时，若起一小疱，则用消毒针挑破。治疗急性咽炎、咽峡炎。可以解毒散热，挤去毒水即愈。

偏方7：吴茱黄、生附子各等量研末，醋调，临睡时敷涌泉穴，夜敷晨除，每晚1次，7次为1疗程。

偏方8：玄参20克，大青叶、金银花各15克，牛蒡子10克，桔梗、甘草各6克，薄荷9克，装入壶内，盖好盖，加水加热煮沸，使热气从壶嘴中出。让患者张口对准壶嘴熏之，每日数次。适用于咽喉炎。

偏方9：薤白50~100克，米醋60克。将薤白洗净切碎，放入钵中捣烂，加入已经加温过的米醋，调匀成糊状，敷于患处，冷即易之。适用于咽喉炎。

偏方10：八仙花根12克，醋50克。用醋磨八仙花根，取汁。用药棉球蘸药醋汁涂患处。适用于咽喉炎。

偏方11：金果榄10克，米醋适量。金果榄用醋磨汁，取汁敷于患部。适用于咽喉炎。

偏方12：刮痧法。刮拭天突、膻中、内关、天柱、身柱、膈俞、肝俞穴，每日刮拭1次。适用于咽喉炎。

偏方13：患者取俯卧位，充分暴露背部，施术者在其背部涂上适量的润滑油，选择大小适宜的火罐，用闪火法将罐拔于背部，然后轻轻地沿着膀胱经和督脉的穴位来回推移火罐，至皮肤出现斑为上，取罐后擦净皮肤上的油迹。每周治疗1~2次，5次为1个疗程。适用于咽喉炎。

❀**偏方14**：施术者用拇指重力按揉患者肘部曲池穴和腕外侧的阳溪穴，每穴保持强烈的酸胀感1分钟，然后用指拨法重力推拨曲池穴附近肌肉、筋腱1分

钟。完毕后进行另一侧上肢。施术者一手握其一侧手腕，另一手则在合谷穴做拿法，力量较重，以酸胀为宜，保持1分钟，两侧均进行。施术者用一手拇指与食、中、无名指分置于其喉结两侧的人迎穴，然后做轻柔缓慢的拿揉，即两边揉动的同时，又在做相对用力的拿捏，时间约为3~5分钟。适用于咽喉炎。

扁桃体炎

❀ 外用偏方 ·

❀**偏方1**：葱头5克，白矾10克，蜂蜜适量。将葱头捣烂，白矾研细，调入蜂蜜适量，使成糊状，涂敷患处。适用于急性、慢性扁桃体炎。

❀**偏方2**：儿茶、青黛、柿霜各15克，冰片1.5克，板蓝根50克，生甘草5克。以上前4味共研细末；后2味加水煎汤，去渣取汁。用药汤含漱并可内服，再用药汤调药末成糊状，涂敷于患处，每日涂药3次。适用于急性、慢性扁桃体炎。

❀**偏方3**：辰砂（水飞）30克，青黛（去杂质）24克，山豆根（研末）15克，甘草（研末）12克，鸡蛋清适量。

以上前4味共研细末，与鸡蛋清调和成糊状，涂敷患处。适用于急性、慢性扁桃体炎。

❀**偏方4**：取风门、肺俞、大椎穴。采用单罐。先用闪罐每穴3~5下，然后吸拔于穴位5~10分钟，并在少商、耳尖放血3~5滴。每日1次，直至症状消失。适用于扁桃体炎。

❀**偏方5**：拇指指尖用中等力量切按少商穴或合谷穴、鱼际穴、天突穴，每隔10秒钟放松1次，反复切按1~2分钟，直至局部出现胀痛感为止。也可用拇指指腹用重力捏按孔最穴或曲池穴，每隔20秒钟放松1次，反复捏按2~3分钟，直至局部出现明显酸胀感为止。

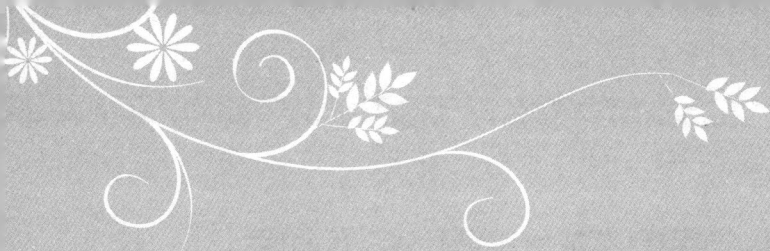

第七章

皮肤科保健偏方

PIFUKE BAOJIAN

PIANFANG

痤　疮

❀ 内用偏方 ·

❂**偏方1**：枇杷叶、桑叶各15克，竹叶10克。水煎服，每日1剂。具有清热解毒的功效。适用于痤疮。

❂**偏方2**：牡丹皮、炒栀子、赤芍、生大黄、连翘各9克，柴胡、郁金各6克，合欢皮、茵陈各12克。水煎服，每日1剂。具有清火解郁的功效。适用于痤疮。

❂**偏方3**：海藻、昆布、甜杏仁各9克。水煎取汁，加入30克薏苡仁煮粥食。具有清热利水散瘀的功效。适用于痤疮。

❂**偏方4**：芹菜100克，小西红柿1个，雪梨150克，柠檬1/5个。榨汁饮用。具有清热泻火的功效。适用于痤疮。

❂**偏方5**：白花蛇舌草30克。水煎服，每日1剂。具有清热解毒的功效。适用于痤疮。

❂**偏方6**：木贼15克，连翘、蒲公英各30克。水煎服，每日1剂。具有清热解毒的功效。适用于痤疮。

❂**偏方7**：枇杷叶9克，菊花6克，生石膏15克，粳米60克。前3味加水煎后取汁，加入粳米煮粥吃。具有清热泻火的功效。适用于痤疮。本方中石膏大寒，不宜久服。

❀ 外用偏方 ·

❂**偏方1**：丝瓜适量。丝瓜取水，擦洗面部。具有清热美容的功效。适用于痤疮。

❂**偏方2**：大黄、黄芩各等份。上药研为末，以凉水调敷患处，用量不宜过大，不宜持续长期使用。具有清火解毒消肿的功效。适用于痤疮。

偏方3：黄芩、白芷、白附子、防风各3克。上药共为末，每日洗面时多擦抹数次，临睡时也涂擦。具有清热解毒的功效。适用于痤疮。

❂**偏方4**：防风6克，冰片1.5克，大风子、核桃仁各9克。将上药捣烂，用布包上，随时擦用。具有祛风除湿的功效。适用于痤疮。

❂**偏方5**：桑叶500克，薄荷200克，菊花400克，蝉衣100克。上药分别快速烘干，共研粗末，装入枕心。具有清热润肺的功效。适用于肺经郁热型痤疮。

◈偏方6：丹参、白芷、野菊花、腊梅花、金银花、月季花、大黄各9克。上药煎水，以纱布蘸取药液热敷患处，每日2～3次，每次20分钟。具有清热解毒，活血化瘀的功效。适用于痤疮。

◈偏方7：白石脂、白蔹、苦杏仁各30克。上药共为细末，用鸡蛋清调匀，敷患处。具有清火解毒，消肿止痛的功效。适用于痤疮。

◈偏方8：白芷、白及、辛夷各6克。共研细末，水调成糊状，敷患处。具有祛风排脓，解毒消肿的功效。适用于痤疮。

湿　疹

❀ 内用偏方 ·

◈偏方1：牡丹皮15克，生地、防风、黄芩各10克，当归、赤芍、荆芥、刺蒺藜、甘草各5克。水煎，分3次服，每日1剂。具有清热凉血，利湿止痒的功效。适用于干性湿疹。

◈偏方2：茯苓、苍术、白术、当归、丹参各10克，鸡血藤、生地各15克，赤芍、白芍各20克，陈皮6克。水煎服，每日1剂。具有健脾燥湿，养血润肤的功效。适用于慢性湿疹。阴虚内热，气虚多汗者忌用本方。

◈偏方3：土茯苓60克，莪术、川芎各10克，甘草6克。具有祛风湿，清热毒的功效。适用于慢性湿疹。水煎服，每日1剂。

❀ 外用偏方 ·

◈偏方1：赤石脂、炉甘石、煅石膏各等量。上药研细末，用花生油调敷患处。具有除湿清热的功效。适用于湿疹。

◈偏方2：蜂蜜适量。将适量蜂蜜放入杯中，加水溶化，调匀涂敷患处。具有清热解毒的功效。适用于湿疹。

◈偏方3：蚕豆皮、枯矾、麻油各适量。将蚕豆皮烘焦，研为细末，再与枯矾混匀，最后用麻油调匀成糊状，涂敷患处。具有燥湿敛疮的功效。适用于湿疹、脓疱疮。

◈偏方4：苏叶、茶叶各15克，黄柏9克，甘草、明矾各6克。以上5味加开水冲泡，去渣温洗患处。具有清热解毒，燥湿祛风的功效。适用于急性湿疹。

✪偏方5：绿豆粉30克，蜂蜜9克，冰片1克，米醋适量。绿豆粉炒灰黑色，与蜂蜜、冰片调醋成糊状，摊油纸，当中留孔，敷患处。具有燥湿止痒的功效。适用于湿疹。

✪偏方6：诃子100克，食醋500克。将诃子打烂，加1000克水，用小火煎至500克，再加入食醋煮沸，用消毒纱布蘸药液湿敷患处，略加压，使之与皮肤贴紧，干后再加药液。具有清热解毒燥湿的功效。适用于急、慢性湿疹。

✪偏方7：五倍子、松香、官粉、樟丹各6克，冰片1克。上药研细末，用粉剂或花生油调匀，外擦患处。具有杀菌消炎，祛湿止痒的功效。适用于渗出性湿疹。本方中官粉和樟丹含铅，故不宜久用。

✪偏方8：黄柏100克，牡蛎粉200克，青黛15克，麻油适量。以上前3味分别研为细末，混匀后用麻油调成糊状，涂敷患处，每日换药1次。具有清热解毒，收湿敛疮的功效。适用于湿热壅聚的湿疹。

过敏性皮炎

✿ 内用偏方 ·

✪偏方1：地骨皮、徐长卿、首乌藤各30克，乌梅15克，公丁香3克，白芍12克。水煎服，每日1剂，分早晚2次服。适用于过敏性皮炎。

✪偏方2：金银花、黄芩、龙骨、牡蛎各25克，苦参、荆芥、防风、白鲜皮各15克，生地黄、麦冬各20克。水煎服，每日1剂，分早晚2次服。适用于过敏性皮炎。

✪偏方3：银柴胡、五味子、防风、乌梅、桂枝、荆芥各10克，麻黄、升麻各6克。水煎两次后合并药液，分早、中、晚3次服用，每日1剂。适用于过敏性皮炎。

✿ 外用偏方 ·

✪偏方1：蛇床子、大风子、地肤子、川黄柏各等份，加水适量，煎煮至沸10分钟，去渣后趁热先熏后洗患处，每日2次。适用于过敏性皮炎。

✪偏方2：鲜马齿苋250克（干品60克），洗净后加水2000克，煎煮10分钟（干品煎煮20分钟），去渣，洗浴患处，并用6~7层消毒纱布蘸药水湿敷患处，每日2~3次，每次40分钟。适用于过敏性皮炎。

◎**偏方3**：鲜马尾松叶2000克，加水5000毫升，煎1小时，水呈棕绿色

后，洗患处，每日3次。适用于过敏性皮炎。

◎**偏方4**：防风、薄荷、丹参、艾叶各9克。水煎，洗患处。适用于过敏性皮炎。

脂溢性皮炎

❋ 外用偏方 ·

◎**偏方1**：苦参、野菊花、白鲜皮各30克，硫黄15克，加水煎煮，去渣，温洗患处。适用于脂溢性皮炎。本方中硫黄有毒，外用不宜大面积涂擦及长期持续使用。

◎**偏方2**：绿豆15克，白芷、滑石各30克，共研细末，每次取药末约20克，加水擦洗头部。适用于脂溢性皮炎。

◎**偏方3**：防风、花椒各30克，陈艾叶50克，加水适量，煎煮至沸，倒入盆中，温洗患处，每日1~3次。适用于脂溢性皮炎。

◎**偏方4**：甘油1份，醋5份。将以上2味混匀，涂搽患处。适用于脂溢性皮炎。

◎**偏方5**：苍耳子、王不留行、

生姜各30克，苦参15克，加半盆清水煎汤。先将头发剪短，然后用小毛巾蘸药水反复擦洗患处，每次15~20分钟。每周做2~3次。适用于头部的脂溢性皮炎。

◎**偏方6**：生姜250克，食盐适量。将生姜洗净，捣烂取汁。用浓盐水洗净患处，拭干，再用棉签蘸生姜汁擦患处，用完为止，每周1次。适用于脂溢性皮炎。

◎**偏方7**：透骨草、侧柏叶各120克，皂角60克，明矾9克，加水2000克，煮沸10分钟，待温洗头部或作全身沐浴，每次洗浴15分钟，每周洗浴2次。适用于脂溢性皮炎。

◎**偏方8**：火麻仁90克，秦艽、皂荚屑各30克，炒熟研碎，纳入淘米水中渍一夜，用木片搅匀，去渣，温洗头部。适用于脂溢性皮炎。

◈偏方9：白芷150克，芒硝90克，鸡蛋3个。白芷加工研碎，加水2000克，煎煮去渣，待稍冷后加入鸡蛋和芒硝，搅匀，温洗头部。适用于脂溢性皮炎。

◈偏方10：蔓荆子60克，防风、桑寄生各90克，秦艽、火麻仁各30克，白芷120克，加工研碎，加水2000克，煎煮去渣，待温洗头部。适用于脂溢性皮炎。

◈偏方11：苍耳子、王不留行各30克，苦参15克，明矾9克，加水1500克，煎沸去渣，倒入盆中，温洗头皮，每次15分钟，每日1剂可洗2次，隔3日再用1剂。适用于脂溢性皮炎。

◈偏方12：猪胆1个，加入半盆温水中，拌匀，温洗头部，再用清水过一遍，每日1次。适用于脂溢性皮炎。

◈偏方13：白鲜皮15克，鲜生地黄30克，白酒150克，共浸泡5天后去渣取汁，涂擦头部。适用于脂溢性皮炎。

夏季皮炎

外用偏方

◈偏方1：千里光500克，大黄300克，70％酒精4000毫升。上药浸泡1周，每日外搽患处2~4次。具有清热解毒的功效。适用于夏季皮炎。

◈偏方2：绿豆50克，氧化锌5克，樟脑1克，滑石粉100克。上药各研细末后，加入樟脑，研匀即可。干扑患处，每日3~5次。具有清热收湿止痒的功效。适用于夏季皮炎。

◈偏方3：滑石18克，甘草3克，白鲜皮、参叶、地肤子、蝉蜕各10克，鲜青蒿20克，五味子、黄柏各5克。上药水煎浓缩至每剂100克，每次服25克，每日2次。具有清热解暑止痒的功效。适用于夏季皮炎。

◈偏方4：黄柏、苍术各3克，冰片1克，白酒100克。上药浸泡3天，外搽患处。具有清热解毒，燥湿止痒的功效。适用于夏季皮炎。

◈偏方5：薄草、徐长卿各30克。上药煎汤，洗患处。具有解毒活血的功效。适用于夏季皮炎。

◈偏方6：金银花、苦参各30克，甘草、薄荷各15克（后下）。水煎外洗，每日1～2次。具有清热解毒，除湿止痒的功效。适用于夏季皮炎。

◇偏方7：青蒿6克，鲜藿香、鲜佩兰各9克，地骨皮15克，薏苡仁12克，六一散9克（荷叶包）。水煎，外洗患处。具有清热解毒，除湿止痒的功效。适用于夏季皮炎。

◇偏方8：樟脑3克，冰片10克，95％酒精100克。以上3味混合均匀，每次用消毒纱布蘸药酒涂擦患处10～20分钟。具有消炎止痛止痒的功效。适用于夏季皮炎等。

◇偏方9：藿香、青黛、黄柏、苦参、地骨皮各9克。水煎服，1周为1疗程。

具有祛暑解毒的功效。适用于夏季皮炎。

◇偏方10：滑石、炉甘石各45克，冰片1克。混匀外扑，每日数次。具有清热解毒，除湿止痒的功效。适用于夏季皮炎。

◇偏方11：蛇床子、大风子、地肤子、川黄柏各等份。以上4味加适量水，煎煮至沸10分钟，去渣，趁热先熏后洗患处，每日2次。具有清热燥湿，祛风止痒的功效。适用于夏季皮炎。

◇偏方12：黄柏、苍术、荆芥各6克，蛇床子9克，防风6.5克，明矾3克。以上6味共研粗末，加水煎煮去渣，放入盆中，趁温热熏洗患处。具有清热止痒的功效。适用于夏季皮炎。

毛 囊 炎

❀ 内用偏方 ·

◇偏方1：生黄芪12～15克，党参、茯苓、浙贝母、白芨、当归、陈皮各10克，金银花15克，生甘草、玄参、山药各12克。水煎服，每日1剂。具有益气养阴，扶正托毒的功效。适用于慢性毛囊炎。

❀ 外用偏方 ·

◇偏方1：藤黄15克，苦参10克，

75％酒精200克。以上前2味放入酒精中浸泡7天，涂敷于患处，每日2～3次。具有解毒燥湿，消肿止痛的功效。适用于毛囊炎。

◇偏方2：青黛、黄柏各60克，石膏、滑石各120克。上药研细末，和匀，干掺或麻油调敷患处每日1～2次。具有收湿止痒，清热解毒的功效。适用于皮肤病红肿痒痛出水者。

◎偏方3：青黛散20～30克，花生油适量。青黛散加花生油至100克，外涂患处。具有清热燥湿的功效。适用于渗出、糜烂轻微的急性、亚急性皮肤病变。

◎偏方4：黄柏30克，乳香6克，槐花适量。以上前2味共研细末，然后用槐花煎汤取汁，调药末成药饼，贴敷于患处。具有清热解毒消肿的功效。适用于毛囊炎。

◎偏方5：白芷、白蔹各等份。上药共为细面，先用生理盐水或双氧水清洗患处，然后用植物油调药粉呈糊状，敷于疮面上，每日1次，10次为1疗程。具有清热化瘀的功效。适用于须疮。

◎偏方6：白及、白蔹各等份，麻油适量。以上前3味共研细末，用麻油调成糊状，敷于患处，每日1次，连用10天为一疗程。具有清热解毒，消肿生肌的功效。适用于毛囊炎。

◎偏方7：黄柏12克，大黄9克，麻油适量。以上前2味共研细末，用麻油调成糊状，敷于患处，每日1～2次。具有清热解毒，消肿止痛的功效。适用于毛囊炎。

◎偏方8：苍耳子60克，加适量水，煎煮数沸，取汁，用消毒纱布蘸药液反复擦洗患处，每次15分钟，每日4～5次。具有解毒消炎的功效。适用于毛囊炎。

◎偏方9：葱白少许，麻油适量。将麻油熬开，用葱白蘸麻油涂擦患处，每次20分钟，连用3天有效。具有清热解毒消肿的功效。适用于毛囊炎。

皮肤瘙痒

❀ 内用偏方 ·

◎偏方1：土茯苓60克，金银花、防风、僵蚕、苍耳子、皂角刺各10克，荆芥5克，全蝎6克。水煎，分2次服，每日1剂。具有清热利湿，杀虫止痒的功效。适用于全身性皮肤瘙痒病。

◎偏方2：当归、芍药、玄参、党参、枣仁、牡丹皮、天冬、麦冬各10克，丹参15克，茯苓、柏子仁、远志各9克，生地15～30克，水牛角30克。水煎，分2次服，每日1剂。具有清热利湿，杀虫止痒的功效。适用于全身性皮肤瘙痒病。

⊗偏方3：马尾松针60克。水煎服。具有清热利湿，杀虫止痒的功效。适用于全身性皮肤瘙痒病。

⊗偏方4：桃仁10克，高粱米50克。将桃仁和高粱米研碎，放入砂锅中，加适量水，共煮成粥。日服1剂。具有助阳散寒的功效。适用于风寒侵表型全身性皮肤瘙痒病。

⊗偏方5：红枣15克，泥鳅30克。将红枣与泥鳅煎汤，加少许食盐调味服食。每日1剂，连用10天。具有养血，祛风，止痒的功效。适用于全身性皮肤瘙痒病。

⊗偏方6：熟地、丹参各30克，蝉蜕450克。上药共研细末过筛，每次服3克，每日3次，15日为1疗程。具有活血止痒的功效。适用于全身性皮肤瘙痒病。

⊗偏方7：干姜9克，红枣10枚，桂枝6克。将3味共煎汤服，每日1剂，1周为1疗程。具有散寒，祛风，止痒的功效。适用于风寒型全身性皮肤瘙痒病。

❀ 外用偏方 ·

⊗偏方1：豨莶草、苦参各30克，地肤子15克，明矾9克。以上4味加水煎取半盆药汤，去渣，半温时反复洗患处，每日2次，每次洗15分钟。具有燥湿止痒的功效。适用于全身性皮肤瘙痒病。

⊗偏方2：蛇床子、地肤子、白矾各30克，苦参15克，花椒10克。上药加适量水，水煎滤渣后，趁热浸泡或熏洗患处，每日1剂，每剂可用2～3次，每次30分钟。具有清热利湿，杀虫止痒的功效。适用于全身性皮肤瘙痒病。

⊗偏方3：地肤子、红花、蝉蜕、僵蚕各9克。以上4味共研细末，每次取1～2克药末，用水调成糊状，敷于脐部，然后用消毒纱布覆盖，再用胶布固定。具有祛风活血止痒的功效。适用于全身性皮肤瘙痒病。

⊗偏方4：苦参30克，地肤子、蛇床子各16克，黄柏、蝉蜕各10克。水煎，外洗浸泡患处15～20分钟，每日1剂。具有祛风燥湿，杀虫止痒的功效。适用于肛门瘙痒病。

⊗偏方5：醋150克。将醋加200克水烧热，每日洗头1次。具有杀虫止痒的功效。适用于全身性皮肤瘙痒病。

⊗偏方6：酱油、醋各等份。以上2味混匀，搽患处。具有祛风止痒的功效。适用于全身性皮肤瘙痒病。

风　疹

内用偏方

偏方1：牛蒡子、桔梗各5克，芦根20克，甘草、竹叶、葛根、金银花、连翘、荆芥、赤芍、僵蚕各10克，神曲20克。水煎，分3次服，每日1剂。具有疏风清热，解毒透疹的功效。适用于风疹。

偏方2：牛蒡子、金银花、赤芍各9克，桑叶、菊花各6克，蝉蜕、甘草各3克，蒲公英、板蓝根各15克。水煎服，每日1剂。具有疏风清热解毒的功效。适用于风疹。

偏方3：金银花、连翘各25克，秦艽、防风、赤芍、牡丹皮各18克，蝉蜕、地肤子各12克，白鲜皮30克，白蒺藜、僵蚕各15克。水煎，分3次服，每日1剂。具有疏风清热，解毒透疹的功效。适用于风疹。

偏方4：金银花、连翘各10克，荆芥穗、薄荷、牛蒡子、桔梗各6克，竹叶、淡豆豉、甘草各4克，芦根15克。水煎服，每日1剂。具有祛风解表，清热利湿的功效。适用于风疹。

偏方5：板蓝根、黄芩、牛蒡子各10克，防风、甘草各5克，金银花15克。水煎，分3次服，每日1剂。具有清热解毒，疏风解表的功效。适用于风疹。

偏方6：荆芥、蝉蜕、升麻、赤芍各6克，防风、炒牛蒡子、连翘、生甘草各10克，银花、绿豆衣各15克，大青叶4.5克。水煎服，每日1剂。具有疏风清热解毒的功效。适用于风疹。

外用偏方

偏方1：地肤子60克，蚕沙、花椒叶、蒴藋叶各90克。以上4味入布袋，放入锅中，加5000克水，煎煮至沸，倒入盆中，温洗患处，每日早晚各1次。具有祛风止痒的功效。适用于风疹奇痒。

偏方2：枳实100克，米醋500克。将枳实粗碎，放入米醋中浸泡12～24小时，煮沸加热，枳实用布包之，趁热熨患处。具有破气消积，散瘀解毒的功效。适用于皮肤风疹。

偏方3：紫背浮萍、荆芥穗、地

肤子各30克。以上3味入布袋，放入锅中，加5000克水，煎煮至沸，倒入盆中，温洗患处，每日1次。具有祛风止痒的功效。适用于风疹奇痒。

雀 斑

内用偏方

偏方1：丹参、连翘各15克，红花10克，川芎、荆芥穗、甘草各10克，生地20克，鸡血藤、浮萍各30克。水煎服。每日1剂。具有凉血活血，祛风通络的功效。适用于雀斑。

偏方2：生地、熟地、山茱萸、炒牡丹皮、巴戟天、甘草各10克，茯苓12克，山药30克，升麻、白附子、细辛各3克。水煎服。每日1剂。具有滋肾消斑的功效。适用于雀斑。

偏方3：莲子肉30克，冬瓜子300克，白芷18克。将莲子肉、冬瓜子、白芷焙干，研成细末，饭后用温开水冲服，每日1~2次，每次1汤匙。具有除热祛风，消除雀斑的功效。适用于雀斑。

外用偏方

偏方1：桃花、冬瓜仁各等份。上药研细末，加蜂蜜调成糊，每晚外涂患处，早晨洗去。具有润肤祛斑的功效。适用于雀斑。

偏方2：带根香菜适量。将香菜洗净后加水煎煮。用菜汤洗脸，久用见效。具有化瘀，消斑的功效。适用于雀斑。

偏方3：冬瓜瓤适量。将冬瓜瓤捣烂取汁液，涂患处，每日1~2次。具有润肤，祛斑的功效。适用于治疗雀斑。

偏方4：新鲜茄子1个。将茄子洗净，切下一块，用茄肉轻轻擦抹患处，茄肉干后再切一块，继续擦患处，直至患处发热。每日1次。具有润肤通络祛斑的功效。适用于雀斑。

偏方5：鲜茭白1个。将茭白切开，用有汁液的横断面轻抹患处，每日2次。具有清热解毒祛斑的功效。适用于雀斑。

偏方6：白芷、白僵蚕各6克，防风、滑石各3克，绿豆粉240克。以上前5味研为细末，再用温开水调成糊状。每晚睡前涂擦于患处，晨起洗去，每日

1次，连用35～70天。具有润肤祛斑的功效。适用于雀斑。

◈**偏方7**：丝瓜200克。将丝瓜晒干，研成细末，用水调和涂于患处，每日1～2次。具有清热，通络，祛斑的功效。适用于雀斑。

◈**偏方8**：鲜玉簪花适量。清晨采摘带露玉簪花，绞汁。先将脸洗净，涂上花汁，每日1～2次。具有清炎热，解热毒，祛雀斑的功效。适用于夏日雀斑。

◈**偏方9**：鲜柠檬2个，白糖适量。将柠檬洗净，一切两半，挤出原汁，加入白糖调成胶状，用药棉签蘸一点柠檬糖汁涂于雀斑处，15～20分钟后用水洗净。每日1～2次。具有润肤化斑的功效。适用于油性皮肤雀斑。

酒 糟 鼻

❀ 外用偏方 ·

◈**偏方1**：蛇床子30克，玄参、苦参、生大黄各15克，加水500克，煎煮10分钟，待温后即可使用。温洗鼻部，早晚各1次，每日1剂。适用于酒糟鼻。

◈**偏方2**：杏仁27粒，硫黄软膏适量。杏仁研细末，用硫黄软膏调和成糊状，每晚临睡涂敷患处，次日早晨洗去。适用于酒糟鼻。

◈**偏方3**：百部、苦参、蛇床子、黄柏、土槿皮、乌梅、野菊花、土茯苓各15克，加水2000克，煎煮15分钟，待温后洗鼻部，每次15～20分钟，早晚各1次，每日1剂。适用于酒糟鼻。

◈**偏方4**：鲜冬瓜瓤适量，捣烂取汁，涂敷患处，每日1～2次。适用于酒糟鼻。

◈**偏方5**：白石脂、白蔹、苦杏仁各30克，鸡蛋清适量。以上前3味共研细末，再用鸡蛋清调和成糊状，涂敷患处，切忌将药糊入眼睛。适用于酒糟鼻。

◈**偏方6**：大黄10克，研细末，用硫黄软膏适量调成糊状，敷于患处，每日1～2次。适用于酒糟鼻。本方中硫黄有毒，外用不宜大面积涂擦及长期持续使用。

◈**偏方7**：黄柏、大黄各5克，青黛3克，珍珠1克，猪油适量。将大黄、黄柏烤干后研为细末，过120目筛；然后将青黛、珍珠研为细末，过120目筛，再将诸药混合，用熟猪油调成糊状，敷于患部，每日3～4次，连用7天为一疗程。适用于酒糟鼻。

◎偏方8：白丁香10粒，蜂蜜适量。将白丁香研成粉末，加入蜂蜜适量调匀，使成糊状，涂敷患处。适用于酒糟鼻。

◎偏方9：灭滴灵2片，研成细末，用适量硫磺软膏调匀，涂抹于患处。每日2～3次，连用5～7天。适用于酒糟鼻。

◎偏方10：生石膏、生石灰各等份，白酒适量。以上前2味共研细末，装瓶备用；临用时取药末适量，用白酒高调成糊状。将患处洗净，然后敷上药糊，每日1次。适用于酒糟鼻。局部皮肤已有破溃者不宜使用。

◎偏方11：杏仁适量，鸡蛋清1个。将杏仁研成粉末，用鸡蛋清调和成糊状，涂敷患处。适用于酒糟鼻。

◎偏方12：没食子适量，放入碗中磨成膏，每晚临睡前敷于患处。适用于酒糟鼻。

◎偏方13：凌霄花10克，密陀僧3克，共研细末，水调为糊，敷于患处。适用于酒糟鼻。

单纯疱疹

❀ 内用偏方 ·

◎偏方1：大青叶、板蓝根、薏苡仁各30克，脐以上部位发疹者加黄芩20克，脐以下部位发疹者加黄柏15克。水煎，分3次服，每日1剂，儿童用量酌减。具有清热利湿，解毒的功效。适用于单纯疱疹。

◎偏方2：辛荑、黄芩、山栀、麦冬、百合、石膏、知母、甘草、枇杷叶、升麻各10克。水煎服，每日1剂。具有疏风清肺的功效。适用于单纯疱疹。

◎偏方3：板蓝根、生薏苡仁、马齿苋、紫草各15克。水煎，分3次服，每日1剂。具有抗病毒的功效。适用于单纯疱疹。

❀ 外用偏方 ·

◎偏方1：鲜马齿苋适量。将马齿苋捣烂，取汁，外涂或直接外敷。具有清热解毒的功效。适用于单纯疱疹。

◎偏方2：0.5％硫酸锌。用皮损大小相仿的小布片在0.5％硫酸锌溶液中浸湿后外敷，每次10分钟，每日2次，用治单纯疱疹效佳，对反复发作者尤为适用，用药早，痊愈快。具有清热解毒的功效。适用于单纯疱疹。

◎偏方3：藤黄30克，95％酒精70克。将藤黄研成细末，加入95％酒精配成略带黏性的酊剂。用时摇匀，局部涂擦，每日1～2次。本药严禁入口，以防发生腹泻。具有消炎收敛，止痛，促进疱疹干涸、结痂的功效。适用于单纯疱疹。

◎偏方4：蓖麻肉、松香、杏仁霜、茶油各适量。制成药膏，贴患处，每日1次。具有消肿止痛，拔毒去腐的功效。适用于单纯疱疹。

◎偏方5：苦参、大黄、蛇床子、芍药、黄芩、黄柏、黄连、菝葜各25克。水煎取汁，外洗患处3次，每日1剂。具有清热解毒燥湿的功效。适用于单纯疱疹。

◎偏方6：马齿苋、枯矾各15克。煎浓汁湿敷或外搽。具有清热解毒，收敛的功效。适用于单纯疱疹等症。

◎偏方7：桔梗、人参、甘草、茯苓、花粉、白术、薄荷各10克，细辛3克。水煎服。每日1剂。具有清热益气透毒的功效。适用于单纯疱疹。

带状疱疹

❋ 内用偏方

◎偏方1：龙胆草、黄芩、延胡索各20克，金银花30克，蜈蚣2条（去头足）。水煎，分3次服，每日1剂，儿童用量酌减。具有清热利湿，解毒，行气止痛的功效。适用于带状疱疹。

◎偏方2：大青叶、板蓝根、蒲公英各30克，胡黄连6克，生地、赤芍、金银花各15克，野菊花15～30克，马齿苋30～60克。水煎，分2次温服，每日1剂。具有清热解毒杀虫的功效。适用于带状疱疹。

◎偏方3：龙胆草、板蓝根、延胡索各50克，当归100克。上药共研细面，装入胶囊，每个胶囊含生药0.5克，每日服3次，每次2～6粒。具有解毒杀虫的功效。适用于带状疱疹。

❋ 外用偏方

◎偏方1：生大黄30克，鸡蛋清20

克。生大黄研细末，与鸡蛋清调成糊状，局部外涂。具有清热解毒的功效。适用于带状疱疹。

⊕偏方2：荸荠10个，去皮洗净后捣烂，用适量鸡蛋清调匀，外敷患处。本方能清热解毒，除湿止痒。适用于带状疱疹。

⊕偏方3：菟丝子50～100克。菟丝子焙干研细粉末备用。将上药加麻油调成膏状，先用生理盐水棉球洗净患处，遂将菟丝子膏涂上，每日早晚各涂1次。具有补肝肾，壮筋骨的功效。适用于带状疱疹。

⊕偏方4：鲜海金沙茎叶30～60克。鲜海金沙茎叶用凉开水洗净后捣烂，加适量烧酒调均备用。敷患处，用带包好，每日1次。一般用药2天疼痛即可消失，3～5天后疱疹干枯结痂脱落，5～6天即可治愈。具有清热解毒的功效。适用于带状疱疹。

⊕偏方5：季德胜蛇药适量。将季德胜蛇药片研末，水调糊状涂于患处，每日早晚各1次。具有清热解毒的功效。适用于带状疱疹。

⊕偏方6：杉树炭、鸡蛋清各适量。将杉树炭捣碎，再与鸡蛋清调匀，敷于患处。具有抗病毒的功效。适用于带状疱疹。

⊕偏方7：龙胆草30克，丹参15克，川芎10克。水煎服，早晚分服，每日1剂。具有解毒杀虫的功效。适用于带状疱疹。

⊕偏方8：鲜马齿苋100克。鲜马齿苋洗净后捣烂，先用温开水洗净患处，再将马齿苋糊敷于患处，每日敷药2次。具有清热解毒，除湿止痒的功效。适用于带状疱疹。

痱子

内用偏方

⊕偏方1：绿豆100克，白糖适量。绿豆洗净，放入锅中煮绿豆甜汤，做成清凉饮料，加白糖调匀。具有消炎解毒止痒的功效。适用于痱子。

⊕偏方2：青黛、鲜佩兰、六一散（荷叶包煎）各15克，绿豆衣、金银花各12克，赤芍、沙参各10克。水煎服，每日1剂。具有清暑利尿，解毒止痒的功效。适用于痱子。

✿偏方3：绿豆、薄荷各适量。上药共煎加汤代茶饮。具有清暑解毒的功效。适用于痱子。

✿偏方4：红萝卜、荸荠各适量。将红萝卜、荸荠煎汤代茶饮，每日数次。具有清热化湿的功效。适用于痱子。

❀ 外用偏方 ·

✿偏方1：龙胆草250克。水煎第1次加1000克水，开锅煮1小时，第二次加500克水，开锅煮40分钟，2次药液合并，过滤浓缩为1000克，装瓶，用时涂于患处。具有消炎解毒止痒的功效。适用于痱子。

✿偏方2：鲜丝瓜叶适量，明矾少许。将鲜丝瓜叶捣烂如泥，再加明矾捣匀，绞汁频频涂擦患处，每日数次。具有清热解毒止痒的功效。适用于痱子。

✿偏方3：生大黄6克，黄连5克，冰片4克，60度白酒150克。以上4味混合均匀，用棉签蘸药酒涂患处，每日3~5次。具有消炎止痒的功效。适用于痱子生疮等。

✿偏方4：鲜车前草60克，食盐少许。以上前1味加食盐捣烂，外敷患处，每日2~4次，以愈为度。具有清热解毒止痒的功效。适用于痱子伴有化脓性暑疖。

✿偏方5：马齿苋、地肤子各60克。煎汤外洗患处，洗后撒痱子粉。具有消炎解毒止痒的功效。适用于痱子。

✿偏方6：鲜马齿苋适量。将鲜马齿苋加适量水，煎汤，待药液冷后湿敷患处。具有清热解毒止痒的功效。适用于痱子。

✿偏方7：冬瓜皮150~200克。冬瓜皮水煎，外洗患处。具有消炎解毒止痒的功效。适用于痱子。

✿偏方8：新鲜黄瓜1根。以上1味洗净切成厚片，涂擦患处。具有清热解毒的功效。适用于痱子。

✿偏方9：枇杷叶60克。枇杷叶加水煎汤，倒入浴盆中，洗浴全身。具有清火解毒的功效。适用于痱子。

✿偏方10：取芦荟叶5厘米，去刺，洗净，连皮捣烂，用纱布绞取汁，涂患处，早晚各1次。具有消炎解毒止痒的功效。适用于痱子。

✿偏方11：生大黄30克，黄连、白芷、冰片各9克，黄芩10克，75%酒精500克。将生大黄、黄连、黄芩和白芷共研细末，加入冰片研匀，浸入酒精中7天以上，用棉签蘸药酒涂患处，每日3次。具有清热解毒的功效。适用于痱子。

✿偏方12：新鲜苦瓜叶60克，洗

净捣烂，用消毒纱布绞汁，涂擦患处。具有清热解毒的功效。适用于痱子。

◎偏方13：白菊花、金银花各15克，鱼腥草50克。将上方用水煎，烧开5分钟，待温后，浴洗15分钟，每日2～3次。具有消炎解毒止痒的功效。适用于痱子。

◎偏方14：鲜败酱草60克，食盐少许，加食盐捣烂，外敷患处，每日2～4次，以愈为度。具有清热解毒止痒的功效。适用于痱子。

◎偏方15：新鲜冬瓜适量。以上1味洗净去皮，切成厚片，涂擦患处。具有清热解毒的功效。适用于痱子。

鸡 眼

❀ 内用偏方 ·

◎偏方1：鸡蛋1枚煮熟，蘸醋空腹吃，每日1次。具有散瘀，止血，解毒的功效。适用于鸡眼患者。

❀ 外用偏方 ·

◎偏方1：鸦胆子仁适量。鸦胆子仁捣烂备用。先用热水将鸡眼浸软，用小刀削薄表面的角质，再用带孔的胶布把鸡眼套在孔内，将鸦胆子仁敷于鸡眼上，再蒙上一层胶布，每3～5天更换1次。具有软化浸润，腐蚀角质的功效。适用于鸡眼。

◎偏方2：乌梅肉、白醋各适量。乌梅肉加适量白醋搅拌成糊状，每晚换

药1次，7天为1疗程。具有软化浸润，腐蚀角质的功效。适用于鸡眼。

◎偏方3：熟石灰15克，碳酸钠饱和溶液100克，糯米3克，共同浸泡24小时后倒出上清液，取泡胀的糯米捣成糊状，患处消毒后涂上，稍干时外贴胶布，每日或隔天上药1次。具有软化浸润，腐蚀角质的功效。适用于鸡眼。

◎偏方4：荞麦面3克，荸荠1个。以上2味共捣烂成泥，涂药前患处用温开水浸泡，用刀刮去表面角质层，再将药泥敷于患处。具有散瘀，止血，解毒的功效。适用于鸡眼。

◎偏方5：蓖麻子适量。用热水将鸡眼周围角质层浸软，用小刀刮去，

再用铁丝将蓖麻子一个个串起，火烧，待出油时趁热按于鸡眼上。具有散瘀，止血，解毒的功效。适用于鸡眼。操作时应注意安全，避免烫伤。

◈偏方6：乌梅、食醋各适量。将乌梅肉用醋调匀成糊，涂药前患处用温开水浸泡，用刀刮去鸡眼表面角质层，敷上药糊，每日用药1次。具有散瘀，止血，解毒的功效。适用于鸡眼。

◈偏方7：蜈蚣1条。蜈蚣浸入麻油中1~2天，取出捣烂涂患处。具有散瘀，止血，解毒的功效。适用于鸡眼。

◈偏方8：川芎根适量。川芎根置密闭器皿，烧黑研末，米浆调和，涂患处。具有散瘀，止血，解毒的功效。适用于鸡眼。

◈偏方9：透骨草、石菖蒲、麻黄、桂枝、羌活各9克，艾叶、独活各15克。以上药物加水煎煮，去渣，熏洗患处。具有活血通经，软坚消积的功效。适用于鸡眼。

◈偏方10：独头蒜数个。睡前用热水洗患处变软，然后用竹棍剥去老茧，用蒜瓣切面擦之，每日1次。具有散瘀，止血，解毒的功效。适用于鸡眼。

◈偏方11：万年青叶适量。捣烂贴患处。具有散瘀，止血，解毒的功效。适用于鸡眼。

寻 常 疣

❀ 内用偏方 ·

◈偏方1：黄芪60克，党参、白术、茯苓各9克，炙甘草6克。水煎服，每日1剂，6周为1疗程，连用2个疗程。具有扶正固本，补气健脾的功效。适用于寻常疣。

◈偏方2：黄豆芽100克，粳米100克。以上2味洗净，一同入锅，加1000克水，用大火烧开，再转用小火熬煮成稀粥，随意食用。具有清热解毒，利小便的功效。适用于寻常疣。

◈偏方3：菊花30克，30度白酒100克。将菊花放入白酒中浸3天后弃渣，浸出液可加适量开水、白糖炖服，每日1次，连服3日为1疗程。具有解毒蚀疣的功效。适用于寻常疣。

◈偏方4：当归、荆芥、防风、桃仁、僵蚕各12克，薏苡仁30克，红花、川芎各10克，赤芍18克，板蓝根、刺蒺藜各20克。水煎服。日1剂。具有解毒蚀疣的功效。适用于寻常疣。

◈偏方5：土茯苓30克，苦参15克，蒺藜12克，紫珠草10克。上药加600克水，小火煎15～20分钟，头两煎混合，分2次服。具有解毒蚀疣的功效。适用于寻常疣。

❀ 外用偏方

◈偏方1：板蓝根、山豆根、香附、木贼各30克，食醋500克。以上前4味加入食醋中，煎煮10分钟，去渣待温备用。泡洗患处15分钟，早晚各1次，每剂可用5天。具有清热解毒，活血化瘀的功效。适用于寻常疣。

◈偏方2：六神丸10粒。将疣表面的角质层刮去，用六神丸研末胶布固定5～7日。一般5日可愈，不愈者再用10粒贴于患处，若疣多于4个，先贴最先出现的1～2个疣上。具有清热解毒的功效。适用于寻常疣。

◈偏方3：生石灰100～200克。生石灰加少许水，使变成干燥粉末，局部消毒后，将新配制的石灰粉置于疣部，用食指尖揉摩2～7分钟。具有除疣的功

效。适用于寻常疣。

◈偏方4：鲜藿香叶2～3片。用鲜藿香叶，擦揉患处3～5分钟。具有活血解毒的功效。适用于寻常疣。

◈偏方5：纯净无杂质的紫硇砂30克。研极细末，装瓶备用，每取0.5克，敷于一个最大的疣体上，然后用胶布固定，1周1个疗程。具有解毒蚀疣的功效。适用于寻常疣。

◈偏方6：苍耳子30～60克。以上1味加水煎汤，熏洗患处，每日2次。具有解毒消疣的功效。适用于寻常疣、扁平疣。

◈偏方7：地肤子20克，白矾15克。地肤子煎1碗水，去渣入白矾化开，频频洗之。具有解毒蚀疣的功效。适用于寻常疣。

扁平疣

内用偏方

偏方1：紫草、薏苡仁各15克。水煎取汁，代茶饮，每日1剂。具有凉血解毒，健脾扶正的功效。适用于扁平疣。

偏方2：马齿苋、板蓝根、生牡蛎（先煎）、薏苡仁各15克，丹参12克，红花、桃仁、菊花各9克。水煎，每日1剂，分2次服，药渣另煎外搽。外搽患处时用力擦到皮肤变红或表皮稍破为止。具有清热解毒的功效。适用于扁平疣。

偏方3：臭牡丹根（洗净切片）、鲜猪皮各50～100克，精盐适量。臭牡丹根、鲜猪皮同煎30分钟，取汤150克，加精盐调味，温服，每日2次，连用3日。具有清热解毒的功效。适用于扁平疣。

偏方4：板蓝根、半枝莲、紫花地丁、薏苡仁各15克，常山6克。水煎，分2次服，每日1剂，药渣加适量水略煎后趁热洗患处，7天为1疗程。具有清热解毒的功效。适用于扁平疣。本方中常山有毒，有催吐副作用，用量不宜过大，孕妇慎用。

外用偏方

偏方1：生鸡内金100克，白米醋300克。装广口瓶内，浸泡30小时。治疗时，用镊子夹消毒棉球蘸上药液，涂搽患处，每日3次，10天为一疗程。具有清热解毒的功效。适用于扁平疣。

偏方2：香附、木贼、夏枯草各30克。上药加水浓煎去渣，取药液洗患处，每日3～5次。具有理气解郁，清热解毒的功效。适用于扁平疣。

偏方3：生大黄、木贼草、香附、板蓝根各15克。水煎擦洗患处，每日1～2次。具有清热解毒的功效。适用于扁平疣。

偏方4：马齿苋、薏苡仁、板蓝根、大青叶（或紫草）各35克。上药加适量水，煎2次，取汁调匀，冷却后擦洗患处，以患处擦红擦破为宜，每日1～2次。具有理气解郁，清热解毒的功效。适用于扁平疣。

◈偏方5：红花、地骨皮各10克。将上药研为粗末，放入100克75%酒精，浸泡3天后，外搽患处。具有活血化瘀，清热解毒的功效。适用于扁平疣。

◈偏方6：板蓝根、香附、木贼各30克。水煎，先熏后洗，每日1次，每次30分钟，共洗6次。具有理气解郁，清热解毒的功效。适用于扁平疣。

偏方7：鸡内金20克。用鸡内金加水200克，浸泡2～3天，外搽患处，每日5～6次，一般外搽10天，扁平疣即干

缩小而脱落。具有清热解毒的功效。适用于扁平疣。

◈偏方8：经霜茄子1只。将茄子用刀切去蒂部，切面在火上烘热使其汁流出，搽疣部，以局部发热为宜，每日搽2～3次。具有清热解毒的功效。适用于扁平疣。

◈偏方9：白鲜皮30克。将上药加水至250克后煎沸3～5分钟，温后外搽或擦洗病处，每日1次，2剂14天为1疗程。每次15分钟。每剂可洗1周，将药液加温后热用。具有清热解毒的功效。适用于扁平疣。

传染性软疣

❀ 内用偏方 ·

◈偏方1：茯苓、薏苡仁各35克，败酱草、紫草根、板蓝根、连翘、大青叶、蒲公英各15克，重楼10克。水煎，早晚分服，每日1剂，儿童减半。具有清热解毒的功效。适用于传染性软疣。

◈偏方2：薄荷、当归、地肤子、桃仁、板蓝根各10克，蝉蜕、川芎、血竭、红花各6克，白附子3克。水

煎，早晚分服，每日1剂，小儿剂量酌减。具有清热解毒的功效。适用于传染性软疣。

◈偏方3：马齿苋、薏苡仁各30克，蜂房9克，紫草15克。水煎，早晚分服，每日1剂，7剂为1疗程。具有清热解毒的功效。适用于传染性软疣。

◈偏方4：板蓝根、大青叶各15～30克，薏苡仁10～20克，生甘草5～10克。水煎，每日1剂，取200克

汁，分2次服。具有清热解毒的功效。适用于传染性软疣。

◈偏方5：土茯苓、薏苡仁各35克，败酱草、紫草根、板蓝根、大青叶、蒲公英各15克，蚤休10克。水煎服，每日1剂。具有清热解毒除湿的功效。适用于传染性软疣。

◈偏方6：薏苡仁10克。将薏苡仁碾成细末，加入适量白糖，开水冲服，每日3次。具有健脾利湿的功效。适用于传染性软疣。

❀ 外用偏方 ·

◈偏方1：骨碎补适量。将骨碎补浸泡于酒精中，48小时后过滤，制成含量为20%的酊剂，用此酊剂涂疣体上，每日2次。具有清热解毒的功效。适用于传染性软疣。

◈偏方2：地肤子、白鲜皮、板蓝根各20克，狗脊10克，甘草5克。将上药用500克水煎20分钟，取药液外洗，

每日2~3次。具有燥湿解毒祛疣的功效。适用于传染性软疣。

◈偏方3：五倍子、冰片、川椒、大青叶各等份。将上药共研细末，用醋调成糊状。先用热毛巾将软疣逐个擦洗，使之潮红，然后将药糊逐个涂在软疣上，每日1~2次，7天为1疗程。具有清热解毒的功效。适用于传染性软疣。

◈偏方4：板蓝根30克，紫草、香附各15克，桃仁9克。以上4味加1000克水，煎煮至沸，待温后温洗患处，每日洗3次，每剂可用3天。具有清热解毒，理气活血的功效。适用于传染性软疣。

◈偏方5：鸦胆子适量。将鸦胆子连壳打碎，装入酒瓶内加80克水，置酒精灯上煮沸5~10分钟，去渣取汁约40克，将鸦胆子液摇匀，再用棉签蘸药液点涂软疣，每日2次。具有清热解毒去疣的功效。适用于传染性软疣。

汗 斑

❀ 外用偏方 ·

◈偏方1：灯心草20克，硼砂10

克。灯心草和硼砂一起放入碗中，加适量水，上锅蒸15~20分钟。稍凉凉，

趁热用灯心草拌硼砂涂擦患处。每日1次，连用1周。适用于汗斑。

偏方2：硼砂50克，白醋100克。将硼砂研成细粉，再与白醋混匀。涂敷患处，每日2～3次。适用于汗斑。

偏方3：鲜山姜20克，醋100克。将鲜山姜洗净捣烂，浸醋12小时。洗净患处，搽山姜醋汁，每日1次，连用3次为一疗程。适用于汗斑。

偏方4：高良姜50克，75％酒精适量。上两药混合浸泡7天，取汁涂敷患处，每日2次，涂敷后可有隐隐的刺痛感，几分钟后自行消失。适用于汗斑。

偏方5：韭菜、茄子、硼砂、硼酸各25克，醋200克。将以上前4味混合捣烂，加醋，密封24小时后敷于患处。适用于汗斑。

偏方6：海螵蛸、菖蒲各20克，醋适量。将以上两味共研粗末，再与醋调匀，涂于患处，3～5次即愈。适用于汗斑。

偏方7：大黄粉末15克，萝卜泥20克，加30~50毫升陈醋，拌匀成糊状，涂敷于患处。能杀虫止痒。适用于汗斑。

偏方8：取精盐少许，置于患处轻轻涂搽，每日1次。适用于汗斑。

偏方9：海螵蛸3个，醋适量。将海螵蛸研为细末，以生姜蘸药末涂擦患处，数次可愈。适用于汗斑。

偏方10：知母、醋各适量。知母用醋磨取浓汁搽患处。适用于汗斑。

偏方11：艾叶、菊花各50克。先用清水煮艾叶、菊花20分钟。然后将药汁倒入浴缸，再加入适量温水洗浴，边洗边用毛巾蘸药汁擦洗重点患部，每日1次。适用于汗斑。

偏方12：海螵蛸、密陀僧各30克，川椒15克，生姜适量。将前3味分别研为细末，混匀。将生姜切片，蘸药末涂擦患处，每日早晚各1次。适用于汗斑。

偏方13：鲜樱桃数十枚。将樱桃置容器中，捣烂取汁涂敷于患处。适用于汗斑。

偏方14：密陀僧60克，醋适量。将密陀僧研为细末，再与醋调成糊状，洗净患部皮肤，用药糊擦之，每日1～2次。适用于汗斑。

偏方15：黄瓜1根，硼砂3克。将黄瓜去籽，装入硼砂，待其溶化后取汁涂敷于皮损处。适用于汗斑。

偏方16：鲜黄瓜200克，硼砂20克。将黄瓜洗净切片后放到容器中，倒入硼砂拌匀，放置2~3小时，将析出的黄瓜汁倒入瓶中，放到冰箱中保存。患处清洗干净后，用纱布蘸黄瓜汁液涂擦患处。每日3~4次，可连用5~7天。适用于汗斑。

汗　脚

✿ 外用偏方 ·

◈**偏方1**：苦参30克，花椒20克，陈醋50克。将以上3味放入热水中洗脚，洗脚时水温以40~45℃为宜，水量以淹过踝部为好，在水中浸泡10分钟，再用双手在脚趾及脚心处揉搓2~3分钟。每晚睡前1次，2~3天见效，7天收到良好效果。适用于汗脚及各种脚臭。

◈**偏方2**：百部200克，苦参10克，醋1500克。将以上前2味放入醋中浸泡2天。晚上用温水洗脚后再在药液中浸泡30分钟，1剂可连浸7天。适用于汗脚及各种脚臭。

◈**偏方3**：醋15~20克。将醋加入温水中，搅匀，双脚浸泡10~15分钟。每日洗脚2次，连用7~10天。适用于汗脚及各种脚臭。

◈**偏方4**：在烫脚水中加入白矾10克，待白矾溶化水中后，在水温适宜的情况下烫脚15~20分钟，每晚坚持1次，连续烫脚5~6天为一疗程。或用1小匙白矾末溶于一杯水中，擦脚（若感到过于刺激，可降低浓度后再进行尝试），此方法有遏止汗腺分泌的作用。

◈**偏方5**：白矾、芒硝各10克，萹蓄根30克。水煎2次，取煎液2000毫升放盆内洗脚，每日浸泡3次，每次30分钟。每剂使用2天，洗前加热，6天一疗程。

◈**偏方6**：枯矾、五倍子各20克，丁香10克。浸泡在50％酒精200毫升中，1周后滤渣，用药液外涂患处，每日2~3次。

手 足 癣

外用偏方

◇偏方1：醋适量。睡前将醋装进塑料袋，再将手伸进袋中，封口，令手在醋中泡一夜。数次可愈。适用于手足癣。

◇偏方2：苦参、黄柏各50克，白酒250克。以上前2味切碎，置容器中，加入白酒，密封，浸泡1天后去渣，温洗脚肿处，每日3～4次。适用于手足癣。

◇偏方3：大蒜适量。将大蒜去皮切片，每晚睡前将患部用温水浸泡，然后用大蒜片涂搽患处。适用于手足癣。

◇偏方4：明矾、皂矾各120克，儿茶15克，侧柏叶250克，加水3000克，煮沸，熏洗患处。适用于手足癣。

◇偏方5：用香蕉皮内层擦拭患痒处，每日1次。适用于手足癣。

◇偏方6：鱼腥草、白凤仙花叶各60克，葱白30克，醋20克，一同加水煎汤，去渣取汁，熏洗患处，每日1～2次。适用于手足癣。

◇偏方7：醋200克。将醋加水1000克，混匀，浸泡患处。每晚1次，每次20～30分钟。适用于手足癣。

◇偏方8：贯众、乌梅各60克，加水适量，煎煮至沸20分钟，去渣取汁，倒入盆中。趁热先熏后洗患处，每日2次，1剂可连用2日。适用于手足癣。

◇偏方9：鲜马齿苋、米醋各等量。将鲜马齿苋捣烂取汁，再加入米醋混匀，搽洗患处。适用于手足癣。

◇偏方10：白凤仙花、皂角各50克，花椒25克，醋250克。将以上前3味浸于醋中24小时，每晚临睡前浸泡患处20分钟，连用7天为一疗程。适用于手足癣。

◇偏方11：精盐30克，明矾60克，阿司匹林10片，石炭酸20毫升，醋1500克，加清水适量，共煎，浸脚。每日2次，每次30～40分钟。适用于手足癣。

◇偏方12：大蒜20～25瓣，醋150～200克。将大蒜捣烂浸醋2～3天，将脚用温水浸泡3～5分钟，然后在蒜醋液中浸泡15～20分钟。每日3次。适用于手足癣。

✿偏方13：何首乌、天花粉、赤芍、防风、荆芥、苍术、地丁草各30克，艾叶120克，加水适量，煎煮至沸，取汁倒入盆中。趁热先熏后洗患处，每日2次，每剂可连用2天。适用于手足癣。

✿偏方14：土槿皮15克，花椒10个，醋500克。将以上前3味浸入醋中浸泡1天，然后煮沸，将药汁连渣倒入容器中。浸泡患部，连用7天。适用于手足癣。

✿偏方15：新鲜艾叶90克，苍耳草60克，白鲜皮30克，加水3000克，煎煮至沸，取汁倒入盆中。先熏后浸洗患处，每日早晚各1次。适用于手足癣。

✿偏方16：大风子肉、鲜凤仙花、花椒各9克，皂角、土槿皮各15克，地骨皮6克，藿香18克，明矾12克，米醋1000克。以上前8味浸入米醋中24小时，然后煎沸待温。将患部浸入药液中6小时，每日1次，连用3~4天。适用于手足癣。

✿偏方17：白芷、白鲜皮、枯矾、蛇床子、地肤子各12克，猪胰子1个。以上前6味共研细末，再与猪胰子共捣烂如膏。涂敷于患处，每日数次。适用于手足癣。

✿偏方18：鲜凤仙花适量。将鲜凤仙花捣烂敷于患处。适用于手足癣。

✿偏方19：密陀僧30克，熟石膏、枯矾各6克，共研细末。用温开水洗净患处，足部若湿烂则将药末撒于患处，干者则用麻油调成糊状，然后敷于患处，每日用药1~2次。适用于手足癣。

甲　癣

❀ 外用偏方 ·

✿偏方1：生姜250克，50~60度白酒500克。将生姜捣碎，置容器中，加入白酒，密封，浸泡2天后即成。每日早晚涂擦患处数遍，或每日早晚将患处泡入药酒中1~2分钟。具有解毒杀菌的功效。适用于甲癣。

✿偏方2：荆芥、防风、红花、地骨皮、明矾各18克，皂角、大风子30克。用150克米醋浸泡上述药物3~5天备用。每日晚上浸泡患甲30分钟，连续2周。具有祛风解毒杀虫的功效。适用于甲癣。

偏方3：白醋适量。用热水将灰指甲泡软，然后削薄，以不出血为度，再将灰指甲浸泡在白醋中30分钟。每日1次。具有解毒杀虫的功效。适用于甲癣。

偏方4：白芷90克，醋500克。以上2味同煎取浓汁，再将灰指甲浸泡在白芷醋汁中30分钟。每日早晚各1次，连用10日。具有解毒杀虫的功效。适用于甲癣。

偏方5：苦楝子（鲜）适量。取肉，加凡士林适量。调成药膏备用。将药膏外敷患甲，2日换药1次。具有杀虫止痛的功效。适用于甲癣。

偏方6：凤仙花、蜂蜜各适量。以上前1味研末，用蜂蜜调成糊状，将药糊厚厚地涂敷于病甲之上，包扎固定，每日1次。具有破血祛风，止痛消肿的功效。适用于甲癣。

偏方7：大蒜150克，陈醋200克。先用大蒜捣烂，放入广口瓶内，加陈醋浸泡半天，将患指或患趾放入药液中浸泡1~2分钟，每日浸4~6次。具有解毒杀虫的功效。适用于甲癣。

偏方8：羊蹄根180克，75%酒精500克。将羊蹄根碾碎置酒精内，浸泡7昼夜过滤去渣，擦患处。具有解毒杀虫的功效。适用于甲癣。

偏方9：白凤仙花适量。捣烂，涂甲上，布包好，每日换1次，直至好转为止。具有解毒杀虫的功效。适用于甲癣。

偏方10：血竭花6克，紫荆皮15克。上药共为末，用200克60度烧酒浸之，以药酒搽患处。具有解毒杀虫的功效。适用于甲癣。

偏方11：蛇床子20克，生百部30克，白酒、醋各250克。先将以上4味一同放入大口瓶中，密封浸泡10天，然后将患手插入瓶中，每次浸泡30~60分钟，每日2~3次，约11~12天后药液泡完时即可治愈。具有解毒杀虫的功效。适用于甲癣。

头 癣

外用偏方

偏方1：生木鳖子适量，加水浸

泡数天，再入锅煎煮，去渣，剃发后温洗头部。具有解毒，消肿止痛的功效。适用于头癣。

◈偏方2：藿香正气水适量。用纱布蘸藿香正气水涂擦患处。每日2~3次，可连用5~10天。具有杀菌消毒的功效。适用于头癣。

◈偏方3：鲜生姜适量。将生姜捣烂如泥，加温，涂患处，每日2~3次。具有抗菌止痒的功效。适用于头癣。

◈偏方4：乳香、没药、儿茶各等份，凡士林适量。以上前4味共研细末，再用凡士林调成膏状，涂敷于患处，每日1~3次。具有解毒杀虫，活血止痒的功效。适用于头癣。

◈偏方5：大蒜50克，蓖麻油或猪油适量。将大蒜捣成泥状，加蓖麻油或猪油调和，搽患处。具有杀菌消毒的功效。适用于头癣。

◈偏方6：米醋200克，五倍子30克。五倍子煎汁，加入米醋调匀，涂患处，每日数次，连搽3日可见效。具有杀菌消毒的功效。适用于头癣。

◈偏方7：博落回60克，明矾30克。以上2味加水煎煮，去渣，剃发后温洗头部，每日1次，连用7天为一疗程。具有祛风解毒，杀虫的功效。适用于头上黄癣。

◈偏方8：鲜甘蔗皮适量。将鲜甘蔗皮烧存性，研为细末，用米汤水调匀，涂敷患处，每日数次。具有解毒杀虫的功效。适用于头癣。

◈偏方9：蜈蚣2条，露蜂房1个，白矾、麻油各适量。将白矾研末，放入露蜂房孔中，连同蜈蚣置瓦片上焙干，小火烤焦，共研细末，麻油调匀成糊状，敷于患处。具有清热解毒杀虫的功效。适用于头癣。

◈偏方10：鲜甜瓜叶适量。将鲜甜瓜叶捣烂，涂敷患处，每日2~3次。具有杀虫止痒的功效。适用于头癣。

◈偏方11：紫草18克，麻油60克。以上2味共浸3天后去渣，留油。先剃去患者头发，然后用水洗净，涂上紫草油，每日1次，以愈为度。具有解毒杀虫的功效。适用于头生白癣。

◈偏方12：桃树上的干桃子1个，黑豆30克，猪油适量。以上2味共为细末，用猪油调匀成膏，涂敷患处，连用十余次。具有解毒除癣的功效。适用于头癣。

体　癣

外用偏方

偏方1： 土槿皮、百部各30克，蛇床子15克，酒精240克。浸泡3天，过滤取液每日1～2次，外涂患处。具有杀虫止痒的功效。适用于体癣及其他皮肤癣病。

偏方2： 生大黄15克，丁香9克，米醋90克。将生大黄与丁香浸泡在米醋中，5天后用消毒纱布过滤，去渣取汁，涂于患部。具有解毒杀虫的功效。适用于体癣。

偏方3： 凡士林、陈醋各等份。以上2味放入瓷盆中，温火煎至水分完全蒸发，并不停地搅拌，冷却后放入瓶中，涂敷患处，每日1～2次。具有解毒、止痒的功效。适用于体癣。

偏方4： 大黄、花椒、密陀僧各1.5克，枯矾6克，米醋适量。以上前4味共研细末，加入米醋调匀成糊状，先用温开水洗净患处，然后涂上药糊，每日1次，连用7天为一疗程。具有解毒止痒杀虫的功效。适用于体癣。本方中硫黄有毒，外用不宜大面积涂擦及长期持续使用。

偏方5： 苦杏仁15克，醋250克。将苦杏仁捣碎，倒入醋中，然后加热煮沸，趁热用棉花球洗擦患处。每日洗擦1次，连用3天为一疗程，隔1～2天再进行第2个疗程。具有散瘀解毒，杀虫的功效。适用于体癣。用药期间及用药后半个月内不可饮酒。

偏方6： 牛皮、羊角各等份，米醋适量。将以上前2味烧存性，研成细末，再用醋调匀成糊状，涂敷患处。具有解毒杀虫的功效。适用于体癣。

偏方7： 丁香25克，75%酒精220毫升。将丁香放入酒精中浸泡5天，用药棉蘸丁香酒精涂擦患处。每天3～4次。适用于瘙痒严重的体癣。

偏方8： 樟脑2克，大风子仁、生杏仁各6克，猪油适量。樟脑研细粉，与后3味共捣如泥，成软膏状，涂擦患处，每日2次，连用5天为一疗程。具有解毒杀虫，祛风止痒的功效。适用于体癣。

偏方9： 羊蹄根、枯白矾各等份。上药共研成细末，用米醋调匀涂患处。具有杀虫止痒的功效。适用于体癣。本方中枯白矾有毒，外用不宜大面积涂擦及长期持续使用。

◎**偏方**10：红辣椒粉50克，鸡蛋黄10个，米醋50克。以上3味混合调成膏，每日涂抹患处2次。具有祛风活血，杀虫止痒的功效。适用于体癣。

疥　疮

❀ 外用偏方 ·

◎**偏方**1：花椒50克，苦楝子75克。上药加2000克水，煎20分钟后加入100克陈醋备用。洗浴后用毛巾蘸温药液，自颈下反复涂擦全身，每次涂擦20分钟，每日2次，每剂药适用5天。具有收湿止痒的功效。适用于疥疮。

◎**偏方**2：苦楝皮50克，金银花、艾叶各20克。水煎，适温擦洗，每日1剂，3天为1疗程。具有收湿止痒的功效。适用于疥疮。

◎**偏方**3：白矾、苦参、黄柏各30克，蒲公英120克。加3000克水煎煮取汁，待温湿敷，每次30分钟，每日4~6次，每日1剂。具有收湿止痒的功效。适用于疥疮。

◎**偏方**4：地肤子、苦参、花椒、百部各20克，加入适量水煎煮20分钟。趁热先熏后洗。具有解毒杀虫，收湿止痒的功效。适用于疥疮。

◎**偏方**5：藁本适量，加水煎煮，去渣温洗全身。具有发散风寒，祛湿止痛的功效。适用于疥疮。

◎**偏方**6：露蜂房1个，大黄30克，蜂蜜90克。将露蜂房烙黄，与大黄一同研成细末，用蜂蜜调成糊状，涂敷患处。具有清热消炎，解毒杀虫的功效。适用于疥疮。

◎**偏方**7：鲜蒲公英、地肤子各60克。先用纱布包好，加水煎煮20分钟。用药汁洗澡。每日1次。具有清热除湿，杀虫解毒的功效。适用于疥疮。

◎**偏方**8：生石膏30克（先煎），紫背浮萍、炒山栀、炒黄芩、苍耳子、牡丹皮各4.5克，生地9克，连翘、赤芍、白鲜皮各6克，甘草、蝉蜕各3克。上药水煎，分2次服，每日1剂。具有杀虫的功效。适用于疥疮。

◎**偏方**9：苦参、蛇床子、百部、

千里光各30克。上药加2000克水，煎汤去渣，趁热先熏后洗。每日1剂，早晚各1次，每次约30分钟。治疗期间避免搔抓和热水烫洗，否则会影响疗效。具有杀虫的功效。适用于疥疮。

❀偏方10：黄连、黄柏各等份。上药共研粉末，加适量水，摇匀后取澄清液，外搽患处，或上药加凡士林作成油膏外用。具有杀虫的功效。适用于疥疮。本方中硫黄有毒，外用不宜大面积涂擦及长期持续使用。

❀偏方11：大黄、荞麦粉各3克。上药各研细末和匀，直接外扑患处，每日1次。具有杀虫的功效。适用于疥疮。

❀偏方12：硫黄3克，葱白3个。捣烂，搽患处。具有杀虫的功效。适用于疥疮。本方中硫黄有毒，外用不宜大面积涂擦及长期持续使用。

小知识

疥疮是由疥螨感染皮肤引起的皮肤病。疥螨寄生于皮肤中，对皮肤产生机械刺激，其分泌物和排泄物也会引起身体的过敏反应，使人的皮肤产生剧烈瘙痒，夜间尤甚。本病多发生于冬季，病程长短不一。疥疮多见于皮肤皱褶处及薄嫩部位，如指缝、腕部、肘窝、腋窝、乳房下、脐周、下腹部和股内侧等。平时多注意换洗衣服、被褥并勤消毒，对减少疥疮的发生有益。

白癜风

内用偏方

❀偏方1：紫草、降香、草河车、白薇、红花、桃仁、赤芍各10克，川芎9克，苍术、龙胆草、何首乌、甘草各6克，刺蒺藜15克。内服中药10剂，每日1剂煎服。具有活血祛瘀，清热解毒祛风的功效。适用于白癜风。阴虚内热，气虚多汗者忌用本方。

❀偏方2：白蒺藜、桑椹各300

克，旱莲草200克，丹参150克，白附子100克，甘草50克。上药共制成蜜丸，每次服9克，早晚各1次。具有滋补肝肾，活血祛风的功效。适用于白癜风。

❂偏方3：白蒺藜、豨莶草、鸡血藤各30克，广郁金、赤芍、红花、紫草各15克，甘草6克。每日1剂，水煎分3次服。具有活血祛风的功效。适用于白癜风。

❂偏方4：沙苑子、女贞子、全当归、白蒺藜各15克，覆盆子、枸杞子、生地、熟地、川芎、赤芍、白芍各10克，何首乌6克，黑芝麻10~20克。水煎服，每日1剂。具有活血祛风的功效。适用于白癜风。

❂偏方5：当归、女贞子各15克，何首乌6克，川芎、补骨脂各10克，旱莲草、黑芝麻、黄芪各20克，白术、茯苓各12克。甘草3克。水煎服，每日1剂。具有调补阴阳的功效。适用于白癜风。

❁ 外用偏方

❂偏方1：硫黄、蛇床子各6克，密陀僧各3克。上药共为细末，直接外扑，或醋调匀，搽患处。具有祛风杀虫止痒的功效。适用于白癜风。本方中硫黄有毒，外用不宜大面积涂擦及长期持续使用。

❂偏方2：补骨脂200克，骨碎补100克，花椒、黑芝麻、石榴皮各50克，75%酒精500克。浸泡1周。局部外搽，每日2~3次，涂后在阳光下照射10~20分钟，30天为1疗程。具有活血祛风的功效。适用于白癜风。

❂偏方3：青核桃皮、胡萝卜叶各30克，75%酒精100克。青核桃皮、胡萝卜叶用酒精浸泡，密封1周过滤。局部外擦，每日2~3次，第一个月配合紫外线照射，3日1次，每次2~3分钟。具有活血祛风的功效。适用于白癜风。

❂偏方4：密陀僧、枯矾、蛇床子各6克，冰片3克，凡士林适量。将上药共为细末，用凡士林调敷患处，每日1次，10次为1疗程。具有活血祛风的功效。适用于白癜风。本方中硫黄有毒，外用不宜大面积涂擦及长期持续使用。

❂偏方5：无花果叶、烧酒各适量。将无花果叶洗净，切细，用烧酒浸泡7天。用酒涂擦患处，每日3次。具有消炎，活血的功效。适用于白癜风。

❂偏方6：硫黄、密陀僧各5克，冰片1克。上药共研细末备用。用茄蒂蘸药擦患处。具有活血祛风的功效。适用于白癜风。本方中硫黄有毒，外用不宜大面积涂擦及长期持续使用。

◎偏方7：鲜生姜适量。将生姜捣烂取汁，涂搽局部。具有活血祛风的功效。适用于白癜风。

◎偏方8：红花、桂枝、牡丹皮1

各15克，大黄30克，丹参、补骨脂、何首乌各20克，75％酒精500克。上药浸泡1周，涂擦患处，每日2次。具有活血化瘀，通络消斑的功效。适用于白癜风。

神经性皮炎

内用偏方

◎偏方1：川楝皮、榆白皮、白鲜皮、海桐皮、生地、熟地各15克，地肤子、蛇床子、当归、赤芍各9克，苦参10克，甘草、何首乌各5克。水煎服，每日1剂。具有益气养血，燥湿的功效。适用于神经性皮炎。本方苦寒，有小毒，不宜长期服用。

◎偏方2：芹菜20克，豆腐30克，粳米100克，精盐适量。将芹菜洗净切碎，与豆腐和淘洗干净的粳米一同煮粥，加盐调味。日服1剂，分数次食用。具有清热生津，散瘀破结，消肿解毒的功效。适用于神经性皮炎。

外用偏方

◎偏方1：七叶一枝花根茎100克，

研成细末，加适量香油调成药糊。可放冰箱中保存。用时蘸搽患处，每日2～3次。具有舒肝清热，疏风止痒的功效。适用于神经性皮炎。

◎偏方2：鲜丝瓜叶适量。将丝瓜叶搓碎在患处摩擦，以患处发红为止。每日1次，2次为1疗程。具有清热解毒的功效。适用于神经性皮炎。

◎偏方3：老豆腐200克，炒焦，用香油调匀涂擦在发痒的部位。每日3次，连用3～4天。适用于神经性皮炎。

◎偏方4：荆芥、防风、三棱、莪术、生甘草各10克，蝉蜕5克，露蜂房3克，生地、蚤休各15克，紫草20克。水煎服，每日1剂。并用药渣煎汤洗浴或用渣装入纱布袋内局部热敷，每日1次。具有舒肝清热，疏风止痒的功效。适用于神经性皮炎。

◎**偏方5**：醋500克（瓶装陈醋为佳）。将醋入锅中熬至50克。患处用温开水洗净，搽之。每日早晚各1次。具有舒肝清热，疏风止痒的功效。适用于神经性皮炎。

◎**偏方6**：木槿皮、米醋各适量。将木槿皮火煅存性，研为细末，加入米醋调匀成糊状，涂敷患处。具有清热利湿，杀虫止痒的功效。适用于头面神经性皮炎。

◎**偏方7**：陈醋500克，苦参200克。将苦参入醋中浸泡5天。先将患处用温开水洗净，然后搽药。每日早晚各1次。具有舒肝清热，疏风止痒的功效。适用于神经性皮炎。

◎**偏方8**：山楂、土茯苓、丹参、

补骨脂、莪术、牛蒡子、乌梢蛇各适量。上药水煎，温洗患处，每日3次。具有清热散结，活血去瘀，温补肾阳的功效。适用于神经性皮炎。

◎**偏方9**：细辛、高良姜、桂皮各1.5克，95%酒精100克，甘油适量。前3味药研成细末，入酒精中浸泡1周，过滤后加入适量甘油即成。用此药涂患处，1天2次。具有舒肝清热，疏风止痒的功效。适用于神经性皮炎。

◎**偏方10**：鲜鸡蛋2～3个，米醋适量。将鸡蛋放在瓶罐内，加食醋将蛋淹没，密闭，1周后取出鸡蛋，剥去蛋壳，把蛋清装在瓶内搅匀备用，涂搽患处，每日3次，连续涂完药液，即可治愈。具有舒肝清热，疏风止痒的功效。适用于神经性皮炎。

银 屑 病

❀ 内用偏方 ·

◎**偏方1**：黄芪30克，桂枝和、当归、防风、连翘各15克，甘草10克。水煎服，每日1剂。具有益气固表，滋阴

养血的功效。适用于银屑病。

◎**偏方2**：熟地、蜂房各30克，何首乌6克，当归、白芍、白鲜皮各15克，麦冬、天冬各9克。每日1

剂，水煎内服，早晚各1次。具有养血润燥，祛风止痒的功效。适用于银屑病。

◎偏方3：黄芪20克，当归、杭白芍、桂枝、木通、荆芥、防风、红枣、炙甘草各10克，细辛3克。水煎服，每日1剂。具有养血除风的功效。适用于风寒型银屑病。

◎偏方4：生地、炒槐花各15克，赤芍、凌霄花、紫草、玄参各10克，牡丹皮、大黄、红花各6克。水煎服，每日1剂。具有清热凉血，活血祛瘀的功效。适用于进行性银屑病。

◎偏方5：土茯苓、山楂、丹参各25克，补骨脂、莪术、牛蒡子、乌蛇各15克。水煎服，每日1剂。具有除湿解毒，活血祛风的功效。适用于银屑病。

外用偏方·

◎偏方1：大蒜、韭菜各50克。将韭菜与去皮的大蒜共捣如泥，放火上烘热，涂擦患处，每日1~2次，连用数日。具有解毒，活血，止痒的功效。适用于银屑病。

◎偏方2：透骨草、苦参各30克，红花、明矾各10克。以上4味加3000克水，煮取2500克药液，待温用小毛巾蘸药液反复温洗患处，每日3~4次，每次15分钟。具有活血通络，软坚润肤止痒的功效。适用于银屑病。

◎偏方3：鲜艾叶破布草适量。以上1味加水煎煮，去渣，擦洗患处。具有清热利湿，散瘀消肿的功效。适用于银屑病。

◎偏方4：葱白7个，紫皮大蒜、白糖各20克，冰片1克。上药共捣如泥状，搽患处，每日1次。具有清热凉血，养阴润燥，活血化瘀的功效。适用于银屑病。

◎偏方5：密陀僧、海螵蛸各30克，生姜适量。将生姜捣烂取汁，其他2药共研细末，用生姜汁将药末调成糊状，每日2次，连涂3~5天可愈。具有清热凉血，养阴润燥，活血化瘀的功效。适用于银屑病。本方中硫黄有毒，外用不宜大面积涂擦及长期持续使用。

◎偏方6：醋500克。将醋倒入铁锅中煮沸浓缩至50克，将患处用温开水洗净，然后用消毒棉花蘸药液涂患处，每日早晚各1次。具有解毒的功效。适用于银屑病。

◎偏方7：大黄、黄柏、黄芩、苦参各等份。以上4味共研细末，用凉开水调成糊状，敷于患处，外盖消毒纱布，并用胶布固定，每日换药1次。具有清热燥湿，凉血止痒的功效。适用于银屑病。

◎偏方8：川椒（去子）25克，紫

皮大蒜100克。用温水浸泡、洗净患处后擦干，再以棉签敷上薄薄一层药泥，用棉球反复揉搓，使药物溶入皮肤，每日1～2次，10天为1个疗程。具有清热凉血，养阴润燥，活血化瘀的功效。适用于银屑病。

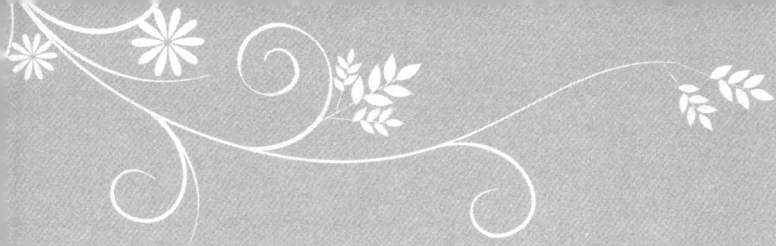

本书穴位说明

BENSHU XUEWEI

SHUOMING

❀ 头面颈部·

◈**百会**：督脉常用穴位，为手足三阳、督脉之会。位置在头顶正中线与两耳尖连线的交点处。

◈**印堂**：常用的经外奇穴。位置在前额部，当两眉头间连线与前正中线之交点处。

◈**太阳**：常用的经外奇穴。位置在颞部，当眉梢与目外眦之间，向后约一横指的凹陷处。

◈**阳白**：足少阳胆经常用穴位。位置在前额部，当瞳孔直上，眉上1寸。

◈**攒竹**：足太阳膀胱经常用穴位。位置在面部，当眉头陷中，眶上切迹处。

◈**鱼腰**：经外奇穴。在额部，瞳孔直上，眉毛中，仰卧或正坐仰靠取之。

◈**神庭**：督脉穴位。仰靠坐位。在头部，当前发际正中直上0.5寸。

◈**丝竹空**：手少阳三焦经穴。位于人体的面部，当眉梢凹陷处。

◈**迎香**：手阳明大肠经常用穴位，位置在面部鼻唇沟内的上段，水平位置平鼻翼中部。

◈**天突**：任脉常用穴位。位置在颈部，当前正中线上，胸骨上窝中央。

◈**人中**：是一个重要的急救穴位。位于上嘴唇沟的上1/3与下2/3交界处。

◈**四白**：足阳明胃经常用穴位。位置在面部，瞳孔直下，当眶下孔凹陷处。

◈**地仓**：足阳明胃经常用穴位。位置在面部，口角外侧，上直对瞳孔。

◈**颊车：**足阳明胃经常用穴位。位置在面颊部，下颌角前上方约1横指（中指），当咀嚼时咬肌隆起，按之凹陷处。

◈**率谷：**足少阳胆经常用穴位。位置在头部，当耳尖直上入发际1.5寸，角孙直上方。

◈**角孙：**手少阳三焦经常用穴位。位置在头部，折耳廓向前，当耳尖直上入发际处。

◈**头维：**足阳明胃经常用穴位。位置在头侧部，当额角发际上0.5寸，头正中线旁4.5寸。

◈**风府：**督脉常用穴位。位置在项部，当后发际正中直上1寸，枕外隆突直下，两侧斜方肌之间凹陷处。

◈**风池：**足少阳胆经常用穴位。位置在项部，当枕骨之下，与风府穴相平，胸锁乳突肌与斜方肌上端之间的凹陷处。

◈**天柱：**头部背面穴位。位于项部大筋（斜方肌）外缘之后发际凹陷中，约当后发际正中旁开1.3寸。

❀ 肩胸腹部 ●

◈**中府：**手太阴肺经常用穴位。位置在胸外侧部，云门下1寸，平第一肋间隙处，距前正中线6寸。

◈**云门：**手太阴肺经常用穴位。位置在胸外侧部，肩胛骨喙突上方，锁骨下窝凹陷处，距前正中线6寸。

◈**灵墟：**足少阴肾经常用穴位。位置在胸部，当第3肋间隙，前正中线旁开2寸。

◈**膻中：**任脉常用穴位。位置在胸部，当前正中线上，平第四肋间，两乳头连线的中点。

◈**上脘：**任脉穴位。位于人体的上腹部，前正中线上，当脐中上5寸。

◈**中脘：**任脉常用穴位。位置在上腹部，前正中线上，当脐中上4寸。

❂**下脘：** 任脉穴位。位于人体的上腹部，前正中线上，当脐中上2寸。

❂**阴都：** 足少阴肾经穴。位于上腹部，当脐中上4寸，前正中线旁开0.5寸。

❂**气海：** 任脉穴位。位于人体的下腹部，前正中线上，当脐中下1.5寸。

❂**四满：** 足少阴肾经穴。位于下腹部，当脐中下2寸，前正中线旁开0.5寸。

❂**关元：** 任脉穴位。位于人体的下腹部，前正中线上，当脐中下3寸。

❂**中极：** 任脉穴位。位于人体的下腹部，前正中线上，当脐中下4寸。

❂**归来：** 足阳明胃经穴位。位于人体的下腹部，当脐中下4寸，距前正中线2寸。

❂**大巨：** 足阳明胃经穴位。位于人体的下腹部，当脐中下2寸，距前正中线2寸。

❂**乳根：** 足阳明胃经穴位。位于人体的胸部，当乳头直下，乳房根部，第5肋间隙，距前正中线4寸。

❂**四满：** 足少阴肾经穴位。位于人体的下腹部，当脐中下2寸，前正中线旁开0.5寸。

❂**石门：** 任脉穴位。位于人体的下腹部，前正中线上，当脐中下2寸。

❂**子宫：** 经外奇穴。位于人体下腹部，当脐中下4寸，中极旁开3寸。

❂**曲骨：** 任脉穴位。位于人体下腹部，当前正中线上，耻骨联合上缘的中点处。

❂**神阙：** 任脉常用穴位。位置在腹中部，脐中央。

◈**天枢**：足阳明胃经常用穴位。位置在腹中部，平脐中，距脐中2寸。

◈**章门**：足厥阴肝经常用穴位。位置在侧腹部，当第11肋游离端的下方。

◈**京门**：足少阳胆经常用穴位。位置在侧腰部，章门后1.8寸，当第12肋骨游离端的下方。

❀ 腰背部 ●

◈**大椎**：督脉常用穴位。位置在后正中线上，第7颈椎棘突下凹陷中。

◈**肩中俞**：手太阳小肠经穴位。位于人体的背部，当第7颈椎棘突下，旁开2寸。

◈**肩外俞**：手太阳小肠经穴位。位于人体的背部，当第1胸椎棘突下，旁开3寸。

◈**大杼**：足太阳膀胱经穴穴位。位于人体的背部，当第1胸椎棘突下，旁开1.5寸。八会穴之骨会。

◈**肺俞**：足太阳膀胱经常用穴位。位置在背部，当第3胸椎棘突下，旁开1.5寸。

◈**心俞**：足太阳膀胱经常用穴位。位置在背部，当第5胸椎棘突下，旁开1.5寸。

◈**膈俞**：足太阳膀胱经常用穴位。位置在背部，第7胸椎棘突下，旁开1.5寸。

◈**脾俞**：足太阳膀胱经常用穴位。位置在背部，当第11胸椎棘突下，旁开1.5寸。

◈**胃俞**：足太阳膀胱经常用穴位。位置在背部，当第12胸椎棘突下，旁开1.5寸。

◈**天宗**：手太阳小肠经穴位。位于人体的肩胛部，当冈下窝中央凹陷处，与第4胸椎相平。

◈**膏肓**：足太阳膀胱经穴位。位于人体的背部，当第4胸椎棘突下，旁开3寸。

◈**臑俞**：手太阳小肠经穴位。位于人体的肩部，当腋后纹头直上，肩胛冈下缘凹陷中。

◈**风门**：足太阳膀胱经常用穴位。位置在背部，当第2胸椎棘突下，旁开1.5寸。

◈**身柱**：督脉常用穴位。位置在背部，当后正中线上，第3胸椎棘突下凹陷中。

◈**肝俞**：足太阳膀胱经常用穴位。位置在背部，当第9胸椎棘突下，旁开1.5寸。

◈**胆俞**：足太阳膀胱经常用穴位。位置在背部，当第10胸椎棘突下，旁开1.5寸。

◈**肾俞**：足太阳膀胱经常用穴位。位置在腰部，当第2腰椎棘突下，旁开1.5寸。

◈**大肠俞**：足太阳膀胱经常用穴位。位置在腰部，当第4腰椎棘突下，旁开1.5寸。

◈**小肠俞**：足太阳膀胱经常用穴位。位置在骶部，当骶正中嵴旁开1.5寸，平第1骶后孔。

◈**膀胱俞**：足太阳膀胱经常用穴位。位置在骶部，当骶正中嵴旁1.5寸，平第2骶后孔。

◈**至阳**：督脉常用穴位。位置在背部，当后正中线上，第7胸椎棘突下凹陷中。

◈**命门**：督脉常用穴位。位置在腰部，当后正中线上，第2腰椎棘突下凹陷中。

◈**腰夹脊**：夹脊穴。位置在第1~第5腰椎,棘突下旁开0.5寸，一侧17个穴，左右共34穴。腰椎部位的夹脊穴即为腰夹脊。

◈**腰阳关**：督脉常用穴位。位置在腰部，当后正中线上，第

4腰椎棘突下凹陷中。

⊗**志室**：足太阳膀胱经常用穴位。位置在腰部，当第2腰椎棘突下，旁开3寸。

⊗**八髎**：足太阳膀胱经穴位。又称上髎、次髎、中髎和下髎，左右共八个穴位，分别在第1～第4骶后孔中，合称"八髎穴"。

❋ 上肢和手部·

⊗**郄门**：手厥阴心包经常用穴位。位置在前臂掌侧，当曲泽与大陵的连线上，腕横纹上5寸。

⊗**曲池**：手阳明大肠经常用穴位。位置在肘横纹外侧端，屈肘，当尺泽与肱骨外上髁连线中点。

⊗**少海**：手少阴心经常用穴位。位取屈肘，当肘横纹内侧端与肱骨内上髁连线的中点处。

⊗**支沟**：手少阳三焦经常用穴位。位置在前臂背侧，当阳池与肘尖的连线上，腕背横纹上3寸，尺骨与桡骨之间。

⊗**尺泽**：手太阴肺经常用穴位。位置在肘横纹中，肱二头肌腱桡侧凹陷处。

⊗**孔最**：手太阴肺经常用穴位。位置在前臂掌面桡侧，当尺泽与太渊连线腕横纹上7寸处。

⊗**内关**：手厥阴心包经常用穴位。位置在前臂掌侧，当曲泽与大陵的连线上，腕横纹上2寸，掌长肌腱与桡侧腕屈肌腱之间。

⊗**十宣**：经外奇穴。位于手部十指尖端，左右共10个穴位。

⊗**养老**：手太阳小肠经穴位。位于人体前臂背面尺侧，当尺骨小头近端桡侧凹陷中。

⊗**外关**：手少阳三焦经常用穴位。位置在前臂背侧，当阳池与肘尖的连线上，腕背横纹上2寸，尺骨与桡骨之间。

◈**合谷**：手阳明大肠经常用穴位。位置在手背，第1、第2掌骨间，当第二掌骨桡侧的中点处。简便取穴法：以一手的拇指指间关节横纹，放在另一手拇、食指之间的指蹼缘上，当拇指尖下是穴。

◈**列缺**：手太阴肺经常用穴位。位置在前臂桡侧缘，桡骨茎突上方，腕横纹上1.5寸，当肱桡肌与拇长展肌腱之间。

◈**劳宫**：手厥阴心包经常用穴位。位置在手掌心，当第2、第3掌骨之间偏于第3掌骨，握拳屈指的中指尖处。

◈**少商**：手太阴肺经穴位。位于人体手部拇指末节桡侧，距指甲角0.1寸。

◈**商阳**：手阳明大肠经穴位。位于人体手部食指末节桡侧，距指甲角0.1寸。

◈**中冲**：手厥阴心包经穴位。位于人体手部中指末节尖端中央。

◈**经渠**：手太阴肺经穴位。位于人体前臂掌面桡侧，桡骨茎突与桡动脉之间凹陷处，腕横纹上1寸。

◈**鱼际**：手太阴肺经穴位。位于人体手部拇指本节(第1掌指关节)后凹陷处，约当第1掌骨中点桡侧，赤白肉际处。

◈**后溪**：手太阳小肠经穴位。微握拳，在第五掌指关节尺侧后方，第五掌骨小头后缘，赤白肉际处取穴。

❀ 臀部和下肢 ·

◈**环跳**：足少阳胆经常用穴位。位置在股外侧部，侧卧屈股，当股骨大转子最凸点与骶管裂孔连线的外1/3与中1/3交点处。

◈**承扶**：足太阳膀胱经常用穴位。位置在大腿后面，臀下横纹的中点。

◈**殷门**：足太阳膀胱经常用穴位。位置在大腿后面，当承扶与委中的连线上，承扶下6寸。

◈**血海**：足太阴脾经常用穴位。位置屈膝，在髌骨内上缘上2寸，当股四头肌内侧头的隆起处；患者屈膝，医者以左手掌心按于患者右膝髌骨上缘，二至五指向上伸直，拇指约呈45°斜置，拇指尖下是穴。对侧取法仿此。

❀**委阳**：足太阳膀胱经常用穴位。位置在腘横纹外侧端，当股二头肌腱的内侧。

❀**委中**：足太阳膀胱经常用穴位。位置在腘横纹中点，当股二头肌腱与半腱肌腱的中间。

❀**丰隆**：足阳明胃经常用穴位。位置在小腿前外侧，当外踝尖上8寸，条口外，距胫骨前缘二横指（中指）。

❀**犊鼻**：足阳明胃经穴。屈膝，膝部髌骨与髌韧带外侧凹陷中。

❀**足三里**：足阳明胃经常用穴位。位置在小腿前外侧，当犊鼻下3寸，距胫骨前缘一横指（中指）。

❀**三阴交**：足太阴脾经常用穴位。位置内踝尖上3寸，胫骨内侧面后缘。

❀**上巨虚**：足阳明胃经常用穴位。位置在小腿前外侧，当犊鼻下6寸，距胫骨前缘一横指。

❀**下巨虚**：足阳明胃经常用穴位。位置在小腿前外侧，当犊鼻下9寸，距胫骨前缘一横指。

❀**阳陵泉**：足少阳胆经常用穴位。位置在小腿外侧，当腓骨小头前下方凹陷处。

❀**公孙**：足太阴脾经常用穴位。位置在第1跖骨基底部的前下方，赤白肉际处；在太白后约1寸；第一跖趾关节后缘，足大趾内侧，赤白肉际处取穴。

❀**太冲**：足厥阴肝经常用穴位。位置在足背，当第1、第2跖骨结合部前方凹陷处。

❀**行间**：足厥阴肝经常用穴位。位置在足背，当第2、第3趾间，趾蹼缘的后方赤白肉际处。

◈**太溪**：足少阴肾经常用穴位。位置在足内侧，内踝后方，当内踝尖与跟腱之间的凹陷处。

◈**飞扬**：足太阳膀胱经常用穴位。位置在小腿后面，当外踝后，昆仑穴直上7寸，承山外下方1寸处。

◈**绝骨**：足少阳胆经常用穴位，又名悬钟穴。位置在小腿外侧，当外踝尖上3寸，腓骨前缘。

◈**交信**：足少阴肾经穴位。位于人体小腿内侧，当太溪直上2寸，复溜前0.5寸，胫骨内侧缘的后方。

◈**殷门**：足太阳膀胱经穴位。位于人体的大腿后面，当承扶与委中的连线上，承扶下6寸。

◈**承山**：足太阳膀胱经穴位。位于人体小腿后面正中，委中与昆仑之间，当伸直小腿或足跟上提时腓肠肌肌腹下出现三角形凹陷处。

◈**解溪**：足阳明胃经穴位。位于人体足背与小腿交界处的横纹中央凹陷中，当拇长伸肌腱与趾长伸肌腱之间。足阳明胃经的经穴。

◈**商丘**：足太阴脾经穴位。位于人体足内踝前下方凹陷中，当舟骨结节与内踝尖连线的中点处。

◈**丘墟**：足少阳胆经穴位。位于人体足外踝的前下方，当趾长伸肌腱的外侧凹陷处。

◈**昆仑**：足太阳膀胱经穴位。位于人体足部外踝后方，当外踝尖与跟腱之间的凹陷处。

◈**隐白**：足太阴脾经穴位。位于人体足大趾末节内侧，距趾甲角0.1寸。

◈**涌泉**：足少阴肾经常用穴位。位置在足底部，卷足时足前部凹陷处，约当第2、第3趾趾缝纹头端与足跟连线的前1/3与后2/3交点上。